이 책에 담긴 모든 것은 기꺼이 이 여정에 동참해준

여러분 덕분입니다.

제가 아는 모든 것과 제가 배운 모든 것은

여러분에게서 비롯되었습니다.

일러두기

- 이 책은 일반적인 건강정보를 담고 있는 책입니다. 특정 질환이나 증상을 가진 분은 플랜트 패러독스 프로그램을 따라 하기 전에 반드시 의사와 상담한 후 신중하고 안전하게 하시기 바랍니다.

- ( )는 저자 주, [ ]는 옮긴이 주로 통일합니다.

- kg, kcal 등 평소에 많이 사용하여 익숙한 단위는 가독성을 고려해 기호로, 온스 oz는 g으로, 파운드lb는 kg으로 환산하여 표기합니다.

우리가 건강해지려고 먹는 '식물들'의 치명적인 역습

플랜트
패러독스

스티븐 R. 건드리(의학박사) 지음

이영래 옮김 | 양준상 감수

쌤앤파커스

'몸에 좋은' 음식은 어떻게 병들게 하는가?

우리는 그동안 사육당하고 도살당하는 동물의 스트레스에 집중해왔다. 그 결과 동물 대신에 식물을 선택하면서 채식은 그 자체로 미화되어왔다. 하지만 식물의 스트레스와 그들의 반격을 생각해본 적 있는가? 식물은 과연 인간을 비롯한 동물의 공격에 당하고만 있는 존재일까? 이 책은 많은 사람이 간과해온 뜻밖의 질문에 대해 하나하나 답해준다.

저자는 식물이 포식자에게 반격하는 수단으로 사용하는 '렉틴Lectin'에 주목한다. 식물에 들어있는 렉틴은 포식자를 공격한다. 그래서 식물을 적절하게 가공하지 않고 함부로 먹으면, 면역체계가 교란되어 스스로 공격하는 지경에 빠질 수 있다. 저자는 렉틴을 삼가거나 제거하는 식이요법으로 현대인의 건강을 위협하는 많은 질환을 치료하고 있다.

백미와 밀가루는 고도로 정제된 탄수화물로 혈당을 빠르게 높여 건강에 안 좋다고 알려져 있다. 그 빈틈을 현미와 통곡물이 메우게 됐다. 그런데 내가 진료실에서 마주하는 환자들의 얘기를 듣다 보면 의문이 생긴다. 현미가 그렇게 몸에 좋다는데, 소화가 잘 되지 않고 더부룩한 느낌이 들어 먹기가 힘들다고 말한다. 복부 팽만과 피로감을 불러오는 음식이 정말 몸에 좋을까? 학회 발표에 따르면, 통밀빵이 일반 밀가루 빵보다 혈당을 더 높인다고 한다.

토마토를 살펴보자. 전립선 질환자에게 권장되고 우리가 다이어트 할 때 많이 먹는 식품. 막상 환자들의 이야기를 들어보면 그렇지 않다. 토마토를 먹고 가스가 차거나 배가 아프고, 몸이 붓는 사람들이 많다. 하나씩 집어 먹다 어느새 한 바구니를 먹게 되는 방울토마토는 특히 위험할 수 있다. 방울토마토 3, 4알만으로도 심한 염증 반응이 유발되기도 한다.

마늘도 빠질 수 없다. 항암 효과가 있다고 알려져 있지만, 학계에서는 이를 인정하지 않고 있다. 오히려 복부에 가스가 차게 하고, 뾰루지를 만들고, 안색을 칙칙하게 한다. 나는 마늘을 멀리하면서 피부가 좋아지고 건강을 회복하는 환자들을 수없이 봤다. 처음에는 마늘 없는 식사에 의아해하던 환자들도 본인이 갖고 있던 건강 문제가 사라지자 가족 모두가 먹지 않기로 했다. 이는 마늘이 위궤양을 유발하고 장에 구멍을 내기 때문이다.

그 구멍으로 렉틴이 들어와 몸에 염증 반응을 일으키고 당뇨병,

갑상선 질환, 기타 자가면역 질환을 유발하는 것이다. 마늘과 렉틴의 합동 공격에 우리는 신체 본연의 기능을 잃고 질병에 시달리게 된다. 자극적인 맛으로 인간을 홀린 결과, 마늘은 오늘날 인간과의 전쟁에서 우위를 점해서 사람들을 아프게 만든다. 사실 마늘은 도마 위나 절구 안에서부터 인간의 눈물을 쏙 빼면서 먹지 말라고 경고하는데도 우리는 그 시그널을 무시한 채 요리에 활용하고 있다. 나는 환자들에게 김치를 담글 때도 마늘을 넣지 말라고 한다. 꼭 넣겠다면 오래도록 숙성시켜야 한다.

백미는 몸에 좋은 음식이다. 도정을 거치면서 렉틴을 모두 제거했기 때문에 염증과 알레르기를 일으키지 않는다. 이 책의 저자 역시 백미를 권한다. 나는 알레르기 질환자나 장 기능이 떨어진 환자에게 진정 작용을 하라고 백미를 추천하곤 한다. 조심해야 할 것은 오히려 반찬이다. 얼핏 건강해 보이는 나물 반찬은 렉틴을 적절하게 제거하지 않으면, 염증을 유발하고 살찌게 한다. 뿐만 아니라 양배추와 파프리카를 날것으로 먹고 나서 가스가 차고 복부 지방이 늘어난 경험이 있다면, 이 책을 통해 왜 당신이 그런 경험을 했는지 수긍하게 될 것이다.

건강에 좋다고 과대 포장되어온 염증 유발성 채소에 대해 새롭게 눈떠보자. 변비에서 벗어나고자 토끼처럼 풀을 먹고 또 먹어도 화장실에 가지 못한 누군가에게 새로운 길을 열어주리라 생각한다.

그리고 채식 위주로 식사를 하거나 난치성 자가면역 질환자 일부에게 도움이 되리라 생각한다.

현대 사회에서 채소와 통곡물은 건강에 이롭다고 '홍보'되어왔다. 녹색채소를 너그러운 식재료라고 여겨왔다면, 이 책이 당신의 건강 상식을 바로잡는 밑거름이 되어줄 것이다.

가정의학과 전문의 양준상

의사인 나도 렉틴에 당했다!

이 책을 한마디로 요약하면 이렇다. 다이어트, 건강, 체중에 대해 당신이 안다고 생각하는 모든 것은 틀렸다. 나 역시 수십 년 동안 거짓말들을 믿고 살았다. 나는 늘 '몸에 좋은' 음식을 챙겨 먹었다.(심장외과 의사니까!) 패스트푸드는 거의 먹지 않았고, 저지방 유제품과 통곡물을 즐겨 먹었으며, 운동도 게을리하지 않았다. 일주일에 45km를 달렸고, 매일 헬스장에서 운동했다. 그런데도 고혈압, 편두통, 관절염에 시달렸고, 과체중, 고콜레스테롤, 인슐린 저항 상태였다. 머릿속에선 계속 이런 질문이 나를 괴롭혔다.

'다 잘하고 있는데, 왜 내게 이런 일이 일어나는 거지?'

당신도 뭔가 이상하다고 생각할 것이다. 무엇이 잘못되었는지는 모르겠지만 말이다. 식욕을 통제할 수 없거나 특정한 음식에 대한 욕구를 참지 못할 수도 있다. 저탄수화물, 저지방, 팔레오[Paleo, 농경 이전 원시인류처럼 먹고 움직인다는 목표를 가진 식이법], GI 지수[당 지수]가 낮은 음식을 먹는 다이어트는 지속할 수 없었을 것이다. 처음에는 성공했을지 모르지만 빠진 살은 다시 돌아왔을 테니까. 달리기, 웨이트트레이닝, 에어로빅, 크로스핏, 요가, 스피닝, 고강도인터벌트레이닝 같은 운동은 군살까지 없애주진 못했을 것이다.

과체중(혹은 과도한 저체중)은 심각한 문제다. 하지만 당신에게 더 중요한 문제는 음식 과민증, 탐식증, 소화장애, 두통, 브레인포그[brain fog, 머릿속이 안개같이 뿌예서 분명하게 생각하고 표현하지 못하는 상태], 에너지 부족, 관절 통증, 조조 경직[morning stiffness, 아침에 일어나 한동안 4지의 관절이 굳어져 잘 움직이지 못하는 상태], 성인 여드름 혹은 당신이 달고 사는 여러 가지 증상들이다. 당신은 어쩌면 호르몬 이상의 문제를 겪고 있을 수 있다. 혹은 천식이나 알레르기로 고생하고 있을 수 있다. 건강 이상이나 체중 과다가 자신의 잘못이라고 느끼면서 죄책감까지 얹었을지도 모른다. 건강상의 문제들은 절대 당신의 책임이 아니다. 그리고 이 모든 것은 바뀔 수 있다. '플랜트 패러독스'에 온 것을 환영한다.

나는 당신을 괴롭혀온 문제들에 대해 '해법'을 가지고 있다. 단, 건강한 생활에 대해 당신이 알고 있던 모든 상식이 뒤집힐 것이다. 우리에게 깊이 뿌리내린 '신화'들을 마구 깨부수기 때문에 충격을 안긴다. 하지만 좋은 소식도 있다. 이 완전히 새로운 정보가 무엇이 당신을 아프게 하고, 과체중(혹은 저체중)에 이르게 하고, 에너지를 소진시키는지 드러낼 것이다.

대부분의 건강 문제에는 공통된 원인이 있다. 이 내용은 내 논문들을 비롯해 의학 저널에 발표된 연구들을 기반으로 한다. 건강 '전문가'라고 불리는 이들은 패스트푸드 중독, 액상과당이 잔뜩 들어있는 음료의 섭취, 환경독소들을 각종 질환의 원인으로 꼽는다. 안타깝게도 그들은 틀렸다(이런 음식이 건강에 이롭다는 말은 아니다). 진짜 원인은 너무나 깊숙이 감추어져 있어서 발견하기 몹시 힘들다.

내 몸이 이상했던 이유가
'이것' 때문이라고?

1960년대 중반부터 비만, 제1형 당뇨, 제2형 당뇨, 자가면역 질환, 천식, 알레르기, 부비동염, 관절염, 암, 심장병, 골다공증, 파킨슨병, 치매 발병률이 엄청나게 증가했다. 같은 기간 우리의 식단과 우리가 사용하는 개인 위생용품 및 미용용품에 많은 변화가 일어난 것은 우연이 아니다. 전체적으로 단 몇 십 년 만에 우리의 건강 상태는 극적으로 나빠졌고, 체중은 극적으로 불어났다. 나는 그 미스터리에 해답을 찾았다. 이런 이상한 현상들은 '렉틴'이라는 식물 단백질에서 시작된다.

렉틴에 대해서는 들어본 적 없어도 글루텐은 친숙할 것이다. 글루텐은 수천 종의 렉틴 중 하나다. 사실 렉틴은 고기, 가금류, 생선을 비롯해 현대인의 식단에 빠지지 않는다. 특히 식물 대부분에 들어있으며, 동식물의 싸움에서 둘의 입장을 공평하게 만드는 역할을 한다. 어떻게? 인류가 걸어 다니기 훨씬 전부터 식물들은 렉틴을 생산해 자기 자신과 후손을 포식자들로부터 보호했다.

즉, 렉틴이라는 식물 독소가 포식자를 죽이거나 정상적으로 움직이지 못하게 함으로써 당신의 몸을 망가뜨리고 체중에 영향을 미치는 것이다. 그래서 나는 이 책의 제목을 《플랜트 패러독스》, 즉 식물의 역설이라고 지었다. '몸에 좋은 식품'으로 여겨졌던 식물성 식품에는 당신을 아프게 하고, 과체중으로 만드는 것들이 많다. 바로 그 식물들이 당신을 병들게 한 원인이다.

컴퓨터로 치면 당신은 해킹당한 것이다. 몸속 모든 세포가 다른 세포와 소통하는 방식이 달라졌다. 걱정할 필요 없다. 상황을 역전시킬 수 있다. 전반적인 건강의 복구 사업을 시작하기 위해서는 1보 전진을 위한 1보 후퇴가 필요하다. 우리가 수천 년 전 잘못된 포크질을 시작했고, 거의 모든 선택의 기회에서 잘못된 길을 걸어온 탓이다. 자주 먹는 음식, 음식을 준비하는 방식, 개인 위생용품, 건강보충제에 약간의 변화를 주면 누구나 건강해질 수 있다. 이 책은 특정 식품을 생명 유지의 주원료로 삼거나 그것에 과하게 의존하지 않게 하고, 식이의 제 궤도를 찾는 지침을 제공한다.

지금까지 읽은 내용을 믿기 어려울 것이다. 내가 어떻게 해서 이런 주장을 하게 되었는지 궁금한 사람도 있을 것이고, 내가 진짜 의사인지 의심하는 사람도 있을 것이다. 간단히 소개하자면 나는 예일 대학교를 우등으로 졸업했고, 조지아 의과대학에서 의학박사 학위를 취득했으며, 미시간대학교에서 흉부외과 과정을 밟았다. 이후 로마 린다 의과대학에서 외과·소아 흉부외과 교수이자 과장으로 16년간 재직했다. 그동안 나는 심혈관 질환, 암, 자가면역 질환, 당뇨, 비만을 비롯한 다양한 건강상의 문제를 가진 수만 명의 환자들을 보았다. 그러다 2002년 돌연 린다를 떠났다. 당시 나의 결정에 동료들은 무척 놀랐다.

주류 의학계에서 성공한 의사가 어째서 유명 병원의 요직을 버렸을까? 건강이 호전되고 과체중이던 몸이 날씬해진 후, 내게 중요했던 것들이 바뀌었다(나는 체중이 32kg 빠졌고 건강상의 문제를 더는 갖고 있지 않다). 수술이 아니라 식이요법으로 심장을 건강하게 만들 수 있다는 사실을 알게 된 것이다. 이런 일에 매진하기 위해 나는 캘리포니아 산타바바라와 팜스프링스에 국제심장폐연구소와 그 안에 복원의학센터를 설립했다.

나는 의사이면서 동시에 의료 분야의 연구자이고 심장을 보호하는 장치를 만든 발명가이기도 하다. 파트너였던 레너드 베일리 Leonard Bailey와 함께 세계의 그 어떤 사람보다 많은 유소아 심장이식 수술을 했다. 나는 여러 의료기기에 대한 특허를 보유하고 있으며, 이식 면역학과 이종기관 이식에 대한 광범위한 글을 썼다. 이 글들은 특정 종의 면역체계를 속여서 다른 종의 기관을 받아들이도록 하는 일에 대한 것이다. 그리고 나는 면역체계가 속임수에 넘어갔을 때 고치는 방법도 알고 있다.

흉부외과 의사, 심장병 전문의, 면역학자로서의 나의 경력 전체가, 면역체계에서 누가 친구고 누가 적인지를 구분하는 것이었다. 또 풍부한 경험 덕분에 나는 건강과 체중 문제에 대한 해법을 제시할 수 있는 유리한 입장에 서 있기도 하다.

원하는 체중과 건강 상태를
영원하게 유지하는 방법!

건강 탐정으로서 내 식이요법을 따른 많은 환자가 관상동맥 질환, 고혈압, 당뇨 증세가 호전되고, 관절염이 진정되었으며, 속 쓰림이 사라지는 것을 목격했다. 내 환자들은 기분이 좋아지고, 만성적인 대장 문제도 해결되었다고 말한다. 과체중의 문제가 해소되고 식탐도 사라졌다. 나는 각 환자에 맞춘 허용 식품들로 정교한 실험을 고안해 실행한 뒤 그 결과를 연구했다. 여기서 놀라운 패턴이 드러났고, 이로써 나는 독창적인 식이 프로그램인 '플랜트 패러독스 프로그램'을 만들게 됐다.

나는 환자의 이력과 신체 상태에 대한 정밀한 검토, 전문적인 시험, 혈관의 유연성에 대한 검사를 통해 확신을 얻었다. 그들 대부분은 신체의 자연치유 능력을 방해하는 '장애 요인' 때문에 말 그대로 자기 자신과 전쟁을 치르는 중이었다.

그 장애 요인은 우리가 건강해지려고 먹는 통곡물, 렌틸콩을 비롯한 콩류와 우리의 식탁에 오르는 동물이 섭취한 음식의 변화, 화학물질, 광범위한 항생제들이다. 무엇보다 제산제, 아스피린, 소염제가 장내腸內 환경을 극적으로 변화시켰다는 것을 발견했다. 지난 15년 동안, 저명한 학술지에 이러한 발견을 발표하면서 프로그램을 계속 다듬었다.[1] 그 노력의 결과로, 나는 인간의 미생물군유전체, 즉 몸속에서 당신에게 의지해 살고 있는 박테리아를 비롯한 유기체에 대해 전문가로 인정받게 되었다.

지금 당장 '플랜트 패러독스 프로그램'을 시작하고 싶을 것이다. 그러나 건강상의 문제가 가진 근본적인 이유를 이해해야 완전히 치유될 가능성이 높다. 따라서 '해법'에 접근하기 전에 1부에서는 충격적이고 놀라운 문제의 '원인'에 대해 설명하고, 지난 수십 년 동안 그 원인이 우리에게 어떤 영향을 미쳤는지 알아보려 한다. 2부에서는 이 프로그램을 어떻게 시작하는지 배우게 될 것이다. 이후 손상된 장기를 복구하고, 포만감을 느끼게 하고, 날씬해지는 데 도움을 주는 식품과 장기 건강에 필요한 미생물을 어떻게 섭취하는지 알게 될 것이다. 부록에서는 프로그램의 단계별 식단표와 장내 환경을 최상으로 만들어줄 36가지 레시피를 소개한다. 이 레시피는 한때 당신을 살찌게 하고, 아프게 만들었던 문제성 식품들을 잊게 할 것이다.

식습관을 교정하는 것이 이 프로그램의 주된 목표지만, 특정한 일반 의약품과 위생용품의 사용을 자제하는 등 다른 부분에도 변화를 주는 것이 좋다. 약속한다. 프로그램을 마치고 나면 건강 문제가 사라지고, 적정 체중을 찾고, 에너지 수준을 높이고, 기분을 북돋울 수 있을 것이다. 먹고사는 것에 대한 이 새로운 접근법의 효과를 경험하고 나면(내 환자들은 단 며칠 만에 기분이 나아지고 체중이 줄어드는 것을 느끼기 시작했다.) 몸이 필요로 하는 식품을 먹었을 때 일어나는 놀라운 변화를 이해하게 될 것이다. 나아가 건강에 걸림돌이 되는 성분과 물질을 제거해 평생 장수를 누리게 된다.

페이지를 넘겨라. 인생을 변화시킬 짜릿한 기회를 얻을 것이다.

차례

식단에서 과일을 배제할수록
환자의 상태가 좋아지고
콜레스테롤 수치와 신장 기능이 호전되었다.
오이나 호박처럼 씨앗이 많은 채소를
배제할수록 환자들은 빠르게 회복되고
체중이 더 많이 빠졌으며
콜레스테롤 수치가 개선되었다.
이는 틀림없는 사실이다.
당신이 진실이라고 생각했던 모든 것을
잊어야 한다.

다이어트의 딜레마

: 매일 먹는 음식의 충격적 진실

1장

식물과
동물의
전쟁

'식물과 동물의 전쟁'이라는 제목을 보고 놀랐는가? 식물이 어떤 일을 하는지 아는 것이 나와 무슨 상관이냐고? 그렇다면 지난 4억 년에 걸친 생물의 역사를 여행하기에 앞서 충격적인 사실과 대면해야 할 것이다. 식탁에 놓인 잎, 열매, 곡물, 기타 식물성 음식은 가만히 자신의 운명을 받아들이고만 있는 존재가 아니다. 그들은 독성 화학물질을 비롯해 당신과 같은 식물 포식자로부터 자신을 보호하는 정교한 방편들을 가지고 있다.

먼저 짚고 넘어가야 할 것이 있다. 특정한 식물을 섭취하는 것은 우리가 건강을 유지하는 데 꼭 필요하다. 여기에 '역설'이 존재한다. 식물은 당신의 몸에 에너지를 주고, 당신이 튼튼하고 건강하게 살아가는 데 필요한 수백 가지 비타민, 미네랄, 항산화성분 등 영양분을 공급한다. 지난 15년 동안 1만 명이 넘는 환자가 '플랜트 패러독스 프로그램'을 통해 체중이 감소하고 갖가지 건강 문제가 해소되는 결과를 얻었다.

　내가 환자의 식단에서 과일을 배제할수록 환자의 상태가 좋아졌고, 콜레스테롤 수치와 신장 기능이 호전되었다. 오이나 호박처럼 씨앗이 많은 채소를 배제할수록 환자들은 빠르게 회복되고, 체중이 더 많이 빠졌으며, 콜레스테롤 수치가 더 많이 개선되었다!(사실 토마토, 오이, 호박같이 씨가 많은 채소들은 식물학에서 과일로 분류된다.) 더구나 환자들이 조개류와 갑각류, 계란 노른자를 많이 먹을수록 콜레스테롤 수치는 낮아졌다. 이는 틀림없는 사실이다. 조개류와 갑각류, 계란 노른자의 섭취는 콜레스테롤 수치를 극적으로 낮춘다.[1] 앞서 언급했듯이 당신이 진실이라고 생각했던 모든 것을 잊어야 한다.

무엇보다 생존, 생존, 생존!

　인간만이 의도를 가지고 사는 유일한 존재일까? 그렇지 않다. 식물도 '의지'를 가지고 있고, 그들은 먹잇감이 되기를 원치 않는다. 누가 이들을 탓하겠는가? 모든 생물이 그렇듯이, 식물은 다음 세대를 퍼뜨리고자 하는 본능을 가지고 있다. 이 목표를 위해서 식물은 자신과 후손을 포식자로부터 보호하는 지독히 영리한 방법을 만들어냈다. 여기서 비롯된 결과가 식물 왕국과 동물 왕국의 전투다.

　식물이 지구상에 등장한 것은 4억 5,000만 년 전이다.[2] 최초의 곤충은 식물이 생기고 9,000만 년이 지난 후에야 나타났다. 이 식물 포식자가 나타나기 전까지 세상은 식물들에게 그야말로 에덴동산이었을 것이다. 도망치고, 숨고, 싸울 필요가 없었다. 식물은 씨앗을 생산하고 그 씨앗은 아무런 방해를 받지 않으면서 평화롭게 자라 다음 세대의 종으로 번성할 수 있었다. 하지만 곤충과 다른 종들이, 종국에는 영장류의 선조들이 등장하면서 누가 승자가 될지 모르는 게임이 시작되었다. 새로운 종들은 이 맛있는 채소와 씨앗들을 먹거리로 보았다. 이 게임에서는 동물이 우위인 것처럼 보였다. 날개나 다리로 움직이는 동물은 움직일 수 없는 식물을 먹어치울 수 있었다.

하지만 잠깐. 식물은 갖가지 모양과 크기의 동물들로부터 자신 혹은 최소한 씨앗을 보호할 수 있는 일련의 놀라운 방어 전략을 발달시켰다. 그들은 다양한 물리적 수단을 사용한다. 색상을 바꾸거나 불쾌한 감촉을 만들어내기도 하고, 곤충을 얽매거나 모래나 흙덩어리로 보호덮개를 만들거나, 흙을 끌어들여서 스스로를 먹기 나쁘게 만드는[3] 수지와 수액 등의 끈적이는 물질을 쓰기도 하며, 코코넛과 같은 딱딱한 외막이나 뾰족한 잎을 이용하기도 한다.

더 감지하기 힘든 방어 전략들도 있다. 식물은 뛰어난 화학자이자 연금술사다. 그들은 햇빛을 이용해 유기물을 만든다. 그들은 종이 지속될 가능성을 강화하는 식으로 진화했다. 독을 퍼뜨리거나, 마비시키거나, 감각을 혼란시키는 생물학적 전투를 이용해 포식자를 물리치고, 소화가 안 되도록 씨앗을 보호한다. 이런 물리적, 화학적 방어 전략은 포식자의 접근을 막는 데 대단히 효과적이다. 심지어는 포식자가 식물의 요구대로 움직이게 만들기도 한다.

최초의 포식자가 곤충이었기 때문에 식물은 자신을 먹거리로 삼으려는 이 벌레를 마비시키는 몇 가지 '렉틴'을 개발했다. 분명 곤충과 포유류 사이에는 크기에 엄청난 차이가 있다. 하지만 렉틴이 일으키는 결과에서는 마찬가지였다.(신경장애로 고통받고 있다면 주목하라!) 사람이 식물을 먹고 몇 분 안에 식물 화합물에 의해 마비 증세를 일으킬 가능성은 극히 낮다. 땅콩 1알(땅콩은 렉틴 덩어리다!)이 특정 사람들을 죽음에 이르게 할 가능성이 있는 것은 사실이지만 말이다. 그렇다고 우리가 특정 식물 화합물의 장기적인 영향에 면역을 가지고 있는 것은 아니다. 포유류는 엄청난 수의 세포를 가지고 있기 때문에 그런 화합물들을 수년 간 소비하면서도 피해를 느끼지 못할 수 있다. 피해를 입고 있으면서도 그것을 감지하지 못한다.

나는 이런 해로운 식물 화합물에 거의 즉각적으로, 때로는 대단히 놀라운 방식으로 반응하는 수백 명의 환자를 통해서 그들 사이의 연관관계를 알게 되었다. 그래서 나는 이 환자들을 '카나리아'라고 부른다. 과거 광부들은 새장에 든 카나리아를 탄광에 가지고 들어갔다. 일산화탄소와 메탄은 이 카나리아들에게 치명적이기 때문이다. 광부들은 카나리아가 노래하는 동안에는 안전하다고 판단한다. 하지만 짹짹거리는 소리가 멈추면 그것은 탄광에서 빨리 대피하라는 신호다. 나의 카나리아들은 일반인보다 특정 렉틴에 민감하다.

식물은 뛰어난 술책의 대가

씨앗은 식물 종의 다음 세대가 될 식물의 '아기'다. 이들은 2가지 유형으로 나눌 수 있다. 첫 번째는 천적들이 먹어주었으면 하는 아기들이다. 두꺼운 막이 씨앗을 감싸고 있어 천적의 위장관을 지나는 여정에서 살아남을 수 있게 만들어졌다. 복숭아 씨앗같이 큰 아기들은 삼킬 수 없어서 그대로 남겨지지만 말이다. 두 번째는 보호막이 없는 '벌거벗은 아기'들이다. 식물들은 이 아기들이 천적들에게 먹히는 것을 원치 않는다.

껍데기에 싸인 씨앗을 가진 과일나무들은 첫 번째 유형의 씨앗을 가지고 있다. 엄마 식물은 씨앗이 땅에 떨어지기 전에 동물들이 그 씨앗을 먹어주길 기대한다. 목적은 아기들을 엄마 나무로부터 멀리 보내서 엄마와 아기가 햇빛, 수분, 영양을 두고 경쟁할 필요가 없게 만드는 것이다. 이런 과정을 통해 종의 생존 가능성과 영역 확장의 가능성이 높아진다. 동물들이 삼킨 씨앗이 온전하게 유지되면, 그들이 배설할 때 똥 덩어리와 함께 배출되기 때문에 발아의 가능성이 더 커진다.

그런 식물들은 보호용 외피가 있기 때문에 화학적 방어 전략에 의존할 필요가 없다. 오히려 이런 식물은 여러 장치를 이용해서 포식자의 주의를 끌고 천적이 자신의 후손을 먹도록 장려한다. 그런 장치 중 하나가 '색상'이다. 이 때문에 과일을 먹는 모든 동물은 색상을 지각할 수 있다.[4] 단 보호막이 완전히 여물 때까지는 아기들이 먹히는 것을 원치 않는다.

따라서 식물은 익지 않은 과일의 색상(보통 녹색)을 이용해서 포식자에게 '아직은 때가 아니다.'라는 메시지를 전달한다. 포식자가 이러한 신호를 해석하지 못하는 경우에 대비해서, 식물은 설익은 과일의 독소 수준을 높여서 적절한 시기가 아니라는 것을 명확하게 알리기도 한다.

그렇다면 포식자가 과일을 소비하는 데 적절한 때는 언제일까? 식물은 과일의 색을 통해서 익었는지 여부를 알려준다고 했다. 과일이 익었다는 것은 씨앗의 외피가 단단해졌다는, 즉 당분 함량이 최고에 이르렀다는 의미다. 식물은 과일의 당으로 포도당이 아니라 과당을 만든다. 포도당은 영장류와 인간의 몸에서 인슐린 수치를 높인다. 인슐린 수치의 상승은 배고픔을 막는 렙틴Leptin 호르몬의 수치를 높이지만 과당은 그렇지 못하다. 결과적으로 포식자들은 배가 부르다는 정상적인 메시지, 즉 그만 먹으라는 신호를 받지 못한다.(유인원의 체중이 과일이 익는 시기에만 늘어난다는 것이 놀랍지 않은가?)

이것은 포식자나 식물 모두에게 득이 된다. 동물은 더 많은 칼로리를 섭취할 수 있고, 동물들이 배가 부른 줄 모르고 계속 많은 과일과 그 안의 씨앗을 먹기 때문에 식물들은 아기를 더 많이 퍼뜨릴 기회를 얻는다. 그러나 현대인들에게는 더 이상 득이 되는 일이 아니다. 수렵채집인이나 유인원에게는 익은 과일을 통해서 얻는 추가적인 열량이 필수적이지만, 현대인에게는 필요치 않다. 추가적인 열량이 필요한 경우라도, 불과 몇 십 년 전까지는 대부분의 과일을 1년에 1번, 여름철에만 얻을 수 있었다. 그러나 1년 내내 먹을 수 있는 과일은 당신을 아프게, 그리고 살찌게 만든다!

보이지 않는 '화학전'

두 번째 유형의 식물, 즉 나출裸出 종자는 다른 전략을 사용한다. 노지에서 자라는 풀이나 넝쿨 등의 식물은 이미 성장에 적합한 비옥한 장소를 선택한 상태다. 이 식물들은 아기가 그 자리에 떨어져서 뿌리내리기를 바란다. 그런 식으로 겨울에 엄마 식물이 죽으면 아기는 다음 계절에 싹을 틔우고 앞 세대를 대체한다. 이들은 곤충이나 다른 동물들이 아기를 소비해서 다른 곳으로 옮기는 일을 단념하게 만들어야 한다.

나출 종자는 딱딱한 외피로 씨앗을 보호하는 대신 1가지 이상의 화학물질을 이용해서 포식자를 약화시키거나, 마비시키거나, 그들을 아프게 만듦으로써 그들이 그 식물을 다시 먹는 실수를 하지 않게 한다. 이러한 물질에는 미네랄의 흡수를 막아 항영양소라고 불

후숙 과일은 먹지 마라

우리는 오랫동안 식물로부터 적색, 적황색, 황색을 '숙성'과 연관시키라는 가르침을 받아왔다. 그렇지만 우리가 한겨울에 먹는 과일은 칠레를 비롯한 남반구 국가에서 자라 약간 덜 익었을 때 수확되며, 목적지에 도착했을 때는 에틸렌 옥사이드ethylene oxide를 잔뜩 뒤집어쓴 것들이다. 에틸렌 옥사이드는 색상을 변하게 해서 과일이 숙성되고 먹을 때가 된 것처럼 보이게 만든다. 하지만 씨앗의 보호막이 완전히 성숙되지 않았고 렉틴 함량이 높은 채로 지나치게 일찍 딴 과일은 렉틴 수치가 높아 먹으면 건강에 해롭다.

유럽에서 소비하는 제철에 나지 않은 과일들은 대부분 이스라엘이나 북아프리카에서 자란 것이다. 이들 과일은 이동하는 데 며칠 이상의 긴 시간이 필요치 않기 때문에 충분히 익었을 때 수확할 수 있고 가스 처리할 필요가 없다. 렉틴 함량이 낮은, 자연적으로 익은 과일을 먹게 된다. 이는 유럽인이 대서양 반대편에 있는 미국인보다 일반적으로 더 건강하고 날씬한 이유를 설명해준다.

리는 파이테이트Phytate 소화 효소의 작용을 막아 포식자의 성장을 방해하는 트립신Trypsin 억제 인자, 장 내벽에 틈새를 만드는 장누수증후군을 일으켜 세포 간 통신을 방해하도록 고안된 렉틴 등이 있다. 통곡물은 섬유로 된 껍질, 겉껍질, 겨 안에 이 3가지 방어용 화학물질을 모두 담고 있다. 식물 포식자를 단념시키는 물질로 쓴 맛을 주는 탄닌과 가지속屬 식물의 줄기와 잎에서 발견되는 알칼로이드가 있다. 토마토, 감자, 가지, 후추 등 가지속 식물들은 심지어 염증을 유발하는 강한 능력을 가지고 있다.

식물이 학습을 한다고?

식물들은 우리에게 해를 입히려 하고, 우리를 단념시키기 위한 화학물질을 만들며, 동물을 이용해 영역을 확장하려고 한다. 그러한 전략들은 식물도 의도를 가질 수 있고, 심지어는 학습이 가능하다는 것을 시사한다. 물론 식물들은 우리가 인식하는 방식에서의 생각은 하지 못한다. 하지만 모든 생물은 생존과 번식을 원한다!

진화 전략의 측면에서는, 생산이 가능하며 많은 유전자 복사본이 생존하고 전파되도록 하는 합성물은 '단순한' 식물이든, 인간과 같이 복잡한 '슈퍼' 유기체든 유리한 입장에 서려고 한다. 식물의 입장에서는 포식자가 자신의 후손을 먹어치우는 일을 재고해보게 만드는 화합물이 좋은 것이다. 다음에 할라피뇨 고추를 보게 되거든 이 내용을 떠올려보라.

식물은 자신이 먹히고 있다는 사실을 인식한다. 최근의 연구가 이를 밝혀냈다. 그런데 식물은 그 자리에서 멍하니 자신의 운명을 받아들이고만 있지 않는다. 식물은 포식자를 막아 자신을 보호하기 위해 병력을 배치한다.[5] 연구 대상은 애기장대였다. 애기장대는 염기 서열이 밝혀진 최초의 식물이다. 연구자들은 다른 식물보다 이 식물의 내부 작용에 대해서 잘 알고 있었다. 이 식물이 먹히고 있다는 사실을 아는지 알아내기 위해 과학자들은 애벌레가 잎을 먹을 때 만드는 진동을 재현했다. 바람이 부는 것과 같이 식물이 경험할 수 있는 다른 진동도 기록했다. 그런데 애기장대는 애벌레의 오물거리는 것을 흉내 낸 진동에만 반응했다. 포식자를 단념시키기 위해 독성이 있는 겨자씨 기름의 생산량을 높여 잎에 전달한 것이다. 바람을 흉내 낸 다른 진동에는 반응하지 않았다.

또 다른 예로 그 이름값을 하는 함수초(sensitive plant, 직역하면 민감한 식물)를 들 수 있다. 함수초는 동물의 방해로부터 자신을 보호하는 방법을 배웠다. 접촉에 대한 반응으로 잎을 접는 것이다. 실제로 잎을 접는 행동은 방해가 없는 곳에서 자랄 때보다 개입이 많은 곳에서 자랄 때 더 확연하고 끈질기다.[6] 이것만이 아니다. 식물은 인간처럼 하루주기 리듬circadian rhythm에도 반응한다.[7] 또 식물의 시계 유전자는 살충 성분을 생성하는 시간을 포식자가 돌아다닐 법한 시간과 일치시킨다. 연구자들이 식물로부터 시계 유전자를 제거하자 식물은 독소를 생성하는 능력을 잃었다.[8]

이제 당신이 이 책을 집어 들기 전까지는 들어본 적이 없을 식물 화학물질, '렉틴'에 초점을 맞추어보자. 맞다, 렉틴이다. 레시틴(lecithin, 식물이나 동물의 지방질)이나 렙틴(식욕 조절 호르몬)이 아니라 렉틴이다. 식물의 한쪽에서 벌레가 잎을 갉아먹기 시작하면, 거의 즉시 다른 쪽의 렉틴 함량은 2배가 된다.[9] 식물이 더 이상 먹히는 것을 막기 위해서 맹렬하게 나서는 것이다. 렉틴은 식물이 자신을 보호하기 위해 사용하는 무기이며, 우리에게 해를 입히는 데 핵심 역할을 한다.

먹어 삼킬 수 있는 적

렉틴은 동식물에서 발견되는 거대한 단백질 복합체로, 식물이 동물과의 싸움에서 스스로를 방어하기 위해 사용하는 결정적인 무기다. 과학자들은 1884년 혈액형을 조사하는 과정에서 렉틴을 발견했다. 유명한 렉틴, 글루텐에 대해서는 들어보았을 것이다. 이밖에도 렉틴에는 대단히 많은 종류가 있으며, 당신은 점차 알고 싶어질 것이다.

그렇다면 렉틴은 어떻게 식물들을 보호할까? 식물의 씨앗, 낟알, 껍질, 잎에 든 렉틴은 식물을 소비한 포식자 몸속의 탄수화물(당), 특히 다당류라고 불리는 당질 복합체와 결합한다. 렉틴은 스마트 폭탄처럼 다른 유기체, 특히 곰팡이, 곤충, 다른 동물의 세포 표면을 표적으로 삼아 달라붙는다. 그들은 시알산sialic acid, 즉 모든 생물의 혈관표층 세포를 포함해 장, 대뇌, 신경 말단 사이, 관절, 체액에서 발견되는 당 분자와도 결합한다. 렉틴은 이런 구속 프로세스 때문에 "끈적한 단백질"이라고 불린다. 이는 세포들 사이의 메시지 전달을 방해하거나, 독성이나 염증성 반응을 유발한다.[10]

예를 들어, 렉틴이 시알산에 결합되면 신경은 다른 신경에 정보를 전달할 수 없다. 브레인 포그를 경험한 적이 있다면 범인은 렉틴이다. 렉틴은 바이러스와 박테리아가 그들이 의도하는 표적에 달라붙고 결합하기 쉽게 만드는 역할도 한다. 렉틴에 보다 민감한 사람들은 다른 사람들보다 바이러스와 박테리아 감염에 취약하다. 당신이 친구들에 비해 더 자주 아픈 것 같지는 않은지 생각해보라. 렉틴은 건강상의 문제를 일으킬 가능성 외에도 체중 증가를 자극한다.

북반구에서 밀이 주식으로 선택된 이유는 WGA(소맥배아응집소, wheat germ agglutinin)라는, 밀의 체중 증가에 책임이 있는 밀 속 유난히 작은 렉틴 때문이다. 밀은 음식이 부족했던 고대에 당신의 조상들이 체중을 늘리고 유지하는 데 도움을 주었다. 당시에는 밀로 인해 나온 배, 소위 '밀가루 똥배'를 가진 것이 자랑스러운 일이었다. '고대' 형태의 밀에 든 WGA는 현대의 밀에도 함유되어 있다. 그래서 이것이 함유된 식품을 먹으면 체중이 늘어나는 것이다.

렉틴은 감히 자신을 먹은 동물을 죽여버리거나 최소한 그 동물의 몸이 불편해지게 만든다. 그런 식물과의 첫 만남에서 살아남은 곤충과 다른 동물들은 몸을 불편하게 하거나 튼튼하게 자라지 못하게 만드는 모든 식물(혹은 그 씨앗)을 먹지 않아야 한다는 사실을 재빨리 익힌다. 그 동물은 그 식물이 먹을 만한 가치가 없다고 판단하고 푸른 초원의 다른 종으로 향한다. 그 사이 그 식물과 아기들은 생존한다. 이것은 양쪽 모두에게 유리한 윈윈 상황이며, 이로써 긴장이 완화된다.

고대인들은 렉틴을 다루는 여러 가지 방법을 개발했다. 불행히도, 현대의 인간들은 그렇게 영리하지 못하다. 대신 우리와 맞지 않거나 우리를 아프게 하는 것을 먹으면, 이 증상을 억제할 다른 것을 찾거나 발명한다. 속 쓰림을 완화시키는 넥시움Nexium이나 통증을 경감시키는 이부프로펜Ibuprofen을 생각해보라. 이렇게 자신을 파괴하거나, 통증을 유발하거나, 최소한 몸을 약하게 만드는 물질을 만들어 계속해서 먹는다.

말 나온 김에, 속 쓰림에 대해 이야기해볼까? 우리는 먹이사슬 안에 있는 동물들에게도 그 음식을 먹인다. 그래서 동물도 비슷한 고통을 겪는다. 소들은 원래 풀과 꼴을 먹는다. 하지만 산업형 농장에서 소들이 먹는 것은 옥수수와 대두다. 여기에 든 렉틴은 소를 더 살찌게 하고, 지방 비율을 높인다(가공식품에 든 옥수수와 곡물도 당신을 살찌운다).

대두와 옥수수에 가득 들어있는 렉틴은 심각한 속 쓰림을 유발하거나 목 넘김에 통증을 줘서 먹는 일을 중단하게 만들 정도다. 소들도 렉틴 때문에 속 쓰림을 겪는다. 가축들을 살찌우는 식품을 더 많이 먹이기 위해서 농부들은 텀스[Tums, 소화제의 상표명]의 유효 성분인 탄산칼슘을 먹인다.[11] 사실 전 세계에서 생산되는 이 화합물의 절반은 속 쓰림을 완화시켜 소들이 비정상적인 식사를 계속하도록 만들기 위해 가축들을 먹이는 데 사용된다.

당신이 먹는 음식은 무엇을 먹고 자랐는가

콩을 비롯한 콩과科 식물, 밀을 비롯한 곡물, 기타 특정 식물에 들어있는 렉틴은 특히 인간들에게서 문제를 유발한다. 첫째, 우리 종이 이러한 물질에 면역학적 내성을 개발할 만큼, 혹은 인간의 장내 미생물들이 이러한 단백질을 분해할 만한 능력을 얻을 만큼 충분한 시간이 흐르지 못했다. 그 결과 수많은 건강상의 문제가 발생한다 (84~86페이지 참고).

식물에만 렉틴이 있는 것은 아니다. 렉틴은 동물성 식품에서도 발견된다. 소를 비롯한 동물들이 렉틴으로 가득한 곡물이나 대두를 먹으면 동물의 젖이나 고기에도 렉틴이 들어가게 된다. 렉틴이 많은 먹이를 먹고 자란 닭의 고기나 알, 대두와 옥수수를 먹여 키우는 양식 해산물도 마찬가지다. 나는 여러 카나리아를 통해 그런 식품을 식단에서 제외하는 것이 건강 회복의 결정적인 열쇠라는 점을 확인하기 전까지 이 사실을 믿지 않았다. 1980년대 중반에야 딸들을 통해서 이 사실을 믿게 되었다.

런던의 유명한 어린이 병원에서 흉부외과 펠로우 과정을 밟고 있던 나는 아내와 어린 두 딸을 데리고 그곳으로 이주했다. 아이들이 미국식 프라이드치킨을 몹시 그리워하기에 시내에 있는 유일한 KFC로 아이들을 데리고 갔다. 한 입을 베어물기가 무섭게 아이들은 턱을 치켜들더니 이것은 닭고기가 아니라 생선이라고 외쳤다. 어떤 면에서는 아이들의 말이 맞았다. 당시, 영국의 닭은 주로 생선가루를 먹고 자랐다. 생선을 먹은 닭들은 생선과 다름없었을 것이다. 그때 나는 옥수수나 대두를 먹인 닭이 실제로는 닭이 아니라, 꼬꼬댁거리며 걸어 다니는 곡물이나 콩이라는 사실을 생각하지 못했다.

옛말 그대로 "당신이 먹는 것이 당신을 만든다." 하지만 "당신이 먹는 것이 먹었던 것 역시 당신을 만든다." 유기적으로 키우고 목초를 먹인(놓아 기른 것을 말하는 것은 아니다.) 동물성 식품을 소비하면, 식물 속에 든 영양분과 토양에서 얻은 영양분이 당신 몸의 일부가 되고 당신이 가진 세포 하나하나에 편입된다. 당신이 먹는 음식이 어떻게 자라고 키워졌는지를 아는 것은 당신의 건강에 직접적인 영향을 미친다.

전형적인 방식으로 재배한 채소와 과일보다 유기 재배한 농산물에 더 많은 비타민과 미네랄이 함유되어 있다는 것은 증명된 사실이다.[12] 하지만 더 중요한 것은 유기 재배 농산물에 더 많은 폴리페놀polyphenol이 들어있다는 점이다. 이 유익한 식물 화학물질은 차, 커피, 과일, 베리류와 일부 채소에서 발견된다. 목초로 키운 동물성 식품에도 적용된다. 하지만 당신이 먹는 것 혹은 당신이 먹는 것이 먹었던 것이 당신을 만든다는 이야기가 암시하는 바는 여기서 끝나지 않는다. 전형적인 방식으로 자란 동물에게 먹인 곡물과 대두 속 렉틴은 결국 이 동물의 고기, 우유, 알뿐만 아니라 당신의 장기에 들어가 피해를 입힌다.

유기적으로 키웠거나 소위 개방 사육한 동물에도 렉틴이 들어있다. 대두와 옥수수를 먹이기 때문이다. 여름에는 밖에서 풀을 뜯고 겨울에는 건초를 먹은 소로 만든 버거와, 렉틴 함량이 높은 옥수수와 대두를 먹고 우리에서 자란 동물로 만든 버거에는 큰 차이가 있다.[13] 우선 오메가3와 오메가6 지방산의 비율에 차이가 있다. 일반적으로 오메가6 지방산은 염증을 유발하며, 오메가3 지방산은 염증을 막는다. 옥수수와 대두에는 주로 오메가6 지방산이 함유되어 있는 반면 목초에는 오메가3 지방산이 많다.

여기서 그치지 않는다. 대두와 곡물들은 목초에서 얻는 동가의 열량보다 소를 훨씬 더 살찌게 만든다.[14] 이는 열량원이 당신이 열량을 대사하는 방식에서 중요한 역할을 한다는 의미다. 그리고 이제는 거의 모든 대두와 옥수수가 유전적으로 변형된 씨앗에서 생산된다는 점은 문제를 더 복잡하게 만든다.

인간이 구축한 4개 방어선

식물과 동물의 전쟁에서 인간은 어떤 위치에 있을까? 렉틴이 우리 몸에 가하는 피해에 두 손 놓고 당하고만 있을까? 그렇지 않다. 렉틴은 독성이 있고 염증을 유발하며 몸의 소통체계를 망치는 능력을 가지고 있지만, 인간을 비롯한 모든 동물은 렉틴을 무력화시키거나 최소한 그들의 영향을 완화시키는 자신만의 방어체계를 가지고 있다. 4가지 방어기제가 식물의 독성, 특히 렉틴의 독성으로부터 우리를 보호한다.

1. 제1방어선은 '콧속 점액과 입 안의 침'이다. 이들을 뮤코 다

당mucopolysaccharide이라고 총칭한다. 이들 당은 렉틴을 가두기 위한 것이다. 기억하라. 렉틴은 당과 결합하는 성질이 있다. 매운 음식을 먹고 콧물이 흐르면, 방금 렉틴을 먹었다고 생각하면 된다. 과량의 점액은 렉틴을 가둘 뿐 아니라 음식이 내려갈 때 식도를 추가적으로 코팅하는 일을 한다.

2. 제2방어선은 '위산'이다. 위산은 특정한 렉틴을 소화시키는 역할을 한다.

3. 제3방어선은 당신의 입과 장기에 있는 '박테리아'다. 이들은 렉틴이 장기의 벽과 상호작용할 기회를 갖기 전에 렉틴을 효과적으로 소비하도록 진화했다. 특정한 식물 렉틴을 오래 먹을수록 그 위험성을 약화시키는 장내 박테리아를 오래 전부터 생산해왔다고 볼 수 있다.[15] 식단에서 글루텐을 모두 제거하면 글루텐을 먹는 미생물들이 죽는 이유도 여기에 있다. 이후 다시 렉틴을 먹거나 글루텐이 함유된 것을 먹으면 소화시키지 못해 불편함을 느낀다.

4. 제4방어선은 장에 분포한 특정 세포가 만드는 '점액층'이다. 코, 입, 목은 물론 항문에 있는 점액과 마찬가지로 이러한 장내 점액층은 장벽 역할을 한다. 점액의 당을 이용해서 렉틴을 가두고 흡수하는 것이다. '스타워즈Star Wars'나 '스타 트렉Star Trek'의 팬이라면 점액층을 에너지 쉴드가 활성화된 것쯤으로 생각하면 되겠다.

4개 방어선이 모여 효과적인 방어시스템을 형성한다. 그럼에도 불구하고 렉틴이라는 병력이 방어벽에 많이 달려들면, 점액층의 당 분자가 소진되면서 렉틴이 가려는 곳으로 전진할 가능성이 높아진다. 장내에 막을 형성하고 있는 살아있는 세포를 향해서 말이다.

물론, 당신에게는 렉틴과의 전투에서 사용할 수 있는 또 다른 강력한 무기가 있다. '대뇌'다. 특정한 식품에 문제가 있다는 것을 알게 되면 당신은 그것을 피하거나, 잘 먹지 않거나, 우리 선조들이 오랫동안 알고 있었던 일종의 대비책들로 그 악영향을 줄여나가야 한다. 이런 대비책에 대해서는 머지않아 논의하게 될 것이다. 장기에 서식하는 미생물에 대해 보다 잘 이해하게 되면, 당신은 대뇌를 이용해 잘못된 조치를 더 나은 방향으로 수정하게 될 것이다.

다행히도 당신에게는 천연의 방어 전략이 있다. 방어력을 강화하는 자세한 방안에 대해서는 2부에서 이야기하겠다. 여기서는 렉틴의 공격 진용을 살펴보자. 식물은 고유의 접근법을 이용해 인간이 만든 견고한 방어체계를 공격한다.

렉틴의 공격 전략 1 장 내벽 통과

렉틴의 첫 번째 임무는 장관[腸管, 창자] 내부를 감싼 점액질 벽 속 세포 사이에 있는 치밀 이음부tight junction에 파고들어 이들을 분리하는 것이다. 창자 내막의 두께는 세포 하나에 불과하다. 표면적은 테니스 코트의 크기와 맞먹지만 말이다.[16] 세포 하나의 두께에 불과한 벽이 이 엄청난 일을 담당한다는 것을 상상해보라. 장 세포들은 비타민, 미네랄, 지방, 당, 단순 단백질을 흡수한다. 하지만 거대한 단백질은 흡수하지 못한다. 그리고 렉틴은 비교적 크기가 큰 단백질 복합체다.

당신의 장이 건강하고 장에 있는 점액층의 상태가 좋다면 렉틴은 점막세포들을 통과하지 못한다. 당신이 운동장에서 레드 로버[red rover, 두 팀이 마주보고 선 채 번갈아가며 상대팀 사람을 지명하면, 지명된 사람이 손을 잡고 서 있는 상대방의 열을 돌파하려고 한다. 이에 실패하면 상대팀의 일원이 되는 게임] 게임을 하다가 덩치 큰 친구가 상대편 라인을 돌파하는 것을 떠올리면 되겠다. 렉틴은 바로 그렇게 점액질 벽을 공격한다.[17]

앞서 언급한 4개 방어선 중에서 하나 이상 파괴되면 렉틴은 특정 세포의 수용체와 결합해 조눌린Zonulin이라는 화합물을 생산함으로써 장 내벽 속의 치밀 이음부를 해체할 수 있다. 조눌린은 장 내벽 세포들 사이의 공간을 확장시켜 렉틴이 주변 조직이나 림프절, 분비선, 혈류에 접근할 수 있게 해준다. 그들이 존재해서는 안 되는 곳에 말이다. 일단 그곳에 이르면 렉틴은 이질적인 단백질처럼 행동하면서 당신 몸의 면역체계가 그들을 공격하도록 한다.

피부에 가시가 박혔을 때를 생각해보라. 몸에서는 백혈구가 가시를 공격해 피부가 붓고 빨개지는 반응이 일어난다. 물론 당신은 렉틴이 당신 몸의 출입금지 구역에 접근했을 때 어떤 반응이 일어나는지 볼 수 없다. 하지만 렉틴의 침입에 당신의 면역체계는 가시가 박혔을 때와 비슷한 반응을 보인다. 면역체계에 위협이 시작된다고 알리는 역할을 하는 염증성 사이토카인이 있다. 이 사이토카인을 측정할 때면 나는 늘 이런 반응을 보게 된다.

렉틴의 공격 전략 2 면역체계의 혼란

동물의 왕국에는 자신의 이득을 위해서 다른 종을 흉내 내는 사례가 매우 많다. 독이 없는 주홍왕뱀은 치명적인 독을 가진 산호뱀과 몹시 닮았다. 지팡이walking stick라는 적절한 이름을 가진 곤충은 마른 나뭇가지와 꼭 닮은 모양새로 포식자로부터 자신을 보호한다. 마찬가지로 식물도 새나 곤충을 모방해서 그들에게 먹히는 일을 막는다. 따라서 식물이 의도적으로 당신 몸에서 다른 단백질과 구분되지 않는 렉틴을 만드는 '분자 모방molecular mimicry'이라는 기법을 사용한다는 것도 그리 놀랄 일은 아니다.

렉틴은 당신 몸속에 있는 다른 단백질과 거의 구분되지 않는다. 렉틴은 그러한 단백질을 모방함으로써 숙주의 면역체계를 속여 면역체계가 자기 몸속의 단백질을 공격하게 만든다. 렉틴은 세포 수용체와 결합해서 호르몬처럼 움직이거나 호르몬을 차단해서 체내의 커뮤니케이션을 방해하고 피해를 입힌다. 한 번쯤은 지나가던 사람이 다른 사람의 이름을 부르면서 당신을 불러 세운 경험이 있을 것이다. 분자 모방은 이와 비슷한 부적절한 패턴 매칭의 사례다.

면역체계 내의 세포들과 다른 세포들은 TLR(톨유사수용체, toll-like receptor)이라 불리는 '바코드' 스캐너를 이용해 단백질이 아군인지 적군인지를 구분한다. 세포 수용체는 수억 년에 걸쳐 만들어진 것이다. 특정한 식품 속에 든 새로운 패턴은 완전히 다른 화합물을 모방해서 이들 세포들, 특히 면역세포와 지방세포에게 무슨 일을 해야 하는지 지시한다. 이런 화합물들은 지방을 저장할 필요가 없을 때에도 지방세포에게 지방을 저장하라고 지시하거나 백혈구에게 자신의 몸을 공격하라고 말한다. 이들 화합물 일부는 500년 전까지만 해도 우리 조상들 대부분이 만나지 못했던 것들이다. 일부, 정말로 나쁜 화합물들을 우리가 만나게 된 것은 불과 50년 전의 일이다. 2장에서는 분자 모방의 영향에 대해서 자세히 알아볼 것이다.

렉틴의 공격 전략 3 세포 커뮤니케이션의 방해

일부 렉틴은 호르몬 신호를 모방하거나 차단해서 세포들 사이의 소통을 방해한다.[18] 호르몬들은 모든 세포벽에 있는 도킹포트와 결합해 호르몬이 세포에게 원하는 일이 무엇인지 알려주는 단백질이다. 예를 들어 인슐린 호르몬은 세포가 포도당이 들어와 에너지를 제공하게 허락하도록 만든다. 필요 이상의 포도당이 있으면, 인슐린은 지방세포에 붙어 세포가 음식이 적게 들어올 때 사용할 목적으로 포도당을 저장하도록 명령한다. 호르몬이 정보를 방출하면 세포는 호르몬에게 그 메시지가 수용되었다고 알리고, 호르몬은 도킹포트에서 빠져나간다. 이에 도킹포트는 다른 호르몬을 받아들일 수 있는 상태가 된다.

이런 일을 하기 위해서는 인슐린의 도킹포트가 개방되어 있어야 한다. 그렇지만 렉틴은 세포벽의 중요한 도킹포트에 결합해서 잘못된 정보를 주거나 정확한 정보의 방출을 막는다. 예를 들어 WGA 렉틴은 인슐린과 놀라울 정도로 닮았다.[19] WGA 렉틴은 실제 인슐린 분자인 것처럼 인슐린 도킹포트에 달라붙는다. 하지만 진짜 인슐린 호르몬이 아니기 때문에 계속해서 도킹포트에서 분리되지 않은 채 근육량을 줄이거나, 두뇌세포와 신경세포를 굶기거나, 지방을 늘리는 등의 파괴적인 결과를 불러온다.

난리통에서 좋은 '식물' 골라 먹기

나는 채소를 멀리하지 않는다. 오히려 그 반대다! 바로 여기에 역설이 있다. 우리는 식물과 전쟁을 벌이는 중이지만 식물들은 비타민, 미네랄, 플라보노이드, 항산화제, 폴리페놀, 그리고 우리의 몸과 체내 미생물의 건강에 꼭 필요한 미량 원소들을 가지고 있다. 플랜트 패러독스 프로그램은 '미생물'을 중심으로 한 것으로, 적절한 방식으로 마련된 적절한 식물성 식품을 적절한 시기에 적절한 양만큼 섭취할 것을 권한다. 이 책을 다 읽을 즈음이면 당신은 정확히 어떤 것을 먹어야 하는지, 어떤 것을 피해야 하는지, 렉틴의 영향을 줄이려면 특정한 음식을 어떻게 조리해야 하는지 알게 될 것이다.

하지만 식물만 먹고 사는 것은 아니다. 당신이 먹게 될 동물성 식품의 공급원은 야생의 해산물이기 때문에 나는 이 프로그램을 '베가쿠아리안[vegaquarian, 생선 섭취를 허용하는 페스코 베지테리언]' 식단이라고 부른다. 채식주의 기관인 로마 린다 의과대학에서 오랫동안 일한 나는 채식주의자와 비건[vegan, 고기는 물론 우유, 달걀도 먹지 않는 완전 채식주의자]에게도 최적의 건강 상태를 달성할 수 있는 접근법을 제공한다.

소화기 분야에 종사하는 내 동료들은 장누수증후군을 치료하는 데 무엇보다 장 내벽으로 침투하는 단백질을 제거해야 한다는 점을 간과하고 있다. 그렇지 않으면 물이 새는 배에서 괸 물을 퍼내는 것과 다를 바가 없다. 구멍을 메우고 새로운 구멍이 생기지 않게 막지 않는다면, 배(그리고 당신)는 계속 가라앉을 것이다.

다행히도 렉틴의 악영향을 한 발 앞에서 차단하는 방법들이 존재하며, 나는 다음 장들에서 그 방법을 소개할 것이다. 2장에서는 체내에서 벌어지는 전쟁에서 렉틴이 어떻게 공격을 지휘하는지 이해하기 위해 렉틴의 세계를 자세히 탐구할 것이다. 또한 몸에 좋다고 알려진 많은 식품이 실제로는 심장 질환, 당뇨, 관절염, 비만, 자가면역 질환의 숨은 원인이라는 점을 배우고, 소위 건강식품이라고 일컬어지는 것들의 '신화'를 산산이 부술 것이다.

2장

인류의 생존을
위협하는 적,
렉틴

당신은 렉틴이라는 해로운 단백질에 대해 알게 되었다. 그렇다면 이런 의문이 생긴다. 우리 조상들이 렉틴을 함유한 식품을 수천 년간 먹어왔다면, 그 식품들은 왜 이제야 우리의 건강을 해치는 것일까? 재미있는 이야기는 여기서부터 시작된다. 렉틴은 수천 년간 인간을 괴롭혀왔다. 우리 인간을 비롯한 모든 동물은 시행착오를 거치면서 어떤 식물을 피해야 하는지 배웠다. 그리고 약 10만 년 전, 인간은 불을 발견했다. 불을 이용한 조리는 많은 렉틴을 부분적으로 분해하고, 식물의 세포벽을 무너뜨리는 가장 쉬운 방법이다.

이전에는 소화시킬 수 없었던 식물성 화합물을 분해함으로써 덩이줄기 식물(고구마를 떠올리면 된다.)이라 불리는 땅속 전분 저장체계를 활용할 수 있게 되었다. 조리가 시작된 후 9,000년 동안 호모 사피엔스의 사정은 아주 좋아 보였다. 동물과 덩이줄기 식물 덕분에 키가 크고 건장해졌다. 사실, 1만 년 전까지 인간의 평균 신장은

182cm 정도였다. 하지만 빙하기가 끝나자 문제가 발생했다. 거대한 짐승들이 추위 속에서 빠르게 소멸되었고, 인류에게는 새로운 열량원이 필요했다.

중동에서 곡물과 콩과 식물의 농사가 시작되었다. 곡물과 콩은 익었을 때 소비해야 하는 과일과 달리 저장해두었다가 사용할 수 있었다. 곡물과 콩과 식물의 재배는 양날의 검이었다. 전혀 새로운 렉틴들이 수백만 년 만에 처음으로 인류의 내장에 들어왔다. 우리는 과거는 물론 지금도 그에 대한 대비가 되어 있지 않다. 곧 알게 되겠지만, 곡물과 콩은 우리 종에게 최고의 식품이자 최악의 식품이다.

렉틴에 내성이 생기려면

1장에서 당신은 두꺼운 외피가 있는 씨앗과 그렇지 않은 씨앗에 대해 배웠다. 식물이 사용하는 전략으로, 포식자가 씨앗을 먹지 못하게 하거나 반대로 포식자가 씨앗을 먹어서 이동시키도록 권장하는 것에 대해서도 배웠다. 식물 포식자 역시 2가지 범주로 나뉜다.

평지에서 풀을 뜯는 동물들은 외떡잎식물을 먹도록 진화했다. 주로 풀이나 곡물이 외떡잎식물에 해당된다. 반면 나무 위에 사는 동물들은 나뭇잎과 쌍떡잎식물, 나무 열매를 먹도록 진화했다. 외떡잎식물 속의 렉틴은 쌍떡잎식물 속의 렉틴과 완전히 다르다. 풀을 뜯는 동물과 나무 위에 사는 동물의 미생물군 역시 다른 길로 진화했다. 풀을 뜯는 동물의 장내 미생물은 외떡잎식물의 렉틴을 소화시키는 반면, 나무 위에 사는 동물은 쌍떡잎식물의 렉틴을 처리할 수 있는 일련의 다른 미생물을 가지고 있다.

한 화합물에 오래 노출될수록 그것에 대한 내성이 생기고, 격렬한 반응을 보이지 않을 가능성이 더 높아진다. 알레르기 주사는 알레르기 유발 항원을 약간 투여해서 당신이 그 식품이나 물질을 처리할 수 있게 만든다는 것을 생각하면 된다. 하지만 특정 렉틴에 대해 내성을 갖게 되는 것은 몇 주나 몇 달 만에 일어나는 일이 아니다. 수천 년이라는 시간이 필요하다.

소나 양처럼 풀을 뜯는 동물의 조상이 외떡잎식물의 렉틴을 다룰 수 있는 미생물을 발전시키고, 그것을 후손에게 물려주기까지 수억 년의 시간이 필요했다. 내가 '처리'한다고 말하는 것은 렉틴을 소화시거나 제거, 혹은 렉틴을 제거하지 않더라도 지나치게 시달리지 않도록 면역체계를 '교육'시킨다는 것을 의미한다. 쥐는 최소한 4,000만 년 전부터 곡물을 먹는 동물로 진화했고, 이들 렉틴에 내성을 갖게 된 지도 대단히 오래되었다. 인간보다 대략 4,000배 오래되었다. 설치류들은 장내에 렉틴을 분해하는 단백분해효소를 인간보다 수백 배 많이 가지고 있다.

인간은 분명 풀을 뜯는 동물grazer이 아니다. 적어도 이 용어의 원래 쓰임새에서 볼 때는 말이다(비록 간식을 하루 종일 씹고graze 있긴 하지만 말이다). 우리는 나무 위에 사는 동물 혹은 최소한 나무 위에 사는 동물의 먼 후손으로 분류된다. 믿기 힘들겠지만, 최소한 4,000만 년 전의 일이다. 그동안 당신의 몸을 집으로 삼으면서 쌍떡잎식물의 렉틴을 처리할 수 있는 미생물이 세대에서 세대를 거쳐 전해졌다.[1]

식탁을 바꾼 4가지 격변

우리의 장내 박테리아는 면역체계의 '교육'에서 중요한 역할을 한다. 어떤 화합물을 비교적 무해한 것으로 받아들이고 들어오게 할지, 어떤 것을 우려할 존재로 보고 진입을 막아야 할지 가르치는 것이다.[2] 면역체계라고 알려진 이런 '국경 수비대'는 호모사피엔스가 등장하기 훨씬 전인 8,000만 년 전부터 만들어진 것이다. 하지만 우리와 우리의 미생물군이 특정 식품의 새로운 패턴에 영향받기 시작한 것은 비교적 최근의 일이다.

인간 식이에 일어난 4가지 주요한 와해는 식물과 인간이 수천 년간 공존하고 번성할 수 있게 했던 둘 사이 힘의 정교한 균형을 뒤엎었다. 각각의 와해로 우리는 변화하는 식이를 받아들이거나 받아들이지 않을 수밖에 없었다. 렉틴이 이런 와해에서 맡는 역할을 밝혀낸 것은 그리 오랜 일이 아니다. 비만과 제2형 당뇨를 비롯한 건강상의 문제가 만연하는 현재의 상황은 우리가 이 전쟁에서 지고 있다는 것을 뒷받침한다. 왜 지금 이런 일이 일어나고 있는지, 우리가 할 수 있는 일이 없는지 이해하기 위해 인류의 기원을 잠깐 돌아보는 시간을 갖도록 하자.

변화 1 농업혁명

약 1만 년 전 농업혁명이 도래했다. 이는 완전히 새로운 식량 공급원인 곡물과 콩이 주식이 되었음을 의미한다. 그 시점에 주로 나뭇잎, 덩이줄기, 일부 동물성 지방과 단백질이 주를 이루었던 인간의 식단은 곡물과 콩으로 전환되었다. 그때까지 인간이 가진 미생물군은 곡물이나 콩과 식물에 든 렉틴을 만난 적이 없었기 때문에 인간의 장내 박테리아, 미생물, 면역체계는 그들을 처리하는 데 아무 경험이 없는 상태였다.

이제 5,000년 뒤로 가보자. 고대 이집트는 밀이 가득한 곡물창고 덕분에 국민들은 물론 피라미드를 건설한 노예들까지 먹일 수 있었고, 거대한 왕국으로 성장할 수 있었다. 그렇지만 수천 구에 이르는 미라 상태의 이집트인 유해를 분석하자 밀을 먹었던 이들의 건강 상태가 좋지 않았다는 사실이 드러난다. 그들은 비만으로 인한 동맥경화로 사망했다. 치아는 단당류가 가득한 곡물 위주의 식이로 썩어 있었고, 곡물을 가느라 닳아서 잇몸만 남아 있었다.[3] 네페르티티 왕비의 미라는 그녀가 필시 당뇨를 앓았을 것이라 추측하게 한다. 이 전설적인 왕비만이 곡물 위주 식이와 관련된 문제를 겪고 있었던 것은 아닐 것이다.

사실, 현대에도 오트밀[귀리가루]은 치과 질환과 관련되어 있다.

1932년, 연구자들은 충치와 기형치를 가진 어린이들에게 6개월 동안 오트밀을 빼고 비타민D와 대구 간유肝油가 강화된 식단을 제공하면, 새로운 충치가 거의 발생하지 않고 기존 충치가 개선되는 것을 발견했다.[4] 비타민D만 보충하고 계속해서 오트밀을 먹게 한 이전 실험보다 극적으로 개선된 결과였다. 정도는 다르지만 귀리와 다른 곡물, 콩과 식물에는 언제나 독성이 있었다는 것을 알 수 있다. 하지만 기아와 심각한 건강 문제 중 하나를 선택하라면, 인간은 생존을 선택할 수밖에 없었을 것이다. 또 곡물과 콩이 없었다면 우리가 알고 있는 문명은 존재하지 않았을 것이다.

변화 2 돌연변이 소

약 2,000년 전 북유럽 소에게서 저절로 나타난 돌연변이 현상으로, 정상적인 A-2 카제인이 아니라 A-1 카제인 단백질이 든 우유가 만들어졌다. 우유를 소화시키는 동안, A-1 카제인은 베타-카소모르핀이라는 렉틴 유사 단백질로 바뀐다. 이 단백질은 베타 세포라고 알려진 인슐린을 생산하는 췌장 세포에 달라붙어 이 소들이 생산한 우유와 그것으로 만들어진 치즈를 먹는 사람들의 췌장을 공격하게 한다.[5] 이것이 제1형 당뇨의 주원인으로 추측된다.[6]

남부 유럽의 소, 염소, 양은 계속해서 A-2 카제인을 생산하지만, A-1 카제인을 생산하는 소들이 더 건강하고 더 많은 우유를 생산하기 때문에 농부들은 그들을 더 선호한다. 세계에서 가장 흔한 젖소

종은 홀스타인으로, 이들이 만드는 우유에는 렉틴 유사 단백질이 함유되어 있다. 우유를 마셔서 몸에 문제가 생긴다면, 우유 자체가 아니라 이 젖소 종에 책임이 있다. 검은 얼룩이 있는 흰 색상의 홀스타인은 A-1 카제인 소의 전형적인 예이며, 건지, 브라운스위스, 벨지안블루는 모두 A-2 카제인 소들이다. 유제품을 먹는다면 A-2 카제인 제품만 선택해야 한다. 그렇지 않으면 염소나 양의 젖으로 만든 제품을 이용하는 것이 안전하다.

변화 3 신세계의 식물

500년 전, 유럽인들이 아메리카 대륙을 발견하면서 탐험가들은 신세계의 음식을 고국으로 가져왔다. 크리스토퍼 콜럼버스의 이름을 딴 '콜럼버스의 교환'을 통해 사람들은 다른 세상에서 온 온갖 종류의 새로운 렉틴들에 노출되었다. 거기에는 가지속의 각종 식물과 콩류(땅콩과 캐슈너트를 포함한 콩과 식물), 곡물, 아마란스와 퀴노아 같은 유사 곡물, 호박과科 식물(호박, 도토리, 애호박, 서양호박), 치아씨를 비롯한 다른 씨앗들이 포함된다. 그 전까지는 유럽, 아시아, 아프리카 사람들이 본 적도 없는 식품이었다. 건강을 위해서 먹어야 한다고들 말하는 식품의 절반은 인류 대부분이 이전에 노출된 적 없는, 즉 당신의 몸과 장내 박테리아, 면역체계가 내성을 키우지 못한 신세계의 식물이다.

변화 4 현대의 혁신

지난 50년 동안 우리는 또 다른 렉틴의 습격에 직면했다. 가공식품 속 렉틴, 보다 최근에는 콩, 옥수수, 토마토, 유채씨(카놀라)를 비롯한 GMO(유전자변형생물) 식품이 그렇다. 우리의 몸은 이런 렉틴을 마주해본 적이 없었다. 더구나 광범위한 항생제와 약물, 다양한 화학물질이, 우리에게 이런 렉틴들을 처리할 기회를 주고 우리의 면역체계에서 이들을 교육시키는 장내 박테리아를 완전히 파괴시켰다(4장 참고).

이 4가지 격변이 우리 몸속에 정상적인 메시지를 전달하는 데 큰 혼란을 일으켰다. 우리의 몸과 몸속 미생물에게는 그렇게 짧은 시간 안에 새로운 종류의 렉틴을 다루는 데 적응할 방법이 없었다. 항생제와 인공감미료 같은 물질 등 특정 약물들을 먹어서 우리 몸속의 미생물 대부분이 죽었을 경우에는 더 치명적이다.

왜 하필 지금일까?

이 4가지 격변 중 4번째만이 현대의 변화에 기반하고 있는데, 우리는 왜 지금에서야 렉틴에 훨씬 더 민감해진 것일까? 이 질문에 대한 대답은 복잡 미묘하다. 앞선 단락에서 언급했듯이 최근의 여러 가지 변화들이 우리가 렉틴에 반응하는 방식에 영향을 주었다. 변화의 속도는 극단적으로 빨라져 적응할 수 있는 우리의 능력과 체내 미생물의 능력을 훨씬 앞지르고 있다.

지난 반세기 동안 우리가 음식을 먹고 준비하는 데 확실하다고 입증된 여러 방식을 버리고, 패스트푸드, 가공식품, 초가공식품, 반조리식품을 선택했다. 식단 구성도 눈에 띄게 달라졌다. 가공식품에는 옥수수, 대두, 밀 등 렉틴이 가득하다. 인간이 받는 렉틴 부하는 그 어느 때보다 높아졌다. 이야기는 여기서 끝나지 않는다. 그와 동일한 50년의 기간 동안 제초제, 살생물제, 약물, 비료, 식품 첨가물, 피부관리 제품을 비롯한 엄청난 화학물질들이 체내의 정보전달체계와 내장, 장내 미생물을 교란시켰다. 그런 화학적 과부하는 곡물, 콩과 식물, 기타 렉틴 함유 식물을 처리하는 당신의 능력을 저하시켜왔다.

나는 당신이 건강한 미래를 오래 누리려면 아주 기본적인 수준으로라도 과거를 무시할 수 없는 이유를 이해했으면 한다. 오늘날에 공급되는 식량은 수 세대에 걸쳐 사람들을 지탱해온 것과는 큰 차이가 있다. 단 50년 만에, 다음과 같은 커다란 변화가 일어났다는 것을 생각해보라.

• 우리는 지금 가공식품의 형태로 된 밀, 옥수수, 콩을 먹고 있다. 이런 식품이 녹색채소를 비롯한 채소 등 가공 처리되지 않은 탄수화물을 대체했다.[7]

• 평균적인 가정의 식비 중 43% 이상이 외식으로 소비된다. 1970년, 26% 이하였던 것에 비해 엄청나게 증가했다.[8]

• 전자레인지에 데워 먹는 반조리식품, 미심쩍은 성분이 가득한 초가공식품, 테이크아웃 식사에 점점 많이 의존하고 있다.

• 우리는 특정한 렉틴 함유 식품을 먹는 데 따른 부정적인 영향을 상쇄시키는 방법을 잊어가거나 무시하고 있다.

• 식물 대부분이 화학비료로 자란다. 병충해에 더 강하고, 더 빨리 익고, 흠이 생기는 것을 최소화하거나 완전히 차단하고, 생산을 늘리고, 생산물을 먼 거리까지 쉽게 옮기도록 조작을 가한다.

• 몸에 좋은 채소들은 아주 오래전부터 토양 세균의 도움으로 자랐지만, 이들 박테리아는 현대적인 농업 기술과 살생물제에 의해 완전히 파괴되었다. 당뇨와 대사증후군을 막는 아연과 마그네슘 등 토양의 주요한 구성 요소 역시 함량이 크게 저하되었다.[9]

• 일반 의약품과 처방약, 공기청정제, 손 세정제 등 수많은 교란 물질들이 건강 문제의 원인이라고 단정할 수는 없다. 하지만 이들 물질은 그 자체로 문제일 뿐 아니라 렉틴 섭취의 부정적 영향을 악화시킨다.

몸에 좋은 음식의 '재정의'

건강은 식습관에 좌우된다. 식품의 선택과 양은 물론 조리법에도 큰 영향을 받는다. 하지만 아이러니하게도, 질환을 앓던 내 환자들은 대부분 이미 '몸에 좋은' 음식을 먹고 있었다. 적어도 그들은 그렇게 생각하고 있었다.

환자들을 위한 식이 프로그램에는 밀가루, 설탕, 감자, 우유와 같은 백색식품이 배제되고, 특정한 통곡물과 콩과 식물 등의 갈색 식품이 제한적으로만 들어갔다. 하지만 이후에는 모든 곡물과 유사곡물(퀴노아, 메밀 등), 두부, 완두콩 등 콩 제품을 비롯한 모든 콩과 식물을 배제하자 환자들이 훨씬 나아졌다. 몸에 좋은 식품이라고 여겨지는 것들을 많이 제거할수록 환자들은 건강해지는 것처럼 보였다. 제2형 당뇨, 관상동맥 질환, 섬유근육통, 자가면역 질환은 물론 악성종양이 줄어들거나 사라졌다. 어떻게 그럴 수 있을까?

렉틴을 함유한 식품을 비롯해 많은 음식에는 좋은 속성도 있고, 나쁜 속성도 있다. 게다가 개인의 건강 상태에 따라 렉틴에 대한 내성이 다르다. 하지만 개인의 건강은 장 내벽, 체내 미생물의 건강, 미생물이 면역체계에 내리는 명령에 크게 좌우된다. 나는 체내에서 벌어지는 전쟁에서 렉틴이 돌격 대장을 맡고 있다는 확신을 갖게 되었다.

유기 농법으로 키웠더라도 렉틴 함량이 높은 특정 식품들은 자가면역 질환의 원인이 된다. 학술지에 보고된 사례들을 보면, 식단에서 렉틴을 빼자 자가면역 질환이 치유되었다.[10] 이러한 주장들이

터무니없다고 생각할지 모르겠지만, 그 증거들이 매일 우리 병원의 대기실을 드나들고 있다. 한 연구에서는 류마티스 관절염을 앓고 있는 20세 여성들에게 단식을 지시했다. 그 기간 동안 류마티스 관절염이 사라졌고, 이후 완전 채식을 시키자 환자 절반이 호전된 상태를 이어갔다. 이는 장이 치유되었다는 것을 의미한다. 하지만 완전 채식을 하는 환자들의 절반은 류마티스 관절염이 재발되었다.[11] 사실, 내 연구는 렉틴이 많이 함유된 '몸에 좋은' 음식을 먹는 것이 류마티스 관절염을 유발한다고 말한다. 우리는 몸에 좋은 음식을 재정의해야 한다.

글루텐-프리가 위험한 진짜 이유

밀, 보리, 호밀, 특히 귀리에서 자주 발견되는 단백질인 글루텐은 최근 들어 엄청난 관심을 받고 있다. 이제 당신도 알다시피 글루텐은 무수한 렉틴 중 하나에 불과하다. 밀, 보리, 호밀, 귀리를 모두 혹은 그중에 하나라도 먹는다면, 생명을 위협하는 장 문제인 셀리악병이 생길 수 있다. 어떤 사람들에게는 브레인 포그, 관절 통증, 염증을 비롯한 다양한 증세로 글루텐 민감성이 나타나기도 한다.

모든 글루텐 식품에는 렉틴이 들어있지만, 모든 렉틴 식품에 글루텐이 들어있는 것은 아니다. 더 큰 문제는 거의 모든 곡물과 유사 곡물에 글루텐과 같은 렉틴이 들어있다는 점이다. 렉틴에는 수천 가지 종류가 있다. 불행히도 서구식 식단에는 렉틴이 가득하다. 더구나 글루텐보다 더 치명적인 렉틴이 많이 존재한다. 소위 글루텐이 함유되지 않았다는 제품에는 렉틴이 잔뜩 들어있다. 이는 내가 병원에서 만난 많은 사람이 '글루텐-프리(하지만 렉틴-프리는 아닌)' 식단을 먹었는데도 계속해서 소화기의 문제나 저체중, 과체중 등 건강상의 문제에 시달리는 이유를 설명해준다.[12]

사실, 체중 증가는 글루텐을 배제하는 식이에서 자주 나타나는 결과다. 또 글루텐을 배제하는 식이에 뒤따르는 문제는 더 있다. 우리는 보통 글루텐을 먹는 박테리아를 가지고 있다. 하지만 당신이 식단에서 글루텐을 배제시키면, 이들 박테리아의 식량 공급원이 사라지면서 글루텐을 소화시키는 미생물들이 떠나게 된다. 그러다 다시 글루텐을 먹으면 건강상의 문제가 발생하는 것이다.[13]

마약만큼 위험한 밀 중독

당신이 처음으로 만난 글루텐은 아마도 밀이었을 것이다. 앞서 언급했듯이, 밀은 체중 증가를 촉진하는 속성 때문에 1만 년 전 '살이 덜 찌는' 다른 곡물들을 제치고 인간의 선택을 받았다. 하지만 아군이라고 할 수는 없다. 셀리악병이나 그보다 조금 덜한 글루텐 민감성으로 진단된 사람 등 모든 인간에게 밀은 좋지 않다.

소처럼 도축을 목적으로 하는 동물을 살찌우기 위해서 농부는 곡물과 함께 소량의 항생제를 먹는다. 항생제가 곁들여진 곡물은 인간에게도 같은 효과를 낸다. 배를 불룩 나오게 하고 몸서리쳐지는 건강 통계를 만드는 데 큰 몫을 한다. 미국 질병통제본부에 따르면, 성인의 70.7%는 과체중이고, 이중 약 38%가 비만이다.[14] 20년 전, 비만한 사람의 비율은 20%에 못 미쳤다. 슬프게도 과체중은 인간의 표준이 되었고, 렉틴은 비만의 위기에서 주요한 역할을 한다.

지난 몇 년간 글루텐이 영양과 건강 면에서 말썽꾸러기로 떠오르면서, 로버트 앳킨스Robert Atkins 박사와 아서 애거스톤Arthur Agatston 박사가 주장한 저탄수화물 식이에 대한 관심이 높아지고 있다. 《밀가루 똥배》의 저자 윌리엄 데이비스William Davis 박사와 《그레인 브레인》의 저자 데이비드 펄머터David Perlmutter는 그들의 책에서 곡물을 삼가면서 밀 중독을 전면에 내세우고 있지만, 두 사람 모두 밀 속 글루텐에만 초점을 맞추고 있다. 사실 글루텐은 퍼즐의 작은 조각에 불과하다.

당신은 이미 밀에 도사리고 있는 은밀한 악당 WGA를 만났다. 분명히 하자면 WGA는 글루텐과 관련이 없다. 흰 빵에 글루텐은 있지만 WGA는 없는 반면, 통밀빵에는 이 두 녀석이 모두 들어있다. WGA는 비교적 크기가 큰 다른 렉틴에 비해 유난히 작은 단백질로, 장 내벽이 손상되지 않았더라도 다른 렉틴에 비해 장 내벽을 쉽게 통과할 수 있다. 하지만 이것은 WGA를 섭취하는 데 따른 많은 부작용 중 하나에 불과하다. 그 부작용은 다음과 같다.

1. 인슐린처럼 행동해서 지방세포에 당을 주입시켜 정상적인 내분비 기능을 방해한다. 지방세포에 주입된 당은 곧 지방으로 변해서 체중을 늘리고 인슐린 저항성을 증가시킨다.

2. 당이 근육세포로 들어가는 것을 막아서 더 많은 체지방을 만들고, 근육에 대한 영양 공급을 차단한다.

3. 단백질의 소화를 방해한다.

4. 활성산소를 방출해서 염증을 유발한다. 이는 장내 점액질 내벽을 얇게 만든다.

5. 다른 단백질과 교차 반응해서 자가면역 반응을 유발할 수 있는 항체를 만든다. 이러한 항체는 글루텐에 대한 반응으로 형성된 항체와는 다르다.

6. 혈액뇌관문을 가로지르면서 결합한 다른 물질까지 이동시켜 신경학적 문제를 일으킨다.

7. 정상적인 세포와 암세포를 구분없이 죽인다.

8. DNA 복제에 개입한다.

9. 플라크가 쌓여서 동맥이 단단해지는 죽상동맥경화증을 유발한다(이는 주류 의학계에서 절대 언급하지 않는 것이다).

10. 인플루엔자와 기타 질병을 유발하는 바이러스가 점액질 벽 속의 시알산에 결합해 장을 통해 몸속에 들어오게 한다.

11. 신염腎炎의 발병에 기여한다.[15]

그렇다면 어떻게 WGA를 피할 수 있을까? 통곡물과 통곡물 제품을 피하면 된다.

통곡물 유입 사건의 전말

통곡물이 건강식으로 여겨진 것은 불과 몇 십 년 전부터다. 이것을 생각해보라. 몇 천 년 전 분쇄 기술로 밀을 비롯한 곡물의 섬유질 조직을 제거할 수 있게 된 이래, 특권 계급은 '흰' 빵을 먹었다. 현미와 통곡물로 만들어진 갈색 빵은 소작농들에게 주었다. 곡물을 정제하는 목적은 빵을 하얗게 만드는 것은 물론 장을 편하게 하기 위해서였다. 통곡물은 섬유질을 벗겨낸 곡물보다 렉틴 함량이 상당히 높기 때문에 정제 곡물을 먹을 때 속이 더 편하다.

현재는 모두가 현미가 흰쌀보다 몸에 좋다고 '알고' 있다. 하지만 아시아에서 주식으로 쌀을 먹는 40억 명의 사람들은 오래전부터 현미의 외피를 벗겨서 하얗게 만든 후 먹어왔다. 어리석어서일까? 똑똑해서다. 외피에는 렉틴이 들어있다. 이들 문화권에서는 수천 년 동안 렉틴을 제거해온 것이다. 전통적으로 아시아인은 미국인보다 비만, 심장 질환, 당뇨병에 덜 시달린다.[16]

당신이 과체중이라면 '통곡물이 좋다.'는 신화를 믿기 때문일 확률이 높다. 안타깝게도 통곡물 제품의 부흥은 우리의 식이에 WGA와 다양한 렉틴을 재도입시켰다. 1894년, 의사이자 요양원 원장이던 존 켈로그John Kellogg 박사는 환자들에게 통곡물을 먹이려 했지만 실패했다. 환자들이 통곡물을 거부하자, 그와 그의 동생인 윌 키이스 켈로그Will Keith Kellogg는 통곡물, 즉 옥수수를 콘플레이크로 바꾸는 방법을 사용했다. '몸에 좋은' 아침 식사에 변화가 일어나기 시작했다. 차가운 시리얼이 건강한 아침 식사의 자리를 차지하고, 수십 억 달러 규모의 산업이 탄생한 것이다.

통곡물에 대한 광범위한 관심은 50년 전 히피, 푸드 패디스트[food faddist, 식품의 유행에 민감한 사람들], 일부 영양학자들 사이에서 시작되었다. 통곡물은 건강에 좋은 식품으로 추천받고, "몸에 좋은 통곡물"이라는 유혹적인 문구와 함께 아침 식사의 주류가 되었다. 그렇지만 이러한 추세는 오히려 우리의 장기 전체에 피해를 가져오며, 여러 건강상의 문제를 유발한다. 통곡물 식품과 가공식품의 소비 증가로 렉틴 노출의 이중고에 시달리게 된 것이다.

'프렌치 패러독스French paradox'라는 말을 들어본 적이 있는가? 프랑스인들은 흰 밀가루로 만들어진 바게트를 먹고, 적포도주를 마시고, 버터를 즐기는데도 살찌지 않고 미국인들을 괴롭히는 건강상의 문제, 특히 심장 질환을 잘 겪지 않는다는 사실을 지적한 말이다. 이는 프랑스 여성들에게만 해당되는 것이 아니다. 프랑스 중년 남성의 심장 질환 발병률은 미국 중년 남성의 절반에 불과하며, 그들의 평균 수명은 미국 남성보다 2년 반이 길다.[17] 하지만 프랑스인이 미국인보다 날씬한 몸매를 유지하고 심장 질환을 덜 일으키는 진짜 이유는 그들이 WGA를 소비하지 않는 데 있다.

이것은 자신들만의 방식으로 만든 흰 빵을 먹고 흰 밀가루로 만든 파스타는 소량만 먹는(이탈리아에서 파스타는 식사의 첫 코스이며, 미국에서 변형시킨 것과 같이 메인 요리가 아니다.) 이탈리아인들이 살찌지 않거나 혹은 살찌더라도 미국인들만큼 비대하지 않은 이유이기도 하다. 나는 음식과 문화에 대해 연구하기 위해 이탈리아의 많은 곳을 여행했다. 슬프게도 그들 역시 미국에 영향을 받아, 관광 도시의 경우 통밀 파스타가 메뉴에 등장하기 시작했다.

가공 렉틴의 탄생

1950년대까지 사람들은 유기 농법을 사용했다. 농작물에 주는 비료는 거름이었고, 뿌리덮개를 이용해서 추운 날씨에 뿌리와 토양의 미생물을 보호했다. 20세기 중반에 화학비료, 제2차 세계대전 중 탄약 제조의 잔재, 냉장화차의 개발로 오랜 세월에 걸쳐 전해지던 산물은 상업 재배자의 니즈를 충족시키기 위해 종자 회사들이 개발한 교잡 품종에 밀려나기 시작했다. 농작물을 전국에 유통시켜야 했던 것이 큰 이유였다.

긴 여행을 견디고 좋은 상태로 목적지에 도착할 수 있는 잡종 채소와 과일이 등장했다. 연중 제철에 관계없이 어떤 농산물이든 구

글루코사민은 어떻게 관절 통증을 줄여주는가?

WGA 렉틴은 관절 연골에 달라붙어 면역체계가 관절을 공격하게 한다. 염증과 그로 인한 통증은 처방 없이 구할 수 있는 소염제를 통해 일시적으로 경감시킬 수 있다. 이 약물들은 단기간에는 고통을 경감시키지만 장에 유해한 부작용이 따른다.

많은 사람이 글루코사민 황산염을 보충제의 형태로 복용해 좋은 효과를 보지만, 모든 사람이 그런 것은 아니다. 효과가 있는 것은 글루코사민이 마법같이 관절 통증을 줄여서가 아니다. WGA를 비롯한 렉틴과 결합해서 그들이 몸에 들어가기 전에 제거하기 때문이다. 글루코사민은 체내에서 자연스럽게 생성되며, 관절을 둘러싸고 완충작용하는 유동체 안에서 발견된다. 그 안에서 글루코사민은 연골의 구성 요소 역할을 한다. 그리고 WGA와 결합해 염증을 경감시키거나 완화함으로써 통증을 줄이거나 없앤다. WGA가 있는 식품을 섭취한 후 그 부작용을 줄이기 위해 소염제를 먹는 악순환을 깨려면, 밀과 렉틴이 함유된 식품을 식단에서 제외하면 그만이다.

할 수 있게 됐다. 그 목적을 달성한 잡종은 바람직하다는 평가를 받고, 출하 테스트를 통과하지 못한 종들은 눈 밖에 났다. 장거리 배송이 가능한 잡종들에게는 궂은 날씨와 식물 포식자들을 처리하고, 잡초와 경쟁하는 자연적인 능력을 개발할 수 있을 만한 시간이 주어지지 못했다. 새로운 잡종 식물들에게는 자연방어 능력이 부족했기 때문에, 상업 재배자들은 다량의 살생물제(살충제, 방충제, 제초제)에 의존하기 시작했다.

현대 농업을 보다 효율적이고 수익성이 있도록 만드는 과정에서 다음으로 나타난 것은 '유전자 조작'이었다. 생체공학으로 조작된 식물에는 렉틴이 인위적으로 삽입된다. 과학자들은 식물의 기본 게놈에 이질적인 유전자를 추가해 식물이 곤충과 유해 동물에 저항하는 능력을 강화하는 특정 렉틴들을 생산하도록 지시했다. 이것이 GMO의 한 형태다. 오늘날 우리가 먹는 주요 식료품들은 조부모들이 먹던 채소나 과일에 비해 훨씬 많은 렉틴을 함유하고 있을 뿐 아니라 GMO 식품일 가능성이 크다. 이런 과일들은 미처 익지 않은 상태에서 딴다는 것을 기억하라. 렉틴 함량이 낮아지지 않은 상태라는 말이다. 그렇다면 해법은 당신이 먹는 식물의 종류와 양을 통제하는 것뿐이다.

빵에 대한 뜻밖의 진실

글루텐에 대한 이야기로 잠깐 되돌아가보자. 통곡물이 건강에 미치는 영향에 대한 논란에서 글루텐은 주범이 아니라 2군 선수에 불과하다. 실제로 글루텐을 주요 단백질원으로 삼으면서도 별 문제 없이 지내는 사람이 많다. 예를 들어 인도네시아의 주식인 세이탄[식물성 고기로, 진짜 고기가 들어가진 않지만 육류와 비슷한 맛을 낸다.]에는 WGA가 없고 글루텐만 들어있다. 평범한 사람들의 식이에서 글루텐을 배제하는 것은 건더기(글루텐)와 함께 육수(단백질)까지 버리는 꼴이다.

식물의 독성은 적으면 약, 많으면 독

식물의 독성은 당신의 몸에 나쁠 수도 있고, 좋을 수도 있다. 이런 렉틴의 패러독스를 이해하는 데는 '호르메시스hormesis'의 개념을 이해하는 것이 도움이 된다. 호르메시스란 다량으로는 몸에 나쁜 화합물이 적절한 양이라면 몸에 좋을 수 있음을 의미한다. 그런 식품은 면역체계와 세포에 적당한 자극을 주어 그들을 교육시킨다. 수명을 늘릴 가능성이 높아지는 것이다.

식물의 독성은 내부 면역체계를 교육시켜서 당신이 폐렴이나 바이러스와 같은 병원체와 싸워 그들을 물리칠 수 있도록 돕는다. 항균성 렉틴도 있고, 어떤 렉틴은 HIV 바이러스의 성장을 억제한다. 마늘이나 비터멜론, 기타 허브에 든 렉틴에는 치유 효과도 있다. 현재 일부 렉틴으로 암을 치료할 수 있는 가능성을 검토하고 있다.

따라서 다양한 식품을 먹어야 한다. 인간은 이동하며 사는 종으로 진화했고, 수렵채집인이던 선조는 250가지의 식물 종을 돌아가며 먹었다는 증거가 있다. 그에 반해 현대인들은 그의 10분의 1도 먹지 않는다. 나는 이것이 우리가 보충제를 먹어야 하는 근거가 된다고 생각한다.

사람들은 글루텐은 끊으려고 애쓰면서도 더 문제가 많은 음식을 계속해서 먹는다. 많은 사람이 소위 글루텐-프리 식품을 그레인-프리[grain-free, 곡물이 없는]라고 생각한다. 그렇지 않다. 글루텐-프리 식품에는 밀, 호밀, 보리가 들어있지 않겠지만 성분표를 보면 이들 곡물이 옥수수, 쌀, 테프[에티오피아의 주식으로, 세계에서 가장 작은 곡물]로 대체되어 있는 것을 알 수 있다. 이런 곡물에는 제인, 오리제닌, 파니신, 카피린, 페니세이틴 등 글루텐과 유사한 여러 가지 형태의 렉틴이 들어있다. 다양한 형태의 당도 다량 발견된다.

빵이나 구운 음식을 먹을 때 겪는 문제를 글루텐에 대한 '민감성' 때문이라고 오해하는 데는 또 다른 이유가 있다. 1950년부터 미국의 상업 제빵업자들은 빵을 부풀릴 때 이스트 대신 트랜스글루타미나아제Transglutaminase라는 결합제를 쓰기 시작했다. 나는 미국에서 빵을 먹으면 가스가 차는 느낌이 들지만, 유럽에서 이스트로 만든 흰 빵을 먹으면 그런 반응을 경험하지 않는다. 그것은 이스트가 밀에 있는 렉틴을 발효시키고 파괴하기 때문이다. 이스트로 빵을 만드는 프랑스나 이탈리아는 통밀빵을 제외한 거의 모든 빵이 하얗다. 여기에는 글루텐이 들어있지만 이스트에 의해 소화되었고 WGA가 들어있지 않다. 박테리아와 이스트로 밀을 발효시켜 만든 사우어도우 빵이 가장 안전한 빵으로 꼽히는 이유다. 박테리아와 이스트는 렉틴과 상당량의 당을 '먹는다'!

뜻밖의 사실을 하나 말해보겠다. 글루텐-프리 제빵 제품에는 트랜스글루타미나아제가 들어간다. 제품을 더 푹신하고 매력적으로 만들기 위해서다. 트랜스글루타미나아제는 간 고기와 해산물(가짜 게 살이 그 한 예다.)을 결합시키는 데도 사용되는데, 이는 혈액뇌관문을 지나서 신경전달물질을 교란시키는 역할을 한다. 몸에 몹시 좋지 않으며, 글루텐운동실조증이라는 파킨슨병과 유사한 상태를 유발하기도 한다. 그럼에도 불구하고 트랜스글루타미나아제는 FDA 승인을 받았으며, 제품 라벨에 표시할 필요가 없다.

　꼭 밝히고 넘어가야 할 것이 있다. 트랜스글루타미나아제는 글루텐에 민감하지 않았던 사람도 민감해지게 만든다. 혹시 매장에서 판매하는 빵이나 밀로 만들어진 제품을 먹은 후 특정한 증상을 느껴서 자신이 글루텐 민감성이라고 생각하고 있지는 않은가? 실제로는 트랜스글루타미나아제에 반응하고 있는 것일 수도 있다.

　빵이나 식사 대용 시리얼을 비롯한 가공식품에 통곡물이 쓰일 경우 이 통곡물 속의 다불포화지방이 산화되는 것을 막기 위해 BHT(부틸히드록시톨루엔, butyl hydroxytoluene)와 같은 위험한 보존제를 첨가한다. BHT와 사촌쯤 되는 화합물들에 대해서는 곧 다루겠지만, 빵이나 시리얼에 BHT를 넣을 바에는 차라리 에스트로겐을 소량 첨가하는 것이 낫다는 말로 여기서는 대신하겠다.

　다불포화지방은 곡물의 배아에 들어있다. 코코넛오일 같은 포화지방과 달리 다불포화지방은 언제나 산소원자와 결합할 기회를 노린다. 그리고 산소원자와 결합하면 지방은 산패되어 고약한 냄새를 풍긴다. 몇 년 전 나는 프랑스에서 강연하고, 다음날 아침 일찍 미국으로 가는 비행기를 타야 했다. 그래서 오전 4시에 방으로 크루아상을 배달해줄 수 있느냐고 물었다. 호텔 매니저는 기꺼이 아침 식사를 준비해주겠다고 했지만 크루아상은 배달해줄 수 없다고 말했다. 아직 만들어지지 않았을 시간이기 때문이었다. 내가 전날 남은 크루아상이라도 좋다고 말하자 그는 다소 화난 듯한 말투로 그런 일은 절대 있을 수 없다고 했다. 전날 만든 빵은 먹기에 적합하지 않다는 것이다.

상업적으로 만들어 파는 빵, 크래커, 스낵의 유통기한을 살필 때 이 이야기를 생각해보라. 제품의 유통기한이 만든 날짜와 다르다면, 그 제품에는 분명히 BHT나 그와 유사한 치명적 보존제가 들어있다. 그밖에도 BHT를 피해야 할 이유는 다양한데, 에스트로겐처럼 작용하는 내분비교란물질이라는 사실이다. 아이들에게 절대 먹여서는 안 되는 물질이다. 에스트로겐은 지방저장을 촉진하기 때문이다. 또한 여자아이의 성조숙증을 촉진하며, 7살 남자아이가 여자와 같은 가슴을 갖게 되는 원인이기도 하다.[18] 이 보존제를 피하기 위한 더 많은 이유가 필요한가? BHT는 시체의 방부 처리에도 사용된다!

비만? 저체중? 패턴은 하나!

'복원의학' 쪽으로 진로를 바꾸었을 때, 내 초기 환자들은 대부분 심장 질환을 가진 과체중의 남성이었다(아주 기본적으로 말하자면 복원의학은 병의 증세만 치료하기보다 신체의 '자가치유력'을 일깨우는 의료 행위다). 남성 환자들은 날씬한 아내의 구박을 받으면서 그들의 손에 이끌려 내 앞에 앉았다. 내가 보기에 남성 환자들은 생활습관부터 바꿔야 했다. 이는 여러 사람이 함께 노력해야 하는 일이다. 그래서 나는 남편에게는 물론 배우자에게도 여러 가지 혈액검사와 유전 형질, 병력을 모두 확인하기를 권했다.

놀랍게도, 이 날씬하고 건강해 보이는 여성들에게 여러 가지 건강상의 문제가 있었다. 그리고 이 문제들에는 공통적인 부분이 많았다. 충격적일 정도로 많은 사람이 만성 림프구성 갑상선염[갑상선기능저하증의 가장 흔한 형태]으로 인한 갑상선기능저하증이었다. 이 병은 원인이 밝혀지지 않은 자가면역 질환이다. 그들 중 상당수가 관절염을 앓고 있었고, 종종 손가락 관절에 아주 작은 혹이 있었다. 통증을 줄이기 위해서 그들은 소염제를 1개 이상 복용했으며, 대부분은 프릴로섹Prilosec, 프리바시드Prevacid, 넥시움과 같이 위산 과다 증상을 완화시키는 약을 복용하고 있었다. 또 항우울제에 의존하고 있었다.

아내들은 이렇게 변명하곤 했다. "이런 남편이랑 산다면 누구나 우울증 약을 먹게 될 걸요?" 하지만 그것이 전부가 아니다. 골다공증 때문에 1가지 이상의 약을 먹거나 과민성대장증후군이 있는 경우가 많았다. 보통의 여성 환자들은 평균적으로 7가지 약을 먹고 있었다. 이 날씬한 여성들 사이에서는 갑상선기능저하증, 관절염, 위산역류, 골다공증, 대장 질환, 우울증 등의 질환이 보였고, 이 증상을 완화시키기 위해 약물을 먹고 있는 패턴을 반복했다. 나는 그들이 공통적으로 가지고 있는 요소들을 찾기 시작했다. 그들은 무엇을 먹고 있었을까? '몸에 좋은' 음식을 먹었을 것 같지 않은가? 정확하다!

통곡물 파스타, 무지방 크림 치즈, 통곡물 베이글, 계란 흰자를 이용한 오믈렛을 먹었고, 샐러드에도 드레싱을 뿌리지 않고 먹었다. 마치 전염병을 피하듯 지방을 피했다. 그런데도 대부분이 콜레스테롤 수치를 낮추기 위해 콜레스테롤 저하제를 복용하고 있었다. 거기에 자신들은 '일반적'이라고 여기는 가벼운 질환에 대한 약을 한 주먹씩 먹고 있었다. '더 건강한' 것을 먹을수록 건강은 더 나빠지는 것처럼 보였다.

남편들은 어땠을까? 현대인들에게 아주 친숙한 패턴을 따르고 있었다. 고혈압, 위산 역류, 콜레스테롤을 줄이고, 관절염을 비롯한 여러 통증을 경감시키고, 잠을 유도하기 위해 약물을 사용하고 있었다. 전문적인 검사 결과, 특정 염증 지표와 면역세포 활동성에서도 공통점이 드러났다. 내 환자와 그 배우자들의 면역체계는 총공격 태세였다. 하지만 내가 제안한 식이를 따르고 특정 가정용품과 개인 위생용품을 집에서 없애도록 하자, 이들은 자가치유력을 회복했다.

곧 소문이 퍼졌다. 비슷한 건강 문제를 가진 여성들이 통통한 남편 없이 병원을 찾았다. 하지만 이번에는 여성의 대다수가 과체중이거나 비만이었다. 그들은 비슷한 불편을 토로했다. 다른 의사들은 호르몬 장애, 우울증, 불안 등 '여성 특유의 문제'라는 답을 던져주었다. 모호한 진단을 받은 그들은 온갖 다이어트를 시도했지만, 살집은 그대로였고 비참한 기분을 맛봤다. 나는 마른 환자들에게 내린 것과 같은 식이 처방으로 그들도 고쳐놓았다.

이후 류마티스 관절염, 루푸스, 다발성 경화증과 같은 자가면역 질환과 림프종, 다발성 골수종, 크론병, 궤양성 대장염과 같은 면역 체계 질환을 가진 다른 환자들이 찾아왔다. 나는 그들을 치료하고 곧 해결사로 알려졌다. 그다음에는 3, 4기 암 환자들도 찾아왔다. 당신에게 충격적인 이야기겠지만, 자가면역 질환 환자들과 암 환자들도 이전 환자들과 비슷한 패턴을 가지고 있었다. 그리고 이들 대부분이 플랜트 패러독스 프로그램으로 상태가 호전되었다.

염증의 원인을 캐다

나는 환자들이 보이는 다양한 패턴들로부터 렉틴이 주된 원인이라는 것을 어떻게 확인했을까? 30여 년 간 환자들을 치료하면서 우리가 가진 건강상의 문제가 실은 아주 작은 것에 기인한다는 결론을 내렸다. 중대한 건강상의 문제일 때는 특히 더 그랬다.

토니의 이야기다. 그는 빼어난 몸매를 가지고 있었고, 에너지가 충만한 40대 초반의 남성이었다. 그는 자신을 프렉시테리언[flexitarian, 채식주의자이지만 경우에 따라 육류나 생선도 먹는 사람]이라고 칭했다. 그는 내 원칙을 완벽하게 따랐다. 녹색채소를 많이 섭취하고 곡물과 유사 곡물, 감자, 기타 전분은 물론 콩과 식물을 식단에서 배제했다. 그는 과일과 씨가 있는 채소의 섭취도 극적으로 줄였다. 생선, 조개류, 어유, 올리브오일, 아보카도, 마카다미아의 섭취를 늘렸다.

토니는 프로그램을 시작한 직후 체력이 좋아졌다. 하지만 그는 백반증을 가지고 있었다. 백반증은 색소가 없는 피부 상태를 말하는데, 색소를 생성하는 멜라닌세포라는 피부 세포가 점진적으로 파괴되는 병이다. 멜라닌세포는 수정된 신경세포로, 배아 단계에서 우리의 피부로 이동한다. 백반증을 가진 사람들에게서 이 신경세포가 죽는 이유는 아직 밝혀지지 않았다. 하지만 '자가면역' 과정이 문제인 것으로 의심된다. 자가면역 과정은 신체 면역체계가 혼란을 일으키고 자신의 세포를 공격할 때 쓰는 말이다. 토니의 경우, 면역체계가 멜라닌세포를 침략군으로 오인하고 죽여야 한다고 생각한 것이다. 그래서 그의 피부에는 색소가 없이 얼룩덜룩한 부분이 생겼다.

나는 의사로서 오랜 세월 일하면서 많은 경험을 했고, 나 스스로 어떤 일이 닥쳐도 동요하지 않는 사람이라고 생각했다. 하지만 토니에게 일어난 변화를 보고 큰 충격을 받았다. 단 몇 주 만에 피부 색소가 정상으로 돌아온 것이다. 백반이 사라졌다. 어떻게 된 일일까?

수천 년 전, 현대 의학의 아버지 히포크라테스는 신체의 자가치유력(그는 이것을 녹색 생명력이라고 불렀다.)에 대해 이야기했다. 그는 환자의 자가치유력을 방해하는 힘을 밝히는 것이 의사의 일이라고 믿었다. 토니의 새로운 식습관이 신체의 복구 능력을 방해하고 있던 걸림돌을 치운 것이 분명했다. 프로그램에 있는 무엇, 혹은 그가 배제한 어떤 음식이 토니의 몸에서 멜라닌세포를 공격하는 일을 중단한 것일까? 나는 외력이 제거된 것이라고 결론지었다. 그렇다면 외력은 무엇이었을까?

건강에 문제가 있는 사람들은 특정한 음식이나 보충제가 항염증성을 가지고 있어서 염증을 완화한다고 생각한다. 그러나 내가 찾고 있던 것은 염증의 실제적인 원인이었다. 즉, 토니의 몸에 있는 염증을 가라앉힌 것은 식이요법이 아니었다(대부분의 식이요법은 이런 일을 한다고 주장한다). 내가 만든 식이요법은 염증의 근본 원인을 제거했고, 그런 원인들이 사라지자 토니의 신체는 어떤 항염증성 화합물 없이도 스스로 치유할 수 있게 된 것이다. 별것 아닌듯한 이 발견은 인체가 어떻게 작동하는가에 대한 당신의 생각을 바꿀 것이다.

염증이 토니에게서 건강상의 문제를 야기하고 있던 것은 분명하다. 그렇다면 염증은 어디에서 비롯된 것일까? 나는 토니의 멜라닌세포 안에 염증이 있었던 이유가 면역체계가 멜라닌세포를 렉틴과 혼동했기 때문이라는 것을 발견했다. 토니의 면역체계가 그의 멜라닌세포를 공격했던 것은 멜라닌세포가 렉틴과 놀라울 정도로 닮았기 때문이다. 나의 식이요법으로 렉틴이 제거되자 염증의 원인도 제거된 것이다.

패턴 매칭: 무엇을 먹고 있는가?

내가 만난 여성 환자들의 이야기로 잠시 돌아가보자. 그들에게는 놀라울 정도로 일치하는 식습관 패턴이 있었다. 혈액검사, 트리글리세리드와 콜레스테롤 수치에서 비롯된 이들 패턴은 '식품 선택'에서 발견되었다. 매번 누구에게서나 내가 예측한 패턴이 나타났다. 그 패턴은 제철 식품의 이용에 좌우되었고, 몸이 여름 동안 다가올 겨울을 위해 지방을 저장하는 모드가 될지 겨울을 견뎌내기 위해 지방을 태우는 모드가 될지 여부를 결정했다. 식품, 심지어 식품의 단맛은 지금이 어떤 계절인지를 우리 세포에게 소통시켰고, 우린 그에 따라 살을 찌우거나 혹은 에너지를 내기 위해 지방 형태의 열량을 태우는 식으로 반응했다. 패턴 매칭은 모든 살아있는 유기체가 어떻게 작동할지를 결정하는 열쇠다. 나는 정교한 혈액검사를 이용해서 패턴 매칭과 그들이 내 환자에게 미치는 영향을 측정하는 일이 환자의 건강 상태를 긍정적, 부정적 방향으로 이끈다는 것을 깨달았다.

면역체계 스캐너의 작동

면역체계는 상당히 단순한 스캐닝(검색) 체계를 이용해서 패턴을 찾고 맞춘다. 1장에서 렉틴이 당신의 면역체계를 속이기 위해서 이용하는 전략을 논의하면서 이 체계에 대해 언급했다. 기억을 되살리자면, 이 스캐너들을 톨유사수용체 즉, TLR이라고 부른다. 나는 이들을 아주 작은 레이더라고 생각한다. 그들은 인간과 동물의 몸에 있는 모든 세포막에서 발견된다.

바이러스든 렉틴이든 세포벽이든 모든 단백질은 특유의 바코드를 가지고 있다. 체내와 면역체계의 백혈구에 있는 TLR은 '스타워즈'에 나오는 조기 경보시스템처럼 움직인다. 이질적인 침략군(주로 박테리아와 바이러스)이 가진 패턴을 찾는 것이다. TLR은 마트 계산대의 스캐너가 당신이 구입한 제품에 있는 바코드를 읽고 해석하는 것과 마찬가지로 체내에 단백질이 들어올 때마다 끊임없이 세포의 바코드를 스캔해서 읽어낸다. TLR은 아군인지 적군인지를 확인한 후, 어떤 반응을 보여야 할지를 결정한다. 해당 단백질을 저항 없이 통과시킬지, 공습경보를 발령해서 당신의 신체와 면역체계에 침략이 있다는 것을 알릴지 판단하는 것이다.

컴퓨터의 USB 포트와 같이 행동하는 다른 종류의 수용체를 생각해보자. 들어오는 호르몬, 효소, 사이토카인을 말 그대로 스캔해서 그 호르몬과 효소가 세포에게 원하는 일이 무엇인지 찾는 수용체를 말이다. G단백질연결수용체라고 불리는 이 두 번째 유형의 수용체는 모든 세포에게서 우주정거장에 있는 것과 유사한 도킹포트의 역할을 한다. 들어오는 우주왕복선이 화물이나 정보를 내리려면, 우주선의 도킹 메커니즘이 우주정거장의 메커니즘과 일치해야 한다. 아이폰7을 충전하려면 그와 호환되는 플러그가 있어야만 충전할 수 있는 것과 같다. 마찬가지로 호르몬이나 효소가 수용체에 맞아야만 정보를 교환할 수 있다.

즉, 우리의 면역체계가 하는 일은 적군인지 아군인지를 진단해서 이질적인 단백질 패턴이라고 인식된 존재를 만날 때마다 경보를 발령하는 것이다. 이후 면역체계는 이질적인 단백질 패턴에 대한 지식을 몸의 다른 부분들과 공유해 이후에는 보다 쉽게 병력을 집결할 수 있도록 한다. 독감 예방 주사를 맞았을 때도 이런 일이 일어난다.

독감 바이러스의 겉면에서 나오는 단백질을 팔에 주입하면 당신의 면역체계는 이 단백질을 보고, 그 바코드를 읽어 적으로 판단한 뒤 공격한다. 그리고 면역체계는 백혈구와 면역신호 단백질에서 영구적으로 독감 단백질 바코드에 주의를 기울이는 스캐너를 만든다. 이후 진짜 독감 바이러스가 침투하면 당신의 몸은 바로 공격태세에 돌입한다. TLR 스캐너는 신체에 경고성 메시지를 보낸다. 이렇게 미사일 방어시스템이 구축되면 백혈구는 마치 스마트 폭탄처럼 이질적인 단백질을 공격한다. 그 결과 독감 바이러스는 살아남지 못한다.

패턴 수색 : 렉틴 적발

이 스캐너를 설명해낸 사람에게 2011년 노벨 의학상이 돌아갔다. 1년 후 G단백질연결수용체를 발견한 사람에게 노벨 화학상이 주어졌다. 이 발견으로 나는 완전히 관련 없어 보였던 문제를 가진 환자들 사이에서 마지막 연결고리를 찾을 수 있었다. 그들 세포의 TLR과 G단백질연결수용체가 패턴을 진단하고, 탐지하고, 경보를 발령하고, 세포 조직을 활성화시키고 있다는 데 원인이 있었다. 그들이 먹는 음식과 사용하는 약물, 개인 위생용품의 본질적인 변화로 인해 TLR과 G단백질연결수용체가 50년 전에는 존재하지 않았던 정보를 받고 있었다. 이러한 과정이 환자들의 건강을 해치고 있었다.

이 치명적 일은 당신의 세포 안에서, 당신도 알지 못하는 사이에 분자 수준에서 일어나고 있다. 수용체들을 자극하는 화합물들은 크기가 너무나 작기 때문에 대수롭지 않게 보인다. 하지만 나는 지난 몇 년간의 염증성 호르몬 측정과 검사 덕분에 그들을 추적할 수 있었다. 환자들을 치료하면서 얻은 정보로 면역체계 내의 패턴과 그것이 유발하는 염증을 찾아냈다. 즉, 렉틴과 이질적인 단백질들이 세포 간 커뮤니케이션을 방해하고 있었다.

내 환자들이 가진 모든 문제는 그들의 TLR이 부적절하게 경보를 발령하거나 그들의 수용체가 부적절한 정보를 받는다는 것이다. 건강상의 문제가 무엇이든, 공통분모는 '메시지 전달의 혼란'이다. 그들의 면역체계가 감지하고 있는 패턴이 그들 각자의 몸에 있는 면역체계와 호르몬 내에서 전쟁을 일으키면서 건강에 문제가 생기는 것이다. 이러한 상황은 적절한 커뮤니케이션이 회복되면 자연히 해결된다. 이 모든 것은 식이와 라이프스타일의 변화에 달렸다.

잘못된 신원 인식이 낳은 결과

어릴 적에 목이 따끔거리면 부모님이 베타용혈성연쇄상구균, 쉬운 말로 인두염 때문이라며 걱정했을 것이다. 패혈성 인두염은 심각한 질환인 류마티스열로 이어질 수 있다. 하지만 나 같은 심장 외과의들이 관심을 가지는 것은 류마티스열을 견뎌낸 후에 일어나는 류마티스성 심장 질환이다. 이 상태는 심장판막 치환술의 주된 원인이다. 병을 앓은 이후 생존자들의 판막이 거의 언제나 망가지기 때문이다.

류마티스성 심장 질환에서 판막 손상이 어떻게 일어나는가는 당신에게 대단히 중요한 문제다. 패혈성 인두염을 앓은 적이 없더라도 말이다. 연쇄상구균의 세포벽은 지방, 당, 단백질로 이루어져 있고 특유의 바코드로 식별된다. 이 특별한 종류의 연쇄상구균에 감염되면 당신의 면역체계는 혈류를 정찰하며 같은 바코드를 수색하는 스캐너를 만든다. 불행히도, 이 바코드는 심장판막의 세포벽 표면과 매우 흡사하다. 연쇄상구균 스캐너는 심장판막을 지나다 연쇄상구균 바코드로 인식되는 것을 만난다. 스캐너들은 연쇄상구균으로 오인한 대상을 공격해 죽이라는 메시지를 보내고, 면역체계는 전면공세에 나선다. 매일, 달마다, 해마다 조용히 그리고 통증도 없이 당신의 심장판막을 공격한다. 마침내 판막이 기능을 멈추면, 판막을 교체하기 위해 의사를 찾는다.

아군을 포격하게 만드는 사기꾼

단백질은 특유의 바코드를 가지고 있고, 많은 바코드가 대단히 비슷하게 생겼다. 그리고 식물은 렉틴을 이용해 면역체계가 위험하게 여기는 화합물과 유사하게 만든다. 이 때문에 스캐너가 혼란을 겪고 부적절하게 공격하는 것이다. 이는 온갖 질병과 건강 문제의 기저 원인이다. 미생물군에서 특정 박테리아의 세포벽을 이루는 분자, LPS(지질 다당류, lipopolysaccharide)가 그 예다. 그들은 '작은 똥 덩어리' 같은 존재로, 박테리아가 장내에서 분열하고 죽으면서 끊임없이 생성되는 박테리아 조각이다. 그들은 포화지방에 편승하거나 그 안에 숨어서 장 내벽을 통과하는 방식으로 몸에 들어간다.

당신의 면역체계는 온전한 박테리아와 박테리아 파편을 구분하지 못하기 때문에 LPS를 위협으로 받아들인다. 마치 혈액이나 신체의 다른 부분에 진짜 박테리아 감염이 있는 것처럼 생각하는 것이다. 면역체계는 백혈구들(나는 그들을 전투기나 군대로 생각한다.)을 소집해 공격 명령을 내린다. 이로써 염증이 생긴다. 나쁜 소식이 남아있다. 이런 이질적인 것들을 찾아내기 위해 순찰하는 우리의 면역세포들이 렉틴의 패턴을 LPS의 패턴으로 오인해서 공격한다. 그 결과 염증은 더 악화된다.

하지만 렉틴이 사용하는 가장 위험한 속임수는 우리의 중요한 여러 장기, 신경, 관절에 있는 단백질을 모방하는 것이다. 나는 매일같이 환자들에게서 이들의 속임수를 관찰한다. 면역체계는 무시무시한 적을 공격하지 않아서 당신의 몸을 방어하지 못하는 일이 생기지 않게 신중에 신중을 기한다. 항생제가 존재하기 전에는 몸 안에 박테리아가 있으면 대단히 곤란한 상황이 벌어지기 마련이었고, 이 때문에 면역체계는 박테리아 세포벽이나 기타 이질적인 단백질과 조금이라도 닮은 것이 있으면 민감하게 반응했다.

류마티스학을 전문으로 하는 내 동료들은 이러한 반응을 자가 면역 질환이라고 부르지만, 사실 이것은 '아군의 포격'이다. 식물의 입장에서는 적이 제 발등을 찍게 만들 수 있다면 싸움에서 손쉽게 우위에 서게 된다. 더 많은 식물 포식자들을 생산하고 만들 가능성이 낮아지면서 식물 종들의 생존을 확보할 수 있다.

렉틴이 유발하는 질병들

렉틴에 대한 면역체계의 반응 정도는 당신의 가족력과 유전적 특징, 더 중요하게는 그 렉틴들이 얼마나 온전한 장내의 장벽을 지나치고 있는지에 따라 달라진다. 간단한 문제인 것처럼 보이지만 그렇지가 않다.

렉틴이 우리 몸에 유발한 건강 문제들을 살펴보면 매우 다양하다. 바꿔 말해 다음의 질병은 플랜트 패러독스 프로그램을 통해 모두 해결할 수 있다는 뜻이기도 하다.

- 관절 통증

- 위산 역류나 속 쓰림

- 여드름

- 검버섯, 쥐젖

- 알레르기

- 탈모증

- 빈혈

- 관절염

- 천식

- 골소실(골연화증과 골다공증)

- 브레인 포그

- 암

- 구내염

- 만성피로증후군

- 만성통증증후군

- 대장 용종

- 경련, 따끔거림 및 무감각

- 치아 건강의 문제

- 치매

- 우울증

- 탈진

- 지방변(소화불량으로 인한)

- 섬유근육통

- 두통

- 고혈압

- 짜증 및 행동 변화

- 과민성대장증후군

- 테스토스테론 저하

- 낮은 백혈구 수치

- 림프종, 백혈병, 다발성 골수종

- 남성형 대머리

- 기억 상실

- 편두통

- 파킨슨병

- 말초 신경증

- 백반

- 다낭성난소증후군(PCOS)

- 당뇨, 전前당뇨, 인슐린 저항성

- 위식도역류질환(GERD), 바렛 식도

- 위장 장애(팽만감, 통증, 가스, 변비, 설사)

- 피부 뾰루지(습진 및 피부염, 건선 포함)

- 유아 및 어린이의 성장 둔화

- 설명되지 않는 현기증이나 귀 울림
- 흡수 장애로 인한 영양 결핍(예를 들어 낮은 철분 수치)
- 심장 질환, 관상동맥 질환, 혈관 질환
- 체중 감소 또는 체중 증가
- 불임, 불규칙 월경주기, 유산
- 면역글로불린 IgG, IgM, IgA 저하
- 자가면역 질환(자가면역 갑상선 질환, 류마티스 관절염, 제1형 당뇨, 다발성 경화증, 크론병, 대장염, 루푸스)

어떻게 하나의 원인이 이 모든 문제를 유발할 수 있냐고? 12년 전의 나라도 이 책을 창밖으로 던져버렸을 것이다. 하지만 수만 명의 환자들과 함께 한 나의 경험이 명백한 사실이라고 말하고 있다.

무엇이 변한 것일까?

우리가 100년도 전부터 렉틴에 대해 알고 있었고 엄청나게 다양한 음식들을 통해 매일 렉틴을 섭취하고 있었다면, 왜 모두가 렉틴의 공격을 받고 있지 않은 것일까? 그들이 과거에 우리를 공격하지 않았다면, 왜 지금에야 우리를 공격하는 것일까? 나는 렉틴이 어떻게 우리 몸에 침투하는지 밝혔다. 3장에서는 변화의 '원인'에 대해 살펴볼 것이다.

3장

모든 것은
장에서
시작되었다!

우리가 건강에 대해 오해하는 이유는 '내가 누구인가'에 대한 인식이 부족하기 때문이다. 사실 진짜 '나'는 나라고 생각하는 것에 무수히 많은 미생물을 합친 것이다. 사실 우리를 구성하는 세포의 90%는 인간의 것이 아니다. 한 단계 더 나아가, 모든 유전자의 99%는 인간의 것이 아니다. 당신의 장관, 입 안, 피부, 그리고 당신 주변을 둘러싼 구름 속에는 수백조 개에 이르는 극히 작고 다양한 미생물이 산다. 박테리아, 바이러스, 곰팡이, 원생동물, 심지어 기생충까지 말이다. 당신과 미생물들은 말 그대로 함께 살고 있다. 미생물의 건강이 당신에게 달려있는 것과 마찬가지로 당신의 건강은 미생물에게 달려있다. 가장 근본적인 수준에서부터 당신은 혼자가 아니다.

당신과 홀로바이옴holobiome은 영원한 친구

당신과 미생물을 인간 세포이건 비인간 세포이건 구분 없이 수조 명에 달하는 주민으로 이루어진 한 나라라고 가정하자. 비인간 세포는 이주 노동자 프로그램을 통해 이 나라에서 합법적으로 일하는 외국인이다. 이 외국인들은 피부와 장관, 그리고 장관 내의 특정 '작업 구역'에 모여 산다. 이 다양한 미생물 전체를 미생물군유전체microbiome라고 부른다. 요즘의 과학자들은 보다 기술적인 '홀로바이옴'이라는 말을 사용하기도 한다. 당신이 어떤 용어로 이들을 부르든 당신이 이들에게 집을 제공하고, 그들이 그 대가로 당신에게 서비스를 제공한다. 그들은 당신에게 의지한 대가로 음식과 집을 얻는 셈이다.

하지만 우리가 인정하기 힘들어하는 것은 우리 역시 그들에게 의존하고 있다는 점이다. 미생물이 없으면 우리는 살아갈 수도 없고, 제 기능을 할 수도 없다. 무균 상태의 생쥐를 이용한 실험에서 이 사실이 밝혀졌다. 이 실험은 숙주와 미생물 사이의 관계에 대한 연구의 시초다. 미생물군유전체 없이 키운 무균 생쥐는 면역체계가 적절하게 발달하지 못해 체구가 작았고, 수명이 짧았으며, 병에 걸리기 쉬웠다.[1] 결과적으로 생명을 유지하려면 홀로바이옴을 잘 먹이고 행복하게 지내도록 해주어야 한다.

대장에서의 성실한 작업

이제 당신의 위장관에서 어떤 일이 벌어지는지 상세히 살펴보자. 많은 '이주 노동자'에게 당신의 장은 거주지이자 식물의 세포벽을 소화시키고 에너지를 추출해서 지방 형태로 당신에게 보내는 일을 하는 곳이다. 이주 노동자들이 주로 하는 일은 숙주가 먹는 식물로부터 '에너지를 뽑아내는 것'과 숙주의 면역체계를 위해 '보초병의 역할'을 하는 것이다. 이주 노동자들이 사는 곳은 종마다 다르지만 동물들이 이 노동자들을 살게 하는 위치는 주로 3군데다. 소를 비롯한 반추 동물은 위이고, 고릴라와 유인원은 소장이며, 인간은 '대장'이다.

간단한 해부학 강의를 해보겠다. 당신의 입에서부터 항문까지 이어지는 위장관은 사실 뒤집어진 피부다. 장관의 내용물은 사실 당신 밖에 있다. 장내에 있는 내용물은 당신이 볼 수 있는 주위의 세상처럼 당신 외부에 있는 세상의 일부다. 설명이 어렵다면 강 속을 지나는 터널을 생각해보라. 자동차들은 터널을 들어갈 때 강 바깥에 있는 터널 입구로 진입한다. 터널을 지날 때도 강물 속에 있지는 않다. 당연히 그들은 강물 바깥에 있다. 차들은 물이 아니라 공기를 담고 있는 통로 안에 있으니까. 차가 강 속으로 들어갔다가 강 건너로 나온다 해도 그들은 절대 강물 '속'에 있는 것이 아니다. 당신이 이주 노동자들과 함께 삼킨 대부분의 음식은 당신 안에 있는 것 같지만 사실은 당신의 몸 밖에 있다. 당신 안을 지나고 있더라도 말이다.

1부 다이어트의 딜레마

어머니의 선물

당신은 어머니로부터 미생물들의 초기 모음을 물려받았다. 당신이 산도로 나올 때 어머니가 가진 일련의 미생물이 당신에게 들어와 초기 홀로바이옴을 구성한다. 이 미생물 모음은 당신의 면역체계와 그 세포를 교육시키는 데 꼭 필요하다. 젖산균은 원래 여성의 질에는 살지 않지만, 임신 말기 3개월 동안 질로 이동한다. 모유 속에 아기는 소화시킬 수 없지만 아기가 가진 미생물의 건강과 성장에 필요한 복합 당 분자(올리고당)가 포함되어 있다는 사실이 놀랍지 않은가? 어머니로부터 받은 일련의 미생물이 없다면 당신의 면역체계는 적절하게 발달할 수 없다. 사실, 제왕절개술로 태어난 아기는 정상적인 미생물군과 면역체계를 구축하는 데 6개월이 걸린다. 어머니의 산도로 빠져나오지 못했다는 이유만으로 말이다.

당신의 장 내벽은 이주 노동자를 당신의 다른 부분과 구분하는 울타리 역할을 한다.

한편 당신의 피부는 수조 개에 달하는 피부상재균(미생물)의 보금자리다. 이들 미생물은 2가지 기능을 한다. 첫째, 외부 세계로부터 당신을 보호한다. 둘째, 물질을 흡수하고 제거한다. 장 내벽은 뒤집힌 피부고, 피부가 한다고 생각하는 일과 똑같은 일을 한다. 하지만 여기에 문제가 있다. 장 내벽은 그 두께가 세포 하나에 불과하다. 이 세포들은 치밀하게 연결되어 있어서 어떤 '이질적인 것'도 경계를 넘어서 몸의 조직이나 혈류로 들어오지 못하게 되어 있다. 홀로바이옴을 비롯한 장의 내용물을 그들이 속한 당신 몸 밖에 있도록 지키는 것이 목적이다. 그들이 당신 몸 안으로 들어오면 큰 혼란이 벌어진다.

장 내벽에 매일 구멍이 뚫린다고?

홀로바이옴은 면역계, 신경계, 호르몬계 등 당신의 모든 것에서 중요한 역할을 하며, 외부 세계가 어떻게 돌아가고 있는지 인간 세포에 소통시키는 일을 한다. 위장관 내의 미생물은 당신이 소화시키지 못하는 것들을 소화시키고, 그 소화된 음식물이 당신의 일부가 되게 한다. 그리고 당신이 삼킨 것 중에서 당신에게 해를 끼치는 렉틴과 싸우기도 한다. 그러나 당신의 인간 세포는 이 '다른' 세포들이 당신의 밖에 속해야 한다고 생각한다. 그래서 당신의 미생물군은 가까운 이웃이지만 울타리의 다른 편에 머물러야 한다. 피부와 장 내벽의 바깥에 말이다.

이 울타리가 미생물군과 당신의 나머지 신체 사이에 있는 것이 얼마나 중요한지 이해시키기 위해 핵발전소를 예로 들어보자. 제어된 핵분열은 중요하지만 극히 위험한 동력원이다. 억제하지 않으면 핵분열은 원자폭탄이 되지만, 제어하면 발전기에 동력을 공급하고 전기에너지를 생산한다. 핵발전소에서는 뚫고 들어갈 수 없는 유폐 구조체가 방사선을 억제하고 있지만, 위험이 대단히 크기 때문에 모든 인력이 스캐너 역할을 하는 방사선 검출기를 휴대한다. 주 원자로 주변과 외부에도 다른 스캐너들이 설치되어 있다. 방사선이 검출되면 경보가 울려 건강에 대한 위협이 임박했음을 알린다. 이 독성 핵물질이 누출되면, 주변 지역에 영구적인 피해를 입힌다.

미생물이 위장관에 어떻게 머물고 있는지 생각해보자. 원자로의 격납 용기 역할을 하면서 당신이 오염되지 않도록 보호하는 장 내벽이 미생물을 가두고 있다. 장내 미생물은 핵에너지와 흡사하다. 이 유기체들이 외부 세계에 있는 한 당신의 신체가 적절한 기능을 하는 데 필수적이다. 하지만 당신의 장 내벽에는 매일같이 구멍이 뚫리고 있으며, 이 때문에 신체에 여러 가지 심각한 문제가 일어난다.[2] 장내 미생물이 제자리를 지키게 하는 것은 쉬운 일이 아니다. 장 내벽의 세포들은 렉틴이 외부에서 들어오지 못하게 막으면서 동시에 영양분이 들어오게 해야 하기 때문이다. 당신에게는 위장관으로부터 원치 않게 주민이 빠져나가거나 들어오지 못하게 하는 점막 세포가 단 한 층만 있을 뿐인데 말이다.

인체, 그리 호락호락하지 않다

점심에 샐러드를 먹었다고 하자. 샐러드에 있는 좋은 성분들은 어떻게 장 내벽을 통과할까? 위장관에 있는 국경 검문소를 통과하려면 모든 음식이 한 단위의 아미노산(단백질로부터), 한 단위의 지방산(지방으로부터), 한 단위의 당 분자(설탕이나 전분으로부터)로 분해되어야 한다. 이런 작은 한 단위의 분자가 에너지(열량)와 영양분을 제공한다. 산, 효소, 미생물 이주 노동자들이 큰 분자들을 소화시키는 일을 모두 맡는다.

이후 점막세포는 한 단위의 아미노산, 지방산, 당 분자를 말 그대로 베어 물어서 세포 본체로 통과시킨 후, 이들 세포의 이면에 인접한 간문맥과 림프계로 방출한다. 이 작은 분자들은 점막세포의 치밀 이음부에 있는 '잠긴 팔'을 뚫을 필요 없이 시스템을 통과한다. 모든 일이 잘 진행되면 큰 분자는 외부에 남는다. 그들은 장 내벽 세포가 '삼키기'에는 너무 크기 때문이다. 어째서일까? 첫째, 점막세포는 씹을 수 있는 것보다 크면 베어 물 수가 없다. 둘째, 모든 기능이 적절히 이루어지는 상황에서라면, 큰 분자들은 장 내벽 세포를 통과해서는 안 된다. 그들이 국경 안쪽에서 발견되면 당신의 면역체계는 외부 침입자가 잠복해 있다고 판단하고 경보를 발령하기 때문이다.

알아챌 수 없는 적

이러한 훌륭한 시스템도 제대로 작동하지 못할 때가 있다. 우리가 먹는 것, 식물을 키우는 방법의 변화, 처방전 없이 구입할 수 있는 진통제, 특히 소염제로 인해 렉틴과 LPS가 매일 장의 국경선을 넘는다. WGA를 제외하면 렉틴은 크기가 큰 단백질이며, 큰 단백질은 정상적으로라면 장 내벽을 통과할 수 없다. 하지만 렉틴은 장의 점액질 경계를 이루는 세포들 사이의 치밀 이음부를 비집고 들어가는 일에 능숙하다. 렉틴이나 LPS, 혹은 이 둘이 장에서 탈출해서 당신의 몸속으로 들어가면 면역체계는 이를 공격으로 받아들이고, 만반의 준비를 하며, 전쟁을 대비해 당신의 몸에 지방을 저장하라는 신호를 보낸다. 그와 동시에 렉틴은 장 세포들과 결합해 국경을 봉쇄함으로써 비타민과 영양소가 흡수되지 못하게 한다.

렉틴이 이런 방식으로 건강상의 모든 문제를 일으킨다면, 왜 의료계에 종사하는 다른 사람들은 이런 이야기를 해주지 않은 것일까? 내가 할 수 있는 말은 "눈을 뜨지 않는 한 볼 수 없다."는 것뿐이다. 대부분의 의사와 영양학자들은 렉틴과 그 영향에 대해 전혀 알지 못한다. 렉틴을 먹고서 전혀 부작용을 경험하지 '않는 듯이' 보이는 것이다.

비로소 드러난 실마리

20년 전, 병리학과 책임자가 내게 물었다. "자네 심장외과 의사가 되기 전에 일반외과 의사로 교육받았지? 그렇다면 장내 '망상 조직'에 대해서 아는 게 있나?" 나는 들어본 적이 없다고 대답했다. 그는 자신도 알고 있는 것이 없다면서 장 폐색으로 병원에 들어온 50대 환자의 이야기를 이어갔다. 그녀는 곧바로 수술실로 옮겨졌고 소장의 여러 부분이 붓고 막혀있어 상당 부분을 제거하는 수술을 받

있다. 장관을 열어본 병리학자는 망상조직을 발견했다. 그것이 관 내부를 막고 있어서 바늘구멍처럼 작은 공간만이 남아있었다.

호기심이 생긴 나는 그 망상조직이 어디에서 나왔는지 물었다. 그가 조사해보니, 애드빌Advil이나 모트린Motrin과 같은 이부프로펜, 알리브Aleve, 나프로신Naprosyn, 모빅Mobic, 쎄레브렉스Celebrex, 아스피린 등 소염제를 자주 사용하는 사람들에게 흔히 나타났다. 아스피린 이외에는 모두 진통제와 해열제로, 그리고 아스피린을 대신하는 관절염 약으로 1970년대 초에 도입되었다. 장기적인 아스피린 복용은 위 내벽의 손상과 분명한 연관성이 있었다. 하지만 소염제는 위에 손상을 주지 않기 때문에 당시 제약회사들은 그 약들을 기적이나 다름없다고 광고했다.

나는 동료에게 소염제가 어떻게 내장에 망상조직의 형성을 유발했는지도 물어보았다. 하지만 그는 이제 망상조직이 무엇인지 알았기 때문에 원인은 개의치 않는다고 대답했다. 호기심이 많은 나는 조사를 시작했고, 그 과정에서 판도라의 상자를 열었다. 그러고 나서 다시는 의심하지 않았다. 소염제는 내시경으로 볼 수 있는 위 내벽을 손상시키지는 않지만, 내시경으로 보지 못하는 소장을 손상시킨다. 렉틴과 LPS가 몸속에 들어오지 못하게 방어하는 장 내벽은 소염제에 의해 극심한 손상을 받고 있었다. 하지만 우리는 장 내벽에서 그들이 유발하는 부작용을 볼 수 없다.

우리 몸 안에서 일어나는 일의 대부분은 종래의 전형적인 수단으로는 감지할 수 없다. 렉틴이 해를 입히고 있는데도 확실치가 않거나 바로 확인할 수 없다면 어떨까? 내 환자들의 혈액검사 결과, 우리 몸이 손상입고 있다는 것을 확실히 보여주었다. 이는 렉틴이나 렉틴을 닮은 것들이 점액 장벽의 치밀 이음부를 통과하고 있다는 것을 암시한다. 하지만 렉틴은 어떻게 아주 오랫동안 하지 못하던 일을 갑자기 해내게 되었을까? 무슨 변화가 일어난 것일까?

악순환의 고리는 소염제

장의 가장 안쪽에 사는 '우호적인' 박테리아는 프락토올리고당이라는 복합 저항전분에서 번성한다. 이런 유익한 박테리아는 점액 내에 살면서 점막세포가 좋은 물질을 더 많이 만들도록 자극한다. 이후 점액은 렉틴을 가둬두고 그들이 창자 내벽을 통과하지 못하게 차단한다. 점액을 많이 생산할수록 렉틴에 대한 내성이 강해진다. 소염제를 자주 복용하지만 않는다면 말이다(점액은 장에 국한되지 않는다. 코 안에서는 콧물로 나타나는데, 마찬가지로 외부 단백질을 가둬 몸속으로 들어오지 못하게 한다).

지난 50년 동안 발표된 수많은 연구 결과들은 무해하다고 여겨졌던 소염제를 먹는 것이 안전핀이 빠진 수류탄을 삼키는 것과 같다는 것을 밝혀냈다. 이 약들은 점액질 장 내벽에 큰 구멍을 낸다. 그 결과, 렉틴, LPS, 박테리아는 제방의 틈으로 들어오고 몸에는 이질적인 침략군이 넘쳐나게 된다. 이질적인 단백질을 비롯한 침략군들이 몰려들면, 당신의 면역시스템은 최선을 다해 염증과 통증을 유발한다. 이러한 통증으로 당신은 또 다른 소염제를 삼켜 악순환을 촉진하다 결국 처방된 진통제를 찾는다. 다시 말해, 알리브나 애드빌은 제약업계에서 관문 역할을 하는 약물이다.[3]

렉틴, LPS의 장 투과성 상승과 소염제, 제산제의 상용은 흔히 '장누수증후군'을 유발한다. 나는 장 누수가 모든 질환의 기저라는 확신을 갖고 있다. 설상가상으로 사람들이 통곡물 제품은 물론 트랜스글루타미나아제로 만들어진 다양한 글루텐-프리 제품을 통해 렉틴을 섭취하면서 장의 투과성이 높아졌다.

약 없이 치료할 수 있다

내가 지금 말하려는 것은 흔히 자가면역 질환이라고 불리는 상태에 대한 당신의 믿음을 산산이 부술 것이다. 뼈관절염, 건선, 류마티스 관절염, 피부근염, 섬유근육통, 크론병, 루푸스, 다발성 경화증, 쇼그렌증후군(건조한 눈과 입), 경피증, 전신경화증, 레이노증후군 등 자가면역 질환을 앓고 있다면 좋은 소식이 있다. 약을 먹지 않고도 질환을 없앨 수 있다. 나는 매일같이 그런 일이 일어나는 것을 본다. 해답은 '장 누수'를 고치는 데 있다.

현대의 연구를 통해 이런 모든 질환이 장에서 시작되었고, 장을 치료해서 고칠 수 있다는 히포크라테스의 믿음이 사실임을 확인했다. 지난 10년간 해온 내 일의 절반은 자가면역 질환의 치료와 관련되어 있다. 질병 활성도의 실험과 임상 지표에 대한 엄격하고도 방대한 측정을 기반으로, 나는 모든 자가면역 질환이 장과 입 안, 피부 위에 사는 좋은 미생물과 나쁜 미생물의 변화와 함께 장 내벽과 입, 잇몸의 투과성 변화에서 비롯된 것이라고 확신하게 되었다.

그렇다면 투과성에 영향을 주는 것은 무엇일까? 우리가 앞에서 배웠던 소염제, 항생제, 넥시움과 프릴로섹과 같은 제산제, 살생물제가 장내 환경과 장의 점액층을 변화시킨다. 이것이 매일 장 내벽을 손상시켜 렉틴이 들어올 수 있게 하고, 급기야 면역시스템이 당신을 공격하도록 촉진한다. 분자 모방으로 인한 정체 오인의 전형적인 사례인 것이다.

장 누수가 일으키는 다양한 악영향은 처음에는 보이지 않는 곳에서 일어난다. 하지만 장 내벽의 손상이 심각해지면 장의 흡수조직을 잃게 되고, 이로써 혈액검사에서 단백질이 덜 나타나면서 그 존재가 드러난다. 스펀지가 액체를 흡수하는 것처럼 정상 상태에서는 장이 다량의 단백질, 지방, 당을 받아들일 수 있다. 흡연이 폐 질환을 진단받기 오래 전부터 폐의 표면을 조용히 파괴는 것처럼 대단히 은밀하게 일어나는 일이다. 마찬가지로 렉틴은 장의 흡수층을 조용히 공격한다. 피해가 드러날 때쯤엔 회복하기에 너무 늦은 상황이 된다.

사실 우리가 노화 과정의 일부라고 생각하는 것들은 렉틴 유독성의 누적 효과다. 하지만 이러한 손상은 복구될 수 있다! 전시에 도시가 폭격을 당하면 주민들은 달아난다. 폭격이 끝나고 사람들이 되돌아올 때까지 도시의 재건은 불가능하다. 렉틴을 날아오는 폭탄으로 생각하라. 손상을 복구하기 위해서는 렉틴을 먹는 일을 멈추어야 한다.

홀로바이옴의 붕괴

미생물은 건강의 주요한 수비수다. 그들은 복합적 생태계를 이루며, 두뇌나 나머지 신체와 끊임없이 소통한다.[4] 세로토닌과 같이 기분을 좋게 하는 호르몬을 만들어서 행복을 소통시키기도 한다(당신이 항우울제를 복용하고 있다면 장담하건대 장내 미생물들은 집을 떠났을 것이다). 그렇지만 이러한 관계에 변화가 일어나면 역할도 변화한다.

좋은 미생물을 떠나보내고 나쁜 미생물을 받아들이는 상황은 상냥한 이웃 대신 깡패가 들이닥치는 것과 비슷하다. 나쁜 미생물은 당신을 보호하고 지키는 일에는 관심이 없다. 그들은 자신을 위한 일에만 애쓴다. 또한 그들은 정상적인 장에 사는 생물과 두뇌 사이의 오랜 소통시스템을 장악해 당신이 설탕, 지방, 정크푸드, 패스트푸드 등을 갈망하도록 만든다.

이런 복합시스템은 홀로바이옴의 다양한 거주자들과 세포들이 서로 소통하면서 공존하게 한다. 이상하게 생각될지 모르겠지만, 이들 단세포 유기체들은 당신(혹은 다른 복합적 다세포 생명체)이 하는 것과 똑같이 행동하는 지적 존재다. 몸속에 적절한 미생물을 두고 그들이 원하는 것을 주면 아무도 해를 입지 않을 뿐 아니라 당신이나 그들 모두가 번성한다. 하지만 나쁜 미생물이 몸속을 장악하면, 그 결과로 당신도 장악당한다. 그리고 당신의 대부분을 통제한다.

좋은 미생물이 많은 몸은 좋은 상태를 유지한다. 하지만 나쁜 미생물이 많은 몸은 문제가 만연하다. 좋은 미생물이 번성하는 데 필요한 것을 먹이는 한편 나쁜 미생물이 즐기는 설탕 같은 음식을 제거해야 한다. 잔치를 벌이는 입장에서 당신은 자신을 챙기는 것은 물론 손님도 잘 먹여야 한다. 더구나 이 경우에는 자신에게 영양분을 공급하기 위해 우선 좋은 미생물에게 영양을 공급해야만 한다.

소위 건강 전문가라는 많은 사람이 프로바이오틱스를 복용하라느니, 발효 음식을 먹으라느니 하는 이유도 여기에 있다. 하지만 좋은 미생물이 많아도 애드빌, 알리브, 제산제, 렉틴을 먹으면 당신의 장 내벽에는 구멍이 생긴다.

지난 50년간 일어난 음식 공급에서의 변화와 일반 의약품, 처방약, 환경적 요인으로 인해 조상 대대로 물려받던 미생물이 대부분 소멸되고, 그 밖의 미생물이 우세한 상황이 되었다.[5] 당신의 홀로바이옴이 붕괴된 것이다. 당신이 완전히 건강하지 못한 이유는 당신과 미생물의 관계가 변화했기 때문이다. 과체중인 경우도 파괴적인 힘들이 작용하고 있을 가능성이 크다. 미생물이 당신과 공생하며 일하

대뇌-장 메시지 전달 경로

자율신경계라고 불리는 미주신경은 대뇌에서 장으로 이어지는 신경으로, 몸 속 모든 장기에 명령을 전달한다. 최근 여러 흥미로운 연구들에서 렉틴이 혈액을 통해서만이 아니라 미주신경을 타고 장에서 대뇌까지 이른다는 것을 보여주었다.[6] 대뇌에서 심장, 폐, 복강 내 기관에 이르는 섬유조직보다 장에서 대뇌로 이어지는 섬유조직이 9배 많다. 장내에는 척수 전체에 들어있는 것보다 많은 신경세포가 있다. 장 속에 제2의 뇌를 갖고 있는 것이다. 그리고 그 뇌는 당신의 홀로바이옴이 통제한다. 내가 의과대학에서 배운 것과 달리, 미주신경은 대뇌의 정보를 장에 전달하기 위해 존재하는 것이 아니라 장으로부터 얻은 정보를 대뇌에 전달하기 위해 존재한다. 그래서 나는 환자들에게 '장의 본능'에 따르는 것이 올바른 일이라고 말한다.

지 못하고 가치 있는 정보를 전달하지 못하는, 아니 더 나쁘게는 잘못된 정보를 전달하는 것이다.

4장에서는 렉틴을 비롯한 장 파괴자들에게 문을 열어주는 치명적 교란물질들을 피하거나 제거하는 방법을 알려줄 것이다. 이 교란물질들은 당신과 장내 미생물을 변화시키는 중요한 역할을 하면서 지금까지 당신을 통제해왔다. 모두가 미묘하고, 눈에 보이지 않으며, 감지하기 힘든 것들이다. 이들 모두가 렉틴이 당신의 장 내벽을 통과해 당신이 지속적인 자가면역 공격과 호르몬 혼란의 희생자가 되게 만들었다.

무심결에 삼킨
침묵의
암살자들

개구리를 뜨거운 물이 든 냄비에 넣으면 개구리가 바로 뛰쳐나온다. 하지만 미지근한 물이 담긴 냄비에 넣고 온도를 천천히 높이면 개구리는 만족스럽게 냄비 안에 있다가 삶아져 죽게 된다. 이 개구리처럼 우리 몸 안에서 일어나는 변화도 대단히 미묘해서 거의 감지하지 못한다. 당신을 근본적으로 변화시키는 큰일은 아주 작은 것에서 시작된다. 신체의 부정적인 변화가 건강에 영향을 미치고, 이는 건강에 안 좋은 음식을 더 열망하게 하고, 더 많은 약물이나 의료적 처치가 필요하게 만든다.

길기만 하고 건강하지 못한 삶

최근 몇 십 년에 걸쳐 전반적인 건강 상태가 눈에 띄게 개선되었다는 오해가 자리 잡았다. 지난 50년간 평균 기대수명이 늘어났다는 사실에 기반한다. 1960년, 미국 남성의 평균 기대수명은 66.4세였다. 2013년 기대수명은 거기에서 10년이 늘어났다.[1] 여성의 경우, 평균 기대수명은 1960년에 73.1세, 2013년에는 81.1세였다. 최근 들어 감염성 질환이 극적으로 감소했다는 사실이 이 자료에 큰 영향을 끼쳤다는 것을 알아야 한다.

감염성 질환의 감소가 지난 50년 동안 수명이 극적으로 늘어난 것처럼 보이게 만든 진짜 이유다. 백신이 홍역, 풍진, 유행성 이하선염, 디프테리아, 장티푸스, 성홍열, 백일해, 독감 같은 치명적인 전염성 질환으로부터 어린이들을 보호한다. 항생제는 과거에 죽음을 초래하곤 했던 증상들로부터 수백만 명의 생명을 구했다.

산전 관리와 출산 관행의 개선으로 영아 사망률 역시 크게 감소했다. 1935년에는 1,000명 중에 56명의 아기가 생후 1년까지 생존하지 못했다. 2006년에는 그 숫자가 1,000명당 6명까지 하락했다.[2] 더구나, 미국은 영아 사망률에서 다른 25개의 선진국에 비해 뒤처진 상태다.[3] 물론 기대수명은 모든 사회에서 중요하게 생각하는 요소지만, 그만큼이나 중요한 것이 '건강수명'이다. 우리는 확실히 이전보다 더 오래 산다. 그러나 더 건강하게 산다고 말할 수 있을까?

'지금의 50대는 과거의 40대'라는 희망 찬 믿음에도 불구하고 우리는 전반적으로 비슷한 연령일 때 우리 부모 세대에 비해서 건강 상태가 훨씬 좋지 못하다. 한 연구는 50세부터 우리의 건강이 쇠퇴하기 시작한다는 것을 보여주고 있다. 이전에 생각했던 것보다 훨씬 이른 시기다.[4] 그렇지만 인간 카나리아가 될 정도로 민감하지 않은 한 이런 쇠퇴를 알아차리기가 힘들다.

전 세계에서 미국의 기대수명은 35위에 머물고 있다. 반면 일본은 2위다. 흥미로운 점은, 미국인은 의료에 1인당 연평균 8,300달러를 쓰며 식품에 2,200달러를 쓴다. 일본인은 의료에 3,300달러, 식품에 3,200달러를 쓴다.[5] 미국인과 일본인의 차이가 무엇인지 보이지 않는가? 지난 50년 동안 우리는 여러 가지 의료시술, 약물, 치료를 통해 인위적으로, 하지만 효과적으로 수명을 지탱해왔다. 치매에 걸린 사람도 보살핌을 잘 받으면 수십 년을 살 수 있다. 하지만 그것이 행복한 삶인가? 제2형 당뇨를 비롯해 심각한 건강상의 문제를 갖고 있는 사람들의 숫자가 기하급수적으로 증가했다. 노쇠한 기간이 눈에 띄게 길어져서 노인들의 의료 비용이 엄청나게 상승했다. 분명히 하자면, 나는 의학적 개입이 생명을 연장할 수 있는 상황에서 사람들을 죽게 두는 일에는 찬성하지 않는다. 하지만 나는 단순히 오래 사는 것과 삶의 질을 유지하는 것은 분명히 구분한다.

보이지 않지만 은밀히 퍼지는 악영향

매일 먹고 마시고 사용하는 물질이 바뀌면, 당신의 세포들이 '또 하나의 당신'을 구성하는 유기체들과 소통하는 방식이 완전히 바뀐다. 우리도 냄비 물속의 개구리와 같은 처지가 될 수도 있다. 매일

1부 다이어트의 딜레마

공격받고 있지만 물이 끓어오르는 순간까지 그 공격을 거의 감지할 수 없다. 84~86페이지에 나열된 증상을 하나라도 겪고 있다면 물은 이미 끓기 시작한 것이다. 그렇다면 불을 지핀 것은 무엇일까?

나는 몇가지 교란물질이 건강에 변화를 일으킨다는 깜짝 놀랄 만한 증거를 가지고 있다. 통곡물과 트랜스글루타미나아제에 대해서는 이미 배웠다. 통곡물은 렉틴, 특히 WGA를 장에 직접적으로 전달한다. 그들은 혈류에 LPS의 장 누수가 일어나게 하고, 호르몬 모방을 조장한다. 이러한 교란물질과 그 뒤를 잇는 7가지 교란물질은 건강에 큰 피해를 줄 뿐 아니라 체중 증가 성향을 갖게 한다. 당신이 먹는 음식, 마시는 음료, 복용하는 약물, 개인 위생용품을 통해 당신에게 정보를 입력한다. 그 정보로 당신은 부지불식간에 살이 찌는 기계로 변신한다. 그 덕분에 당신의 진짜 모습은 더는 남아 있지 않다.

교란물질 1 항생제

현대 의학의 발전은 양날의 검이 될 수 있다. 가장 좋은 예가 항생제다. 1960년대 후반과 1970년대 초반 개발된 다양한 항생제들은 여러 종류의 박테리아들을 동시에 죽일 수 있었다. 그들은 폐렴이나 패혈증과 같은 질병으로부터 수많은 생명을 구했고, 지금도 그렇게 하고 있다. 이 항생제 덕분(?)에 의사들은 어떤 박테리아가 주범인지 정확히 확인하지 않고, 감염에 대해 항생제 융단 폭격을 가하게 되었다. 항생제로 죽지 않는 바이러스가 주범인 상황에서조차 말이다. 우리가 다양한 항생제를 복용할 때마다 장에 있는 미생물이 대부분 죽는다. 상황을 되돌리려면 2년이라는 시간이 필요하며, 많은 미생물이 영원히 사라져버린다. 어린이가 항생제를 먹는 경우 크론병, 당뇨, 비만, 천식에 걸릴 가능성이 높아진다.[6]

오늘날에는 과거보다 박테리아에 대한 이해가 훨씬 깊어졌다. 과거에는 나쁜 것으로 여기던 많은 종류의 박테리아가 지금은 유익한 것으로 여겨진다. 이런 식으로 생각해보자. 당신의 홀로바이옴은 성숙한 열대우림과 같다. 1종의 존재가 생존하기 위해서는 다른 여러 종에 의존해야 하는 믿을 수 없을 정도로 복잡한 생태계 말이다. 이제 화염성 폭약이나 고엽제, 무심코 버린 성냥이 열대우림을 완전히 태워버렸다고 생각해보자.

모든 나무와 식물의 씨앗을 재빨리 다시 심었다고 해서(사람들이 프로바이오틱스로 장에 다시 씨를 뿌리려고 하는 것과 동일한 방식으로) 몇 주 만에 성숙한 열대우림을 되찾을 수 있을까? 열대우림이 다시 자라나기 시작할 때마다 폭약을 던진다(단지 기침이 좀 나는 감기를 잡기 위해서 다양한 항생제를 복용하는 것과 같다.)고 상상해보라. 무성한 다우림이 있어야 할 자리가 계속 초토화되는 패턴이 반복되는 것이다. 목숨을 위협하는 감염이 아닌 상황에서 항생제를 복용하는 일은 매우 신중해야 한다.

1부 다이어트의 딜레마

효험이 떨어진 위험한 사업

클로스트리디움 디피실이 많은 사람을 죽음으로 몰아넣기 시작한 것은 내가 의과대학을 다니던 1970년대였다. 다양한 약물이 나타나 온갖 종류의 미생물을 없애버렸다. 좋은 미생물까지 사라지자, 클로스트리움 디피실과 같은 깡패가 결장에 급속히 퍼졌다. 융단 폭격이 그런 결과를 가져온다는 것을, 그리고 실제로 오늘날에는 수퍼버그라고 알려진 박테리아가 이러한 항생제에 내성을 발휘해 어떤 사람들에게는 생명을 위협한다는 것을 반드시 인식해야 한다. 특정 항생제에 대한 광범위한 내성은 이렇게 처참한 결과로 이어질 수 있다.

보다 최근에는 가금류에게서 호흡기 질환과 관련된 대장균과 박테리아 감염을 막기 위해 바이트릴Baytril(시프로Cipro의 자매약)을 과다 사용하면서 박테리아 감염에 저항하기 위해 시프로를 처방받는 사람들이 이 성분에 내성을 갖게 되었다.[7] FDA는 인간 내성이 문제라는 것을 인정했다. 하지만 칠면조를 사육하는 농가에서는 아픈 칠면조 1마리에게만 바이트릴을 먹이는 것이 아니다. 사육하는 전체 칠면조에게 공급하는 물에 항생제를 탄다.

FDA, 의사, 소비자단체들은 동물에 대한 살모넬라, 캄필로박터, 기타 식품 매개질환을 처리하기 위한 바이트릴의 과다 사용이 시프로에 대한 인간 내성을 만들 수 있다고 염려하고 있다. 이는 사람이 부적절하게 조리된 고기를 먹거나 그러한 고기를 부적절하게 만져서 병에 걸릴 경우, 그 사람은 시프로를 통한 치료에 반응하지 않을 수 있음을 의미한다. 실제로 우리 병원의 비뇨기팀은 요로감염에 걸린 여성의 50%가 시프로에 내성이 있는 박테리아를 가지고 있다는 것을 발견했다.

다양한 항생제는 돼지와 닭을 더 크게 자라게 하고, 더 살찌게 만든다. 동물에게 그런 효과가 있다면 인간에게도 같은 효과를 낸다는 뜻이다. 임신 중인 여성이 복용한 항생제 1알이 아이를 평생 살찌게 만들 수 있다. 항생제는 당신의 면역시스템과 소통하는 장내 세균에 변화를 일으켜 당신의 몸을 전시 상태로 만들며, 면역세포가 이 침략자들과 싸우는 데 필요한 연료를 준비할 수 있도록 지방저장을 늘리게 한다. 그리고 동물의 고기와 젖에 있는 항생제 잔여물은 사람이 항생제를 복용할 때 일어나는 효과를 더 강화시킨다.

교란물질 2 소염제

제약업계에서 보다 강력한 진통제이자 '습관형성 약물'로 알려진 이부프로펜(애드빌과 모트린), 나프록센(알리브), 쎄레브렉스, 모빅 등의 소염제는 아스피린의 대용품으로 등장했다. 하지만 우리는 이제 소염제가 소장과 결장의 점액질 장벽을 훼손시켜 렉틴, LPS 등 이질적인 물질이 장 내벽을 통과하도록 해 몸에 전쟁을 일으킨다는 것을 알고 있다. 이 전쟁의 증거는 당신이 통증으로 느끼는 염증의 증가다. 그리고 통증이 커질수록 당신은 더 많은 소염제를 복용한다. 우리는 어떻게 이것을 모르고 있었을까?

사실, 제약업계는 알고 있었다.[8] 하지만 내시경이 그렇게 먼 곳까지 미치지 않기 때문에 처음에 의사들은 소장의 손상을 확인할 방법이 없었다. 정말 어떤 일이 일어나고 있는지 알게 된 것은 삼킬 수 있는 캡슐형 내시경이 생긴 뒤였다. 그때쯤엔 이미 소염제가 매우 흔해졌다. 장내에 망상조직이 형성되었던 여성을 기억하는가? 소염제가 장 내벽을 얼마나 심하게 파괴시켰는지 그런 엄청난 양의 흉터조직이 형성될 정도였다. 소염제는 제약업계에서 가장 잘 팔리는 약일뿐 아니라 건강에 가장 위협적인 약물이다. 그러니 이것을 반드시 기억하라. 이들은 1970년에 처음 소개되었을 때만 해도 대단히 위험한 약물로 취급되어 처방이 있어야만 살 수 있었다.

교란물질 3 제산제

잔탁Zantac, 프로토닉스Protonix, 프릴로섹, 넥시움과 같은 제산제를 무슨 일이 있어도 피해야 하는 이유를 알아보자. 이 약물들은 위산의 양을 줄이는 PPI(양성자펌프억제제, proton pump inhibitor)다. 위산은 몸에서 대단히 중요한 기능을 하는데, 그 힘이 매우 강력해서 박테리아 몇몇만이 그것을 견디고 위에서 살 수 있다. 결과적으로 당신이 삼킨 많은 나쁜 박테리아가 살아서 도망칠 수가 없는 것이다.(장에서만 용해되도록 코팅되어 있지 않은 한 당신이 먹는 대부분의 값비싼 프로바이오틱 박테리아 제품은 위에서 살아올 수 없다!)

위산은 보통 산 구배句配 과정 동안 박테리아를 대장에 가둔다.

위에서 나온 내용물이 장으로 더 내려가면, 담과 췌장에서 나온 알칼리성 용액이 산을 점차 희석시킨다. 하지만 이것은 음식이 결장에 도달해서 산이 충분히 희석될 때의 이야기다. 장내 박테리아는 결장에 살고 있는데, 결장 내부는 저산소 환경이다. 여기에 문제가 있다. 위산이 '나쁜' 박테리아를 죽이지 않으면, 질환을 일으키는 박테리아가 제멋대로 자라나서 정상적인 장내 환경을 바꾸어놓는다. 나아가, 위산의 부족으로 나쁜 박테리아와 심지어 좋은 박테리아도 정해진 자리를 벗어나 그들이 속하지 않은 소장으로 들어갈 수 있다.

장 내벽을 파괴해 장 누수라고 불리는 증상을 유발하거나 SIBO(소장내 미생물 과다증식, small intesinte bacterial overgrowth)를 일으킨다. 미생물이 살아서는 안 되는 소장에 일단 들어가면 LPS와 렉틴은 당신의 순환기에 쉽게 접근할 수 있다. 이는 다시 면역체계를 자극해 곧 다가올 LPS와 렉틴에 의한 위협에 염증으로 대항하도록 한다. 체중도 늘어난다. 신체가 백혈구가 적과 싸우는 데 필요한 연료를 공급하기 위해 지방을 저장하기 때문이다.

PPI의 사용은 위산의 적절한 기능을 방해하는 데 그치지 않는다. PPI는 위산의 생성을 중단시킬 뿐 아니라 미토콘드리아가 양성자펌프를 통해 신체의 모든 세포에서 에너지를 생성할 수 있는 기능을 없앤다. PPI는 혈액과 대뇌의 장벽을 통과해 대뇌 미토콘드리아를 오염시킨다. 한 연구는 이들 약물을 사용했던 75세 이상 노인 7만 4,000명이 그렇지 않은 사람들보다 치매에 걸릴 위험이 44% 높아졌다는 것을 보여준다.[9] PPI의 사용이 같은 이유로 만성 신장 질환과 연관된다는 연구 결과도 있다.[10]

우리는 피자를 1조각씩 먹을 때마다 에너지를 생산하는 세포 기관을 체계적으로 오염시켜왔다. 이러한 위험 때문에 일반 의약품은 물론 처방약들에는 2주 이상 복용해서는 안 된다는 경고가 붙어 있다. 그럼에도 불구하고 많은 사람이 오랫동안 그런 약들을 삼켜왔고, 그 결과 심각한 피해가 뒤따랐다. 제산제가 1980년대에 처음 소개되었을 때만해도 대단히 위험해서 반드시 의사의 처방을 받아야 했다. 여기서도 같은 패턴이 보이지 않는가?

제산제의 사용은 완전히 새로운 미생물군(보통은 위산에 의해 죽기 때문에 우리의 면역체계에는 극히 생소한)이 정상적인 미생물 대신 성장하도록 한다. 제산제를 사용하는 사람들은 보통 사람에 비해 이 이질적인 미생물이 유발하는 폐렴에 걸릴 확률이 3배 높다.[11] 이것으로도 충분치 않은가? 제산제는 단백질의 불완전소화를 촉진한다. 렉틴은 단백질이기 때문에 제산제가 더 많은 렉틴을 장내로 들어가게 하는 셈이다.

마지막으로, 위산은 식이 단백질이 장에서 흡수되기 전에 아미노산으로 분해하는 데 필요하다. 노인 세대가 단백질 영양실조 상태인 이유다. 그들이 단백질을 충분히 섭취하지 않아서가 아니다. 단백질을 소화시킬 위산이 없기 때문이다! 단백질이 분해되어 흡수되지 않으면, 이는 근육감소증로 이어진다. 사실, 나이나 원인에 관계 없이 병원에 있는 환자들은 단백질 수치가 낮다. PPI를 자주 복용함 으로써 단백질을 몸에서 흡수할 수 있는 아미노산으로 바꾸지 못하 기 때문이다.

교란물질 4 인공감미료

수크랄로스Sucralose, 사카린Saccharin, 아스파탐Aspartame, 기타 비영양성 인공감미료는 좋은 박테리아를 죽이고 나쁜 박테리아를 증식하게 해 장의 홀로바이옴을 변화시킨다. 믿기 힘들겠지만, 듀크 대학교의 한 연구는 스플렌다[수크랄로스 감미료의 상표명]가 정상적인 장내 박테리아의 50%를 죽인다는 것을 보여주었다.[12] 앞서 언급했 듯이 나쁜 박테리아가 장을 장악하면, 수비군에 대한 에너지 공급을 확보하기 위한 방어 메커니즘으로 체중이 늘어난다. 더욱이, 여름철 익은 과일이나 가끔 벌집을 통해서나 만날 수 있었던 단맛은 신체에 겨울을 대비해 지방을 저장해야 한다는 신호를 보낸다. 실제 계절이 어떻든 말이다(우리는 1년 내내 과일과 단맛 나는 간식으로 끝나지 않는 여름을 살고 있다).

단맛을 감지하는 미뢰는 혀 표면의 3분의 2를 차지한다. 미뢰 가 존재하는 이유는 먼 선조들이 고열량 과일이나 꿀을 손에 넣었 을 때 먹을 수 있는 것인지 확인하기 위해서였다. 미뢰는 실제로 설 탕을 맛보는 것이 아니다. 설탕 혹은 달콤한 물질 분자가 수용체에

진통제, 제산제, 수면유도제의 대용품

플랜트 패러독스 프로그램으로 식이를 변화시키는 것만큼 중요한 일이 치명적 교란물질의 공급원을 제거하고, 그들을 중성의 대체물로 바꾸는 것이다. 다음 목록을 참고하라.

- 진통제: 이부프로펜, 애드빌, 알리브, 나프로신, 쎄레브렉스, 모빅 등 소염제
  - ☞ 친화적인 대용품: 유향이나 서양 흰버들 수피
- 제산제: 잔탁, 프릴로섹(오메프라졸), 프로토닉스, 넥시움, 이메프라졸
  - ☞ 친화적인 대용품: 롤레이즈는 당분이 적은 탄산칼슘 공급원이다. 감초 조각을 씹는 것도 좋다.
- 수면유도제: 앰비엔, 레스토릴, 루네스타, 자낙스
  - ☞ 친화적인 대용품: 쉬프 멜라토닌 울트라와 같은 지효성 멜라토닌을 사서 잠자리에 들기 전 3~6mg 복용한다.

접착되면 '단맛'을 느낀다. 혀에 있는 신경은 이 단맛 정보를 당신의 보상센터인 대뇌의 쾌감 수용체로 전송한다. 대뇌는 다시 당신에게 이 훌륭한 것들을 더 많이 먹으라고 독촉한다. 방금 과일나무라는 로또에 당첨되었으니 먹을 것이 많지 않은 겨울이 닥쳤을 때 성공적으로 생존할 수 있다고 생각하는 것이다.

설탕중독의 원인

인공적인 혹은 천연(스테비아를 생각하면 되겠다.)감미료의 문제를

이야기해보자. 당신의 몸은 설탕이나 칼로리가 있는 식품의 단맛, 칼로리가 없는 감미료를 구분하지 못한다. 칼로리가 없는 감미료의 분자구조가 미뢰에 있는 당의 도킹포트에 꼭 들어맞아서 진짜 설탕과 동일한 쾌감신호를 대뇌에 보내기 때문이다. 진짜 설탕(포도당)의 칼로리가 혈류에 도착하지 않아 대뇌의 포도당 수용체가 이를 감지하지 못하면, 대뇌는 속았다고 느낀다. 대뇌는 당신이 설탕을 먹고 있다는 것을 '안다'. 설탕을 '맛'보았기 때문이다. 하지만 설탕이 도착하지 않으면 대뇌는 화가 나서 더 많은 설탕을 섭취하라고 당신을 자극한다. 이렇게 더 많은 단맛을 찾게 된다.

체내 시계에 귀 기울여라

감미료와 단맛은 내분비 교란물질로, 체내 시계가 가진 하루주기 리듬에 지장을 초래한다. 이는 또 다른 체중 증가를 불러온다. 어떻게? 당신의 모든 세포는 생체 시계에 따라 작동한다. 심지어 시계 유전자라는 것도 존재한다. 시간대가 다른 국가를 여행해본 사람은 시차증이 어떤 느낌일지 알 것이다. 시차증은 생체 리듬에 혼란이 일어나기 때문에 생긴다.

모든 신체 기능은 하루를 주기로 움직이고, 장의 홀로바이옴도 생체 리듬을 가지고 있다. 보름달 주기 시계와 계절 시계도 있다. 계절 시계는 낮의 길이뿐만 아니라 계절 식품에도 지배받는다. 그리 멀지 않은 과거에만 해도, 단맛은 연중 느낄 수 있는 것이 아니었다.

인공감미료의 대용품

• 적: 모든 인공감미료, 특히 사카린(스윗앤로), 스위트 트윈, 넥타 스위트, 아스파탐(이퀄, 뉴트라스위트), 아세설팜칼륨(역시 이퀄, 뉴트라스위트), 수크랄로스(스플렌다), 네오탐. 그리고 옥수수당, 아가베 시럽, 자당 등 모든 형태의 당이 든 청량음료나 스포츠음료, 단백질 바를 멀리하라.

☞ 친화적인 대용품: 스테비아(스위트리프, 이눌린 함유), 저스트라이크슈거(치커리 뿌리로 만든), 당 알코올 자일리톨이나 에리스리톨(스워브), 야콘 시럽, 이눌린. 모두 적당량 사용해야 한다. 가스와 설사를 유발할 수 있는 당 알코올은 특히 조심하라.

※경고: 모든 단맛은 스테비아를 통한 단맛조차 인슐린 반응을 촉진한다. 더 많은 단맛을 원하게 되는 것이다.

과일이 익는 계절과만 연관되어 있어서 겨울이 건조한지, 습한지, 추운지 상관없었다. 겨울이면 음식이 적고 여름에는 많았으니까. 이 때문에 연중 단맛이 나는 식품을 먹으면, 그것이 과일에 의한 천연 당일지라도 당신은 고대부터 이어오는 리듬을 방해하게 되고, 체중은 계속 늘어난다. 과일을 1년 내내 먹을 수 있는 것은 비만을 불러오는 가장 큰 원인이다.

교란물질 5 내분비 교란물질

호르몬 교란물질이라고도 불리는 이 저용량의 에스트로겐 유가 작용제는 여러 무리로 분류된다. 플라스틱, 향이 있는 화장품, 방부제, 자외선차단제, 금전등록기에서 나오는 영수증에서 발견되는 화학물질, DDT(디클로로디페닐트리클로로에탄, dichlorodiphenyltrichloroethane)의 대사산물인 DDE(디클로로디페닐트리클로로에틸렌, dichlorodiphenyldichloroethylene), 살충제 린데인, 폴리염화바이페닐이 그것이다.[13] 이들이 우리의 호르몬 체계를 엉망으로 만든다. 미국 내분비학회가 발표한 내분비 교란물질에 대한 2차 성명에 따르면, 이러한 강력한 작용제에 대한 노출이 인간과 실험동물(그리고 그 후손들)에게 다양한 방식으로 영향을 미친다는 것이 밝혀졌다. 이런 영향 중 일부는 장기간 드러나지 않을 수도 있다.[14] 이들이 유발하는 문제들은 다음과 같다.

- 비만, 당뇨, 기타 대사질환
- 여성과 남성의 생식 문제
- 여성의 호르몬 반응성 암
- 전립선 문제
- 갑상선 문제
- 뇌 및 신경 내분비 계통의 발달 장애

치약 때문에 살찐다고?

방부제의 대표적인 예가 통곡물 제품을 비롯한 가공식품에 사용되는 BHT다. '몸에 좋은' 통곡물 가루가 등장하면서 이전에는 버

1부 다이어트의 딜레마

려졌던 겨가 사용되었다. 겨의 오메가6 지방산은 BHT가 없으면 산화되고 산패된다. BPA(비스페놀 A)는 가벼운 플라스틱 물병, 심지어 아기들에게 물리는 치아발육기[15]를 열에 견디게 만드는 데 사용된다. 금속이 부식해서 내용물을 오염시키는 것을 막기 위해 통조림 제품의 내벽에도 쓰인다. 화장품과 자외선차단제에 든 파라벤도 같은 목적으로 쓰인다. 에스트로겐 유사 화합물인 메틸파라벤 역시 주요한 알레르기 유발항원으로 다용도 용기의 약물처리를 보존하는데 사용된다. 치과에서 국소마취제로 쓰이는 노바케인에 알레르기 반응을 보였다면, 용기에 메틸파라벤 처리가 되어 있는 것이다.

최근의 연구는 인조식품 방부제, 3차 tBHQ(삼차뷰틸하이드로퀴논넷, tert-Butylhydroquinone)가 최근 늘어난 식품 알레르기의 원인 중 하나일 수 있다는 것을 시사한다.[16] 이 첨가제는 빵, 와플, 크래커, 기타 제과·제빵 식품을 비롯한 다양한 가공식품은 물론 견과류와 식용유에도 사용된다. 제품 속에 들어있는 tBHQ는 라벨에 표시할 필요가 없다. tBHQ의 섭취는 면역시스템의 요체인 T세포를 자극해서 단백질을 방출함으로써 밀, 우유, 달걀, 견과류, 조개류와 같은 식품에 알레르기 반응을 자극할 수 있다. 정상적인 조건에서 T세포는 신체를 침략군으로부터 지키는 사이토카인을 분비한다. 하지만 tBHQ의 존재는 T세포의 이런 정상적 활동을 제한한다.

당신은 손 세정제, 비누, 체취제거제, 치약, 개인 위생용품에서 발견되는 트리클로산과 같은 항균 화학물질이 입, 장, 피부에 좋은 미생물을 파괴한다는 것을 알고 있을 것이다. 그렇지만 그들이 장내 환경을 바꾸어서 비만을 조장한다는 것은 아마 모를 것이다. 입 안을 비롯한 이들 장소에는 정상적인 미생물이 필요하다. 입 안의 좋은 미생물은 당신이 내쉬는 화합물을 이용해 당신의 혈관을 팽창시키고 혈압의 정상화를 촉진하는 강력한 화학물질로 변화시킨다. 당신에게 '민트향의 깨끗한' 숨결을 가져다주면서 입 안의 박테리아를 죽이는 구강청정제의 사용은 혈압을 극적으로 상승시킨다.[17] 당신이 구강청정제를 사용하는 데 혈압 강하제를 복용해야 한다는 처방을 따르고 있다면 구강청정제를 당장 버리도록 하라. 손 세정제와 치약에 든 트리클로산 역시 방광암을 유발하고, 치료하지 않으면 암으로 발전하는 세포를 급증시킨다고 알려졌다. 다음에 슈퍼마켓에 가거든 살균제 용기에서 멀리 떨어져라. 아무도, 특히 당신의 장내 미생물이 다치지 않도록 말이다.

자외선차단제로 인한 비타민D 결핍

자외선차단제는 비타민D의 흡수를 막는다. 모든 화합물은 이 필수 비타민을 활성 형태로 바꾸는 간의 능력을 떨어뜨리기도 한다. 이는 보호 기능을 하는 장 내벽에서 새로운 세포의 재생을 막아 더 많은 렉틴과 LPS가 다른 이질적인 무리들과 함께 장 내벽을 통과하게 만든다. 전립선암이 있는 남성들은 비타민D 수치가 매우 낮다. 장누수증후군이나 자가면역 질환이 있는 내 환자들은 모두 비타민D 수치가 매우 낮았다. 비타민D가 충분하지 않은 상태에서 반복적으로 장 내벽에 공격을 받으면, 렉틴과 LPS의 통과를 막기 위한 지속적인 회복 작업이 부족하기 때문에 신체는 계속해서 전쟁 상황이라고 인식하게 된다. 과체중이나 비만인 내 환자들 역시 비타민D가 매우 부족한 것도 놀랄 일이 아니다.[18] 그런 비타민D 결핍은 새로운 뼈의 생성을 지연시켜 골다공증 발생의 기반을 마련한다. 골연화증과 골다공증을 가진 마른 여성 환자들 역시 처음으로 내게 진료를 받으러 왔을 때 낮은 비타민D 수치를 보였다.

늘어난 성조숙증

호르몬 교란물질은 에스트로겐의 활동을 모사한다. 에스트로겐의 주 기능은 임신에 대비해 세포들에게 지방을 저장하라고 말하는 것이다. 지금은 나이나 성별에 관계없이 우리 모두가 1년 365일 임신에 대비해 지방을 저장하고 있다. 여자아이들이 8살에 사춘기를 맞거나 남성들이 '여성형 유방'이나 출산 직전처럼 보이는 배를 가지고 있는 것이 이상하지 않은가? 에스트로겐 유사 화합물은 일반적인 호르몬이 하듯이 수용체에 접속했다가 떠나는 대신 수용체에 달라붙어 영구적으로 스위치를 켜고 정상적인 메시지 전달을 방해한다. 이런 소량의 에스트로겐 유사 화합물이 내는 효과가 축적되면 호르몬 자체의 영향보다 커진다.[19]

조용한 암살자, 프탈레이트는 어디서나 흔히 볼 수 있다. 그들은 플라스틱을 연화시키는 데 사용된다. 비닐 벽지, 비닐 바닥재, 설거지용 장갑, 고기나 생선을 포장할 때 쓰는 접시 모양의 용기, 어린이들이 가지고 노는 장난감 들을 생각하면 된다. 플라스틱 랩과 플라스틱 용기 덕분에 우리의 음식 어디에나 존재하게 되었다. 헤어스프레이, 윤활유, 방충제, 개인 위생용품 등 향기 있는 제품에도 쓰인다.

동물과 인간을 대상으로 한 연구들이, 쥐의 경우 보통보다 작은 고환을 비롯한 내분비 교란의 많은 사례를 프탈레이트와 연관시켜 왔다.[20] 남성의 소변 속 고농도 프탈레이트 대사물질의 존재는 정자 내 DNA의 손상과 관련이 있다.[21] 어린 나이에 이러한 화학물질에 노출되는 것은 여자아이의 조기 유방 발달과 연관이 있을 수 있다.[22] 아기가 탯줄을 통해 프탈레이트에 많이 노출될 경우 조산할 가능성이 높다.[23] 이러한 화합물들은 주요한 호르몬 교란물질로, 당신은 물론이고 태아의 뇌에 있는 에스트로겐 수용체에 고정된다. 그들은 세포의 갑상선 호르몬 수용체에도 영구적으로 접착되어서 진짜 갑상선 호르몬이 메시지를 전달하는 것을 차단한다. 제트웨이[여객기와 터미널 건물을 잇는 승강용 통로]가 막혀 있는 비행기를 생각해보라.

유럽, 캐나다, 중국에서 이런 계열의 화학물질들이 식품에 얼마나 많이 포함되어 있는지 규명하기 위해 많은 연구가 이루어졌다. 하지만 미국에서 첫 연구가 시작된 것은 2013년에 이르러서였다.[24]

상대적으로 오염이 덜한 북부 뉴욕 인구를 대상으로 한 이 연구는 인간의 경우 프탈레이트의 주 공급원이 순서대로 곡물, 소고기, 돼지고기, 닭고기, 유제품이라는 것을 발견했다.

피곤을 느끼고, 살이 찌며, 머리카락이 가늘어지고, 통곡물 식품과 뼈, 껍질이 없는 닭가슴살을 먹고, 당신의 주치의가 갑상선 호르몬 수치가 정상이므로 갑상선기능저하증이 아니라고 말한다면 다시 생각해보아야 한다. 갑상선 호르몬을 만들고는 있지만 호르몬이 비행기 문 안으로 들어가지 못하기 때문에 세포와 대화를 나누지 못할 수가 있다. 프탈레이트가 길을 막고 있기 때문에 말이다. 프탈레이트가 가득한 '몸에 좋은 식품'들은 플랜트 패러독스 프로그램에서 엄격하게 제한해야 할 항목들이다.

닭고기에 든 '독'

미국산 닭고기와 소고기에는 많은 항생제가 함유되어 있다. 이는 장내 유익한 박테리아까지 무차별적으로 죽인다. 최근까지도 개방 사육한 닭고기에 '건강하게 보이는' 붉은색이 나도록 옥시염화비소를 첨가하는 것이 합법적인 일이었다. 옥시염화비소는 독극물이 아닌가? 맞다. 옥시염화비소는 항생제이고, 독극물이며, 호르몬 교란물질이다.

닭고기는 소고기, 양고기, 돼지고기를 대체하면서 현대인의 식단에서 큰 부분을 차지하고 있다. 하지만 가던 길을 멈추게 할 진실을 밝히겠다. 임신한 여성이 닭고기를 많이 섭취할수록 아기의 음경이 작아진다.[25] 비소와 프탈레이트 오염은 장난감과 행동 선택에도 영향을 미친다.[26] 쥐에 대한 연구는 닭고기를 많이 섭취해서 비소와 프탈레이트에 대한 노출이 커질수록 남자 아기의 두뇌가 자궁 내 에스트로겐 유사물질에 많이 노출되며, 이것이 성적 각인과 잠재적으로 성별 자각에 영향을 미친다는 것을 보여준다.

빵 반죽에 넣는 위험한 물질

요가매트를 먹고 싶다고 생각한 적 있는가? 인조가죽 제품, 카페 밑깔개, 요가매트를 제조할 때 발포제로 사용되는 아조디카본아미드라는 내분비 교란물질은 밀가루와 밀가루 반죽을 표백하는 데 사용된다.[27] 미국의 맥도날드, 버거킹 등 패스트푸드 식당은 일부 혹은 모든 빵 제품에 이 물질을 사용한다. 유럽과 오스트레일리아에서는 빵에 사용하는 것을 금지하고 있으며,[28] 미국은 서브웨이가 자발적으로 제품에 사용하지 않고 있다.[29] 아조디카본아미드 노출은 천식과 알레르기를 유발하며[30] 특히 가열될 경우에는 면역기능을 억제하기도 하는 것으로 드러났다.[31] 게다가 이 화학물질은 글루텐을 개개의 단백질과 글리아딘, 응집소로 분해해 즉각적인 자극을 유발하는 것으로 알려졌다.

내분비 교란물질의 대용품

이 강력한 교란물질들은 수없이 많은 제품에 들어있다. 다음은 빙산의 일각에 불과하다.

- 적: BHT를 안정제로 사용하는 모든 식품, 특히 상업용 제과·제빵 제품. 식품이 포장지에 싸여 있거나 '통곡물'이라는 말이 붙어있는 경우에는 BHT가 첨가되었을 가능성이 높다. 모든 크래커, 빵, 쿠키, 크런치 바에는 트랜스 글루타미나아제도 함유되어 있을 확률이 높다. 식품 제조업체들은 이런 화학물질을 용기에 표시해야 할 의무가 없다.

  ☞ 친화적인 대용품: 허용된 가루 대용품(197페이지 참고)을 사용해 집에서 구운 제품들

- 적: PTFE(폴리테트라플루오로에틸렌·테플론), PFOA(퍼플루오로옥타닉)를 비롯해 눌어붙지 않는 취사도구, 얼룩이 지지 않는 옷감과 카펫에 사용되는 그와 유사한 제품들

  ☞ 친화적인 대용품: 전통적인 취사도구나 T팔, 아모레, 컬리나 등의 제조사가 내놓는 PTFE나 PFOA를 함유하지 않은 것으로 인증받은 세라믹 코팅 제품을 이용하라.

- 적: BPA 플라스틱으로 만들어진 용기

  ☞ 친화적인 대용품: 반응성이 없는 유리나 스테인리스 스틸 용기에 담긴 제품을 사라. 통조림 식품의 경우, BPA가 없는 캔에 담긴 것만 구입하라. 일부 병에 담긴 물은 BPA가 없는 플라스틱에 담겨 있다. 하지만 이러한 플라스틱이 더 안전하다는 데는 논란의 여지가 있다. 물에 다시 들어갔을 때를 생각한다면, BPS(비스페놀 S)는 BPA보다 더 문제가 크지는 않더라도 BPA가 유발하는 것과 같은 문제를 일으키는 것으로 밝혀졌다.[32] 스테인리

스 스틸이나 유리 물병을 구입하고 수돗물이나 정수된 물을 이용하라.

- 적: 플라스틱 랩과 플라스틱 봉지

☞ 친화적인 대용품: 옛날 스타일의 파라핀지나 재사용 가능한 천 샌드위치 봉지가 좋다.

- 적: BPA를 함유하고 있을 수도, 아닐 수도 있는 매장이나 은행의 감열지 영수증

☞ 친화적인 대용품: 명세서를 이메일로 보내도록 한다. 반품을 대비해서 매장의 영수증이 필요한 경우, 직원에게 봉지에 담아달라고 요청한다. 젓가락을 이용해서 영수증을 꺼내거나 스마트폰으로 영수증을 촬영한 뒤 제거하라. 영수증을 자주 만져야 하는 판매자의 경우, BPA가 없는 종이로 바꾸도록 하라.

- 적: 메틸파라벤과 같은 파라벤이 든 자외선차단제. 활성제가 산화 티타늄이 아닌 모든 자외선차단제를 피하라.

☞ 친화적인 대용품: 환경보호그룹 웹사이트에 파라벤이 없는 제품이 소개되어 있다. www.ewg.org/sunscreen/.

- 적: 파라벤이 든 화장품

☞ 친화적인 대용품: EWG는 파라벤이 없는 6만 2,000가지 이상의 화장품에 대한 데이터베이스를 가지고 있다. www.ewg.org/skindeep/.

- 적: 파라벤이나 알루미늄을 함유한 체취제거제와 발한억제제

☞ 친화적인 대용품: EWG는 체취제거제와 발한억제제를 분석, 평가해두고 있다. www.ewg.org/skindeep/browse/antiperspirant;deodorant.

- 적: 트리클로산이 들어있는 손 세정제와 모든 항균비누. 이들이 건강에 미치는 위협이 아니더라도 그런 제품을 사용할 필요가 없다. 비누와 더운 물이면 족하다.

- 적: 트리클로산과 그 사촌이라 할 수 있는 트리클로카반이 들어있는 치약. 이런 화학물질이 들어있는 개인 위생용품의 목록은 http://drbenkim. com/articles/triclosan-products.htm에서 확인하고 모두 피하라. SLS(라우릴황산나트륨)가 함유된 치약도 피한다.

☞ 친환적인 대용품: 제이슨, 페이스 내추럴, 디저트 에센스(천연 티트리 오일이나 멀구슬 향), 트레이더조, 안티플라그 노 플루오라이드 올 내추럴(폐퍼민트나 회향) 치약은 트리클로산이나 SLS를 함유하지 않는다. 더트의 내추럴 오가닉 플루오라이드 프리 치약도 있다. 톰스 오브 메인의 제품에는 트리클로산이 들어있지 않고, 이 회사의 보타니컬리 브라이트 라인에는 SLS가 들어있지 않은 2가지 제품이 있다.

교란물질 6 GMO 식품과 제초제

제초제, 살충제, 농약은 살생물제의 각기 다른 형태다. 제초제는 잡초를 죽여 농작물이 다른 종, 물, 영양분을 두고 경쟁하는 일 없이 자라게 한다. 살충제는 모기 매개 질병의 희생자 수를 감소시키는 데 도움을 주며, 농약은 작물 수확량을 늘리고 기아로 죽어갈 가능성이 있는 수십 억 명의 인구에게 식량을 공급할 수 있게 해준다. 하지만 살생물제가 부른 의도치 않은 결과도 그만큼 엄청나다. 그들은 우리가 먹는 음식, 접촉하는 산물을 통해 체내 시스템에 강력한 독을 전달한다. 독은 우리의 장관과 피부를 난도질해서 우리의 몸과 다른 동식물 안에 유전적 프로그램을 촉발시킨다. 이 화합물은 우리 세포 안의 유전자를 마음대로 켜고 끄면서 체내의 신호체계를 근본

적으로 변화시킨다.[33]

엔리스트, 다우 케미컬, 몬산토가 만든 제초제 '라운드업'에는 2, 4-D(2, 4-Dichlorophenoxyacetic acid, 고엽제의 성분)와 글리포세이트가 함유되어 있다. 이 주요한 교란물질의 흔적은 곡물과 콩을 먹여 기른 동물의 고기와 젖, 그것들로 만들어진 제품에서도 발견된다.

단기적인 연구들은 곡물과 콩 속에 잔류한 라운드업 성분이 인간에게 해를 끼치지 않는다고 말했다. 우리에게는 시킴산 경로, 즉 라운드업이 잡초를 무력화시켜서 죽음에 이르게 하는 데 사용하는 식물 경로가 없기 때문에 말이다. 결과적으로, FDA는 라운드업을 안전하다고 승인했다. 그렇다면 무엇이 문제일까? 첫째, GMO 식물은 우리의 바코드 스캐너가 이질적이라고 인식하는 렉틴을 생성시켜서 그것을 먹었을 때 염증 반응을 일으키게 만든다. 둘째, 라운드업이 GMO 작물에 뿌려지면, 작물 근처의 잡초는 말라죽는 반면 이 작물은 화학적 맹습을 견딘다. 그렇지만 산업농들은 GMO가 아닌 작물에도 건조제 역할을 하도록 주기적으로 라운드업을 뿌린다. 밀, 옥수수, 대두, 콩, 카놀라가 바싹 말라죽으면 이들을 정해진 일정에 따라 쉽게 수확해서 시간과 돈을 절약할 수 있다.

수확된 곡물을 가공하기 전에 라운드업을 씻어낼 것이란 순진한 생각을 하는가? 글리포세이트는 곡물과 콩에 남아있고, 사료로 가축에게 공급되어 그들의 고기와 젖에 섞인다. 우리는 그것을 먹고 마시게 되는 것이다. 산업농이 기르는 동물에게 먹이는 모든 곡물과 콩 역시 GMO다. 이런 변형된 유전자는 이 동물의 고기에서만이 아니라 젖을 물리는 어미들의 우유와 새끼들의 제대혈에서도 발견된다. 더 심각한 것은 GMO가 아닌 모든 곡물과 콩에도 수확기에 라운드업을 사용하기 때문에 이들 '몸에 좋은' 식품을 통해 당신이 살충제를 섭취하게 된다는 점이다. 과거에는 가공 중에 벗겨낸 곡물의 외피를 요즘은 '통곡물의 영양'을 위해서 남겨두기 때문이다.[34] 이후 라운드업은 당신의 장으로 들어가 심각한 손상을 일으킨다.

식물과 마찬가지로, 장내 박테리아는 시킴산 경로를 이용한다. 트립토판, 티로신, 페닐알라닌이라는 3가지 필수 아미노산을 만들기 위해서다. 동물에게는 이런 경로가 없기 때문에 이런 필수 아미노산의 유일한 공급원은 장내 미생물이다. 트립토판과 페닐알라닌은 세로토닌을 만들고, 티로신과 페닐알라닌은 갑상선 호르몬 생성에 꼭 필요하다. 하지만 GMO 식품이나 전형적인 방법으로 길러졌으나 라운드업을 뿌려 수확한 식품을 먹으면, 시킴산 경로가 막히고 우리의 장내 박테리아는 이 필수 아미노산들을 생성할 수 없다.

통곡물을 먹는 마른 몸의 여성 환자들이 항우울제와 갑상선 약을 복용하는 이유가 궁금하지 않았는가? 통곡물, 대두, 콩에 들어있는 글리포세이트가 이 여성들이 가진 세로토닌과 티로신 생성 기능을 해쳤던 것이다. 이는 시킴산 경로를 마비시키고, 필수 아미노산의 공급을 방해하고, 좋은 미생물을 사멸시켜 장내 미생물의 조성을 바꾼다.

우리의 정상적인 장내 미생물들은 글루텐을 먹도록 진화했다. 살충제가 뿌려진 글루텐 함유 식품, 대두, 콩을 먹음으로써 이들 미생물을 죽이면, 우리는 글루텐의 해악을 줄이는 주된 방어벽을 갑자기 잃게 된다. 즉, 당신도 글루텐에 민감해지는 것이다. 게다가 살충제는 글루텐과 결합해서 글루텐을 항원성으로(면역 반응을 유발할 수 있게) 만든다. 글루텐 자체에 민감하지 않은 사람들의 경우에도 말이다.[35] 아직 끝나지 않았다. 라운드업은 비타민D를 당신의 몸이 콜레스테롤 재활용에 사용할 수 있는 형태로 전환시키는 주요 간 효소를 마비시킨다. 라운드업이 콜레스테롤 수치를 크게 높일 수 있다는 뜻이다. 비타민D는 손상되어 있는 장 내벽의 보수를 촉진하는 데에도 필요한데 말이다.[36]

몸에 쌓이는 발암물질, 글리포세이트

2015년 세계보건기구의 국제암연구기구는 라운드업의 활성제인 글리포세이트가 "인간에게서 암을 유발할 수 있는 물질"이라고 선언했다.[37] 그 결과, 유기농소비자협회와 디톡스 프로젝트가 협력해서 대중에게 물과 소변에 있는 글리포세이트 검사를 받을 기회를 제공했다. 반응이 엄청났다. 더 큰 연구소 건립을 기다리는 동안 검사는 일시적으로 유예되었지만, 표본을 제공한 첫 131명에 대한 검사 결과는 충격적이었다.

> ## 글리포세이트와 GMO의 대용품
>
> • 적: 라운드업과 유사 제품들
>
> ☞ 친화적인 대용품: 백식초 3.79L와 소금 1컵, 액상 식기 세척기용 비누 1스푼을 섞는다. 이 혼합물을 잡초에 뿌린다. 백식초 대신 레몬주스를 사용하거나 소금 대신 황산마그네슘을 사용할 수 있다.
>
> • 적: GMO 식품
>
> ☞ 친화적인 대용품: 유기농식품

2016년 5월 발표된 결과에 따르면, 소변 샘플을 검사한 사람들의 93%가 글리포세이트 양성 반응을 보였다. 그중 어린이들의 수치가 가장 높았다(물 샘플에서는 글리포세이트가 검출되지 않았다). 검사 프로그램의 주최자들은 대중에게 글리포세이트의 위험성을 알릴뿐 아니라 환경보건국을 설득해 이 화학물질의 금지를 설득하고자 했다. FDA는 향후 대두, 옥수수, 우유, 달걀과 같은 식품의 검사를 시작할 것이라고 발표했다.[38]

교란물질 7 청색광에 대한 지속적 노출

수천 년 동안 인간은 일광의 변화, 특히 일광의 청색 파장 스펙트럼에 대응해 음식을 얻었다. 긴 낮과 짧은 밤은 앞으로 다가올 겨울을 준비하기 위해 가능한 한 많이 먹도록 신체를 자극한다. 반대로 짧은 낮과 긴 밤은 부족한 음식을 덜 찾고 우리가 여름에 획득해

둔 지방을 연료로 태우도록 우리를 자극한다. 얻을 수 있는 것이 적은 시기에 음식을 사냥하거나 찾는 일은 이치에 맞지 않는다. 구할 수 있는 열량보다 많은 열량을 쏟아야 하기 때문이다.

따라서 우리 몸은 겨울에는 식량을 찾는 대신 저장해둔 지방을 태우도록 설계되어 있다. 배가 부르다는 느낌을 주는 렙틴 호르몬이 이 신호를 켠다. 포도당을 연료로 사용하거나 지방을 연료로 사용하는 일이 계절에 따라 순환하는 것을 물질대사 유연성이라고 부른다. 이런 순환에 대한 명령을 매개하는 것이 빛의 청색 파형이다.

현대인의 삶은 청색광이 장악하고 있다. 우리는 쉼 없이 이 파장에 비정상적으로 노출되고 있다. TV, 휴대전화, 태블릿PC… 심지어는 에너지 절약형 전구도 청색 파형의 빛을 낸다. 이는 수면을 방해하는 것으로 알려져 있다. 청색광은 잠이 들도록 돕는 호르몬인 멜라토닌의 생성을 억제한다. 수면 부족은 비만과 연관되어 있다.[39]

청색광은 '배고픔' 호르몬인 그렐린과 '각성' 호르몬인 코티솔을 자극한다. 우리의 유전적 프로그래밍이 청색광을 일광과 결부시키기 때문에 이러한 지속적인 노출은 몸을 속여서 낮이 긴 계절(여름)이 계속 이어지는 것처럼 생각하게 한다. 이로 인해 우리의 몸은 다가올 겨울의 짧은 낮 시간을 대비해서 계속 체중을 늘려간다. 오래 전부터 전해오던 리듬이 파괴되면서 끝없는 여름을 살고 있다. 그래서 나는 저녁 시간에 청색광에 대한 노출을 최소화하라고 권한다.

식품 라벨 해독법

다음 표시가 있는 제품은 모두 멀리해야 한다. 이런 암호에 숨겨진 진짜 의미를 알아보자.

암호화된 메시지	해석
식물성 사료만을 먹인 all vegetarian feed	곡물, 유사 곡물, 대두가 함유되어 있으며, 모두 GMO일 가능성이 있다. 가금 생산물에서 자주 발견된다.
개방 사육 free-range	2007년 연방법에 따르면 하루에 최소한 5분만 작은 풀밭을 향해서 문을 열어 놓는 한, 창고 안에 밀어넣고 옥수수와 대두를 먹여 키운 닭고기도 개방 사육이라고 표시할 수 있다.
글루텐-프리 gluten-free	글루텐 함유 제품보다 당과 렉틴이 더 많다.
천연 all natural	천연이란 아무 의미가 없는 말이다. FDA와 미국 농무부는 이 용어에 대한 규정을 갖고 있지 않기 때문이다.
콜레스테롤 제로 no cholesterol	콜레스테롤을 대체하는 지방에는 나쁜 오메가6 지방이 가득하다.
트랜스 지방 제로 no trans fats	여기에는 나쁜 오메가6 지방산이 들어있다.
부분경화유 partially hydrogeneted	여기에는 정말로 나쁜 오메가6 지방산이 들어있다.
인공성분 제로 no artificial ingredients	쥐똥에도 '인공적인' 성분은 들어있지 않다. 최대한 좋게 해석해도 아무런 의미가 없다.
심장에 좋은 heart healthy	큰 식품회사와 제약회사들은 이 라벨을 원한다. 그런데 FDA가 '심장에 좋다.'고 보증한 제품 중 하나가 프루트 루프스[켈로그 사의 시리얼 상품명]라는 것을 아는가. 참고로, 아보카도, 연어, 견과류는 FDA의 검열을 통과하지 못했다!
유기농 재료만 사용 all organic ingredients	비소도 유기체이며, 소위 유기농 닭고기에 비소를 먹이는 것이 합법이다. 비소는 주요한 항생물질이며, 내분비 교란물질이다. GMO 작물도 유기농으로 키우면 '유기농'이라는 표식을 달 수 있다.

청색광의 대용품

• 적: 청색광에의 지속적 노출

☞ 친화적인 대용품: 해가 지면 전자기기의 화면에서 방출되는 청색광을 엷은 황색으로 바꾸어주는 앱justgetflux.com을 다운로드한다. 아이폰과 안드로이드에서 황색 화면 옵션을 사용한다. 새로운 iOS에는 사용하기 쉬운 '야간 근무' 기능이 있다.

해가 진 후에 휴대전화나 다른 전자기기를 사용해야 하는 때에는 우벡스, 솔라 쉴드, 픽셀 등의 회사에서 만드는 황색이 들어간 청색광 차단 안경을 착용한다. 광각 스타일은 당신 앞에서 직접 들어오는 청색광은 물론 옆에서 들어오는 청색광까지 차단한다.

침실의 전구를 청색광 차단 전구로 교체한다. 나는 특히 라이팅 사이언스의 굿나잇 바이올로지컬 LED 램프를 선호한다. 이 제품은 본래 미 항공우주국의 우주인들을 위해 개발된 것이다.

렉틴과의 결탁

7가지 치명적인 교란물질들은 렉틴과 어떤 식으로 공모해서 우리를 살찌고 아프게 만드는 것일까? 렉틴에 의해 손상입으면 교란물질들이 유발하는 추가적인 공격에 보다 취약해진다. 5장에서는 왜 지난 반세기 동안 우리가 더 살찌고, 몸이 더 약해지고, 컨디션이 나빠졌는지 이해하는 데 도움을 주기 위해 이 내용을 보다 깊이 있게 다룰 것이다. 이제 지방이 어디에 저장되고, 왜 그곳에 있는지 알아보자.

5장

쉬어도 피곤하고
안 먹어도
살찌는 이유

16세기의 자연주의자이자 의사인 토마스 머펫Thomas Muffet은 이런 글을 남겼다. "사람은 자신의 치아로 무덤을 파고, 적의 무기보다는 나 자신이 만든 운명의 도구에 의해 죽음을 맞는다." 500년 후 그의 글은 여전히 진실을 말하고 있다. 히포크라테스의 유명한 선언 "음식이 약이 되게 하고, 약이 음식이 되게 하라."처럼 말이다. 나의 신뢰는 굳건한 증거를 기반으로 한다. 나의 연구, 다른 사람들의 연구, 다양한 증상을 호소하면서 내 진료실을 찾았다가 식이 프로그램으로 병을 고친 수천 명의 환자가 그 증거다.

다이어터가 흔히 놓치는 것들

살이 자꾸만 찌거나 살 빼는 일이 어려운가? 당신이 게으르거나 절제력이 없어서가 아니다. 과체중이라면 잘못된 음식을 먹고 있거나 적절한 음식을 먹고 있지 않을 가능성이 높다. 식단에 '추가하는 것'이 무엇인가보다는 식단에서 '제거하는 것'이 무엇인가가 훨씬 중요하다. 그리고 다이어터들이 쉽게 간과하는 것이 있는데, 장내 미생물의 역할이다. 어떤 미생물은 당신이 날씬하고 건강한 몸을 유지하는 데 도움을 준다. 반대로 체중 증가에 기여하는 것도 있다. 영양분의 흡수를 방해하거나 적정 체중을 유지하는 일을 어렵게 만들어 당신을 병들게 하는 것도 있다. 음식을 얼마나 먹든, 장내 미생물이 적절히 소화시키지 않으면, 열량과 미량 영양소를 놓치게 된다. 셀리악병은 영양장애라는 빙산의 일각에 불과하다. 수많은 질환이 적절한 소화, 영양의 입수 가능성과 연관된다.

우리는 그동안 헛물켜고 있었다!

과체중(혹은 저체중)은 당신의 몸 안에서 전쟁이 벌어지고 있다는 명백한 '신호'다. 이 책을 읽고 있는 사람이라면 분명 자신의 몸 상태와 체중에 관심이 많을 것이다. 돌이켜보면 1960년대 중반부터 사람들의 건강에 문제가 생기기 시작했다. 성인의 70.7%가 과체중이라는 이야기를 기억하는가? 그중 38%가 비만이다. 20년 전 20% 미만에서 크게 증가한 수치다.[1] 더구나 당뇨, 천식, 관절염, 암, 심장질환, 골다공증, 파킨슨병, 치매 발병률이 크게 증가했다. 현재 4명 중 1명이 수십 가지 자가면역 질환 중 1가지 이상을 가지고 있다.

우리는 하루에 7, 8시간만을 일하고, 조부모 세대보다 훨씬 잘 먹고 있음에도 불구하고 많은 사람이 활력과 기운이 없다고 말한다.

알레르기 발병률도 극적으로 높아졌다. 학교에 가져갈 수 있는 아드레날린이 들어있는 주사기, 에피펜[에피네프린 자가주사]이 시판되고 있다. 걱정 많은 부모가 알레르기가 있는 자녀들을 위해 이런 제품을 구매한다. 우리는 건강이 나빠지고 살이 찌는 원인을 서구식 식단, 환경, 무기력으로만 돌려왔다. 이런 지적에도 진실이 얼마간은 담겨 있다. 하지만 진짜 진실은 놓치고 있다. 다이어트나 운동 프로그램이 몇 주, 몇 달만 효과를 보이다가 다시 원점으로 돌아가는 이유가 여기에 있다. 이런 '해법'들이 지속적인 변화를 일으키지 못하는 이유는 그들이 비만과의 싸움, 그리고 그에 연관된 우리 몸 안의 전투를 끝내는 일과 전혀 관련이 없기 때문이다.

운동은 '체중 감량'에 도움이 안 된다

체중 감량 식단은 실패할 수밖에 없다. 우리가 먹는 음식과 접하는 제품의 방해 공작을 처리하지 않았기 때문이다. 당신의 몸에서 일어나는 전쟁을 끝내야 '원하는' 체중을 유지할 수 있다. 살 빼기 위해 다이어트를 한 뒤 과거의 습관으로 돌아가는 것은 진정한 개선이 아니다. 반면에 특정한 식품과 제품이 당신의 시스템에 미치는 영향을 이해하고 식습관을 고친다면, 전혀 다른 결과가 펼쳐질 것이다. 이것이 내가 당신에게 보여줄 전략이다. 먹는 방식을 전환시키는 다이어트야말로 성공의 열쇠다.

운동은 활동적인 라이프스타일을 유지한다는 의미에서 가치 있는 일이다. 정기적인 운동(헬스장에서 하는 운동만이 아니라 활동적인 상태를 유지하기 위해 전반적으로 노력하는 것)은 체중을 '유지'하는 데 큰 도움이 된다.[2] 날렵한 몸을 유지하면 심혈관 건강을 증진하고, 혈압을 조정하고, 좋은 콜레스테롤을 높이고, 트리글리세리드를 낮추는 등 수없이 많은 혜택을 가져다준다. 유산소운동과 체중부하 운동은 몸의 균형을 잡아주고, 기분을 좋게 하고, 스트레스를 덜고, 에너지 수준을 높이고, 수면의 질을 향상시킨다. 그러나 여러 연구들은 운동이 체중 '감량'에는 도움이 되지 않는다고 말한다. 운동하면 자꾸 허기를 느낀다. 또 과체중인 사람들에게 운동은 굉장한 부담이 되기 때문에 계속 이어갈 수 없다는 단점이 있다.

오랜 연구의 단초

한 회사에서 특강할 때의 일이다. 당시, 나는 탄수화물에 공포증을 가지고 있었다. 탄수화물을 모든 질병의 원인이라고 생각했으며, 식단에서 극단적으로 제한했다. 강의를 듣던 청중이 내게 이렇게 물었다. "키타반Kitavan 족은 어떻게 설명하시겠습니까?"

이런, 키타반 족이라니! 탄수화물을 제한하고 지방을 많이 섭취해야 한다고 주장하는 연구자들에게 남태평양에 사는 이 부족은 골칫거리다. 키타반 족은 담배를 피우고, 열량의 60%를 탄수화물에서, 30%는 코코넛오일에서 얻는다. 그럼에도 불구하고 그들에게는 심근경색, 심장마비, 심혈관 질환의 징후가 없으며, 눈에 띄게 마른 몸을 가지고 있고, 의료서비스가 거의 필요치 않은 길고 건강한 삶을 산다. 과거의 나를 비롯해 저탄수화물 식이를 옹호하는 사람들은 키타반 부족을 원리의 '예외'로 취급했다.

그런데 연구의 진정한 목적은 그 가설이 틀렸음을 입증하는 것이다. 틀렸음을 입증하지 못하는 가설만이 참이 될 수 있다. 나는 수십 년 동안 이 부족의 식생활에 대해서 연구한 스웨덴 출신의 의사 스테판 린드버그Staffan Lindeberg의 연구 덕분에 키타반 족이 엄청난 열량을 섭취하면서도 대단히 말랐다는 것을 발견했다. 열량은 열량(들어오는 열량과 나가는 열량이 같다.)이라는 주장은 키타반 족에게 해당되지 않는 듯 보였다. 연구research라는 것은 다시re 찾는다search는 의미다. 따라서 나도 그렇게 했다. 5장은 내가 다시금 찾아본 결과이며, 이러한 새로운 식견을 적용했을 때 내 환자들에게 어떤 일이 일어났는지에 대한 관찰의 결과다.

처음부터 다시 생각하다

1만 년 전 인간은 유목하는 사냥꾼에서 농업을 기반으로 한 삶을 살기 시작했다. 이전에 소비되던 식품은 주로 계절 과일, 계절에 따른 사냥감, 물고기, 조개였다. 덩이줄기 식물에서 얻을 수 있는 전분에도 많이 의지했다. 이후 인간은 갑자기 식물의 낟알, 콩과 식물을 먹었고, 아시아인을 제외한 문화권에서는 소, 양, 염소의 젖으로부터 열량을 얻기 시작했다. 전통적인 이론에서는 인간의 식이가 변화한 이유가, 작물은 저장할 수 있고 동물은 키울 수 있기 때문이라고 설명한다.

곡물과 콩은 한 계절 동안만 자라지만 말려서 보관하면 시들거나 썩지 않는다. 소과科 동물들로부터는 우유를 얻을 수 있는데, 우유는 바로 이용할 수도 있고 치즈로 만들어 저장할 수도 있다. 식품들을 1년 내내 소비할 수 있게 되자 인구는 계절이 변화하거나 작황이 좋지 않은 때에도 한곳에 머무를 수 있게 됐다. 우리는 이것을 정설로 배우고 자랐다. 그러나 만약 최초의 농부들이 곡물, 콩, 우유를 선택한 또 다른 이유가 있다면 어떨까?

장거리를 달리는 사람들과 운동 효과에 대해 논쟁한 적 있다. 나는 정의상 가장 성공적인 동물은 최소의 노력으로 최대한의 열량을 찾는 동물이라고 지적했다. 그것이 유전학적 성공의 정의다. 그러면 당연하게도 가장 성공적인 동물은 이용 가능한 열량에서 가장 많은 지방을 저장하는 동물이다. 어쩌면 우리는 완전히 잘못 생각해왔는지도 모른다. 우리 조상들은 저장할 수 있기 때문에 곡물, 콩, 우유를 선택한 것이 아닐 수도 있다. 이 식품들이 많은 지방을 저장하는 능력이 있음을 발견했기 때문일 수 있다.

살찌우는 최고의 방법

19세기부터 오하이오 리버 밸리의 농장에서는 돼지들을 도살장으로 보내기 전에 옥수수를 먹여 살찌웠다. 농부들은 옥수수를 바지선에 실어 돼지농장에 보내는 것보다 옥수수를 먹여 살찌운 돼지를 시장에 내놓음으로써 더 많은 돈을 벌 수 있었다. 당시 옥수수는 돼지 안에 넣어서 시장에 내놓으라는 말이 유행할 정도였다. 당신은 돼지가 인간과 같은 소화시스템과 심혈관시스템을 가지고 있다는 것을 아는가? 내가 돼지판막으로 인간의 심장판막을 대체하는 이유가 여기에 있다. 따라서 돼지처럼 옥수수를 먹으면 인간도 살찐다!

내게 치료를 받으러 오는 환자의 절반 이상은 자가면역 질환의 완화를 위해 나를 찾는다. 그런 사람들은 대부분 정상 체중이다. 앞서 언급했듯이 내 프로그램의 부수적 효과 중 하나가 정상 체중으로의 복귀다. 자가면역 질환을 치료하기 위해 내가 요청한 대로 식단에 변화를 준 환자들 중에서 계속 체중이 줄어드는 경우가 더러 있었다. 나는 그들에게 지방, 특히 아보카도를 더 많이 섭취하라고 했다. 하지만 도움이 되지 않았다. 마른 환자가 3, 4개월 후 살이 좀 쪄서 돌아왔다. 예외 없이 그들은 빵, 파스타, 옥수수, 콩을 식단에 추가했다. 다른 것으로는 빠진 살을 회복하지 못했지만 곡물과 콩은

　　　　　　　　　　　　　1부 다이어트의 딜레마

그 일을 해냈다. 유감스럽게도, 곡물과 콩은 혈액 속의 염증 지표도 높인다. 이 문제에 대해서는 효과적인 해법이 있다. 많은 양의 '마카다미아'를 먹는 것이다.

여기에도 플랜트 패러독스가 작동한다. 당신의 유전자는 당신이 빨리 자손을 낳기를 바란다. 일단 번식에 성공하면 당신은 빨리 죽어 없어져야 할 존재다. 당신의 유전자는 그 목표를 위해 할 수 있는 모든 일을 한다. 중년층의 복부 비만이 가장 좋은 사례다. 결국 새로운 유전자 복제품(아기)을 생산할 가능성을 높이는 음식은 자신의 죽음을 앞당기는 음식이다. 유전자는 음식으로부터 최대한의 열량을 얻고, 이후 부모를 절멸시켜서 그들의 아이들에게 충분한 식량이 주어지게 하는 경로를 선택해왔다. 이렇게 해서 곡물과 콩이 전 세계를 장악했다. '몸에 좋기' 때문이 아니었고, 저장이 가능해서가 아니었다. 단지 그런 식품이 다른 어떤 식품 공급원보다 단위 열량에서 얻어지는 지방 축적량이 많기 때문이다.

곡물과 콩만이 지방저장을 촉진하는 것이 아니다. 유제품도 마찬가지다. 젖을 분비하는 동물들이 젖을 이용하는 이유는 단 하나다. 자손의 빠른 성장과 체중 증가를 촉진하는 것이다. 모든 젖에는 인슐린과 같은 성장호르몬이 가득 들어있다. 안타깝게도 많은 연구가 우유의 또 다른 구성 요소인, 카제인, 특히 카제인 A-1이 렉틴 베타-카소모르핀이 된다는 것을 보여준다. 이는 염증을 촉진함으로써 지방저장을 조장한다. 기억하라. 염증은 몸이 전시 상태임을 보여주며, 전쟁 준비에는 군대를 위한 연료가 필요하다. 연료로 더 많은 지방저장을 촉진하는 것이다.

렉틴이 인체 정거장에 도킹하면

나는 앞서 WGA에 대해 이야기했고, 이것이 셀리악병의 원인이며, 인슐린 호르몬과 놀라울 정도로 닮았다는 것을 설명했다. 이제 인슐린의 활동과 WGA가 인슐린을 모사할 때 일어나는 부정적 효과에 대해 자세히 살펴보자. 당이 장으로부터 혈류로 들어가면 췌장이 혈류에 인슐린을 분비한다. 이후 인슐린은 3가지 주요한 장소인 지방세포, 근육세포, 뉴런(신경세포)으로 이동한다. 인슐린의 주된 업무는 이 3가지 세포에 포도당이 진입하고 연료를 제공하게 하는 것이다.

1. 인슐린은 지방세포막의 도킹포트에 접촉해서 '지방세포'에게 포도당을 지방으로 전환시켜 저장하라고 말하는 스위치를 켠다. 인슐린은 이 일을 마치면 도킹포트에서 분리되고, 더 이상의 당이 세포로 진입하지 못하게 된다.
2. 인슐린은 '근육세포'의 문을 열고 포도당이 연료로 사용되도록 한다.

배설물 안의 미생물이 장 건강을 회복시킨다

살찐 쥐의 배설물을 마른 쥐에게 먹이면 마른 쥐는 뚱뚱해진다. 그 반대 역시 가능하다. 마른 쥐의 똥은 뚱뚱한 쥐를 마르게 한다. 장내 유기체들이 당신이 마를지 뚱뚱해질지를 좌우한다는 것이다. 최근 연구는 뚱뚱한 사람의 배설물을 마른 쥐에게 투여하면 마른 쥐들이 살찐다는 것을 보여주었다. 당과 지방의 형태로 비료를 주는 것보다 효과가 높다. 1930년대에 심한 우울증으로 시설에 수용된 환자들에게 완하제[배변을 쉽게 하는 약]를 주어 장을 청소하게 한 뒤 행복한 사람들의 배설물을 투여했다. 어떤 결과가 나왔을지 예상되는가? 우울증을 가진 사람들의 기분이 좋아졌다.

내가 1970년대 조지아 의과대학의 학생이었던 시절, 새롭게 개발된 항생제를 투여받은 환자들에게 클로스트리디움 디피실 대장염이 발생했다. 나는 이 심각한 장내 감염을, 건강한 의과대학교 학생들의 배설물을 환자에게 투여해서 치료하는 것을 목격했다. 당시 우리는 항생제가 이 환자들의 장을 휘저어 놓는다는 것을 거의 알지 못했다. 배설물 안의 미생물이 장 건강을 회복시킨다는 것도 말이다.

3. '뉴런'에서 포도당이 신경세포막을 통과하려면 인슐린이 필요하다. 포도당을 얻기 위해 뉴런에 인슐린이 필요하다는 것은 비교적 최근에 밝혀졌다. 이제 우리는 인슐린 저항이 대뇌와 신경에서도 일어난다는 사실을 알고 있다. 이것을 제3형 당뇨라고 부른다.

인슐린이 도킹포트에 접속해서 정보를 내보내면, 지방세포, 근육세포, 뉴런은 호르몬에게 메시지를 받았다고 말한다. 이후 인슐린 호르몬은 도킹포트에서 빠져나와 다른 호르몬이 접속할 준비를 갖춘다. 그런데 렉틴이 인슐린을 모사해 세포벽에 있는 도킹포트에 대신 접속하면 문제가 발생한다. 렉틴은 잘못된 정보를 전달하거나 정확한 정보의 전달을 막는다.

상상해보라. 당신은 비행기를 타고 긴 여행을 했다. 공항에 도착했는데 당신이 탄 비행기가 들어가야 할 터미널 제트웨이에 다른 비행기가 자리 잡고 있다. 그 비행기가 움직일 때까지 당신은 비행기에서 내릴 수 없다(당신의 정보를 넘겨줄 수가 없다). 그런데 그 비행기가 전혀 움직이지 않는다고 생각해보라. 어떻게 할까? 렉틴이 제트웨이를 차지하고 있는 한 적절한 메시지 전달은 불가능하다. 영원히. 이제 WGA 렉틴이 각 유형의 인슐린 수용체 도킹포트에 접합하면 어떤 일이 벌어지는지 살펴보자.

1. 지방세포벽의 경우, WGA는 계속해서 세포들에게 떠다니는 어떤 당으로든 지방을 만들라고 가르친다. 8,000년 전에 살고 있었다면, 당신은 빈약한 열량으로부터 지방을 저장하는 능력을 강화하는 화합물을 가진 식물을 최고로 여겼을 것이다. 하지만 지금은 아니다.
2. 근육세포에 접합한 WGA는 영원히 인슐린 수용체에 자리 잡

는다. 하지만 이 경우, WGA는 진짜 인슐린이 도킹포트에 접촉하지 못하게 막는다. 다른 비행기가 도착 출구 앞에 버티고 있으면 당신이 비행기에서 내릴 수 없는 것처럼 말이다. 그 결과 근육이 포도당을 얻을 수 없다. 대신 근육은 WGA가 끊임없이 포도당을 집어넣는 지방세포를 기다리게 된다. 곡물과 콩이 출현하기 전 인류가 훨씬 더 근육질이었다는 이야기는 놀랍지 않은가? 고대 이집트의 프레스코화와 조각상들을 보라. 사람들은 마르고 근육이 없다. 인슐린 모사는 나이가 들면서 근육이 사라지는 진짜 이유다. 우리가 렉틴을 더 많이 먹을수록, 근육 속 인슐린 수용체는 렉틴으로 가득해지고 근육은 더 많이 사라진다.

3. WGA를 비롯한 렉틴들은 뉴런의 인슐린 수용체에 달라붙어 그곳에서도 당의 출입을 막는다. 당이 뉴런에 이르지 못하면서 배고픈 대뇌는 더 많은 열량을 요구한다. 즉, 항상 배고픈 인간이 된다. 겨울이 왔을 때 살아남는 사람이 되기를 기대하면서 더 많은 음식을 먹는 것이다. 단기적으로는 문제가 안 될 수도 있다. 오히려 인류의 초기 생존을 촉진하는 결과를 낳았다. 하지만 이 과정이 계속되면, 더 많은 렉틴이 대뇌와 신경의 인슐린 수용체에 달라붙어 대뇌세포와 말초신경의 사멸을 유발한다. 그 결과 치매, 파킨슨병, 말초신경증이 생긴다.

영향이 누적되면 근육량 저하, 굶주린 대뇌와 신경세포, 지방축

적이라는 결과가 빚어진다. 최근 렉틴이 장에서부터 미주신경을 따라 올라가 대뇌에 이르며, 뇌의 교환센터인 중뇌의 흑색질[3]에 저장될 수 있으며, 파킨슨병을 유발한다는 것이 밝혀졌다. 중국의 대규모 연구는 1960, 70년대에 미주신경 세포절제술(궤양을 치료하기 위해 외과적으로 미주신경을 절제하는 수술)을 받은 환자들이 같은 나이의 통제 집단에 비해 파킨슨병을 일으킬 확률이 40% 낮은 이유를 설명한다.[4] 렉틴은 쉽게 대뇌에 이르지 못한다. 그러므로 그렇게 큰 해를 입히지 못한다. 이는 파킨슨병이 더 많은 식물을 소비하는, 그래서 더 많은 렉틴을 소비하는 채식주의자들 사이에서 더 흔한 이유도 설명해준다. 기억하라. 식물은 그저 자신의 일을 할 뿐이다. 세상에서 성가신 동물을 없애는 것이다. 그 반갑지 않은 동물에는 당신도 포함된다.

요약하면, 고대에 음식이 귀했을 때는 곡물과 콩에 있는 렉틴을 소비해서 체중을 늘리는 것이 큰 혜택이었다. 하지만 오늘날에는 같은 결과가 우리 몸을 살찌게 하고 망가뜨리는 작용을 한다. 이제 렉틴이 우리에게 유리하게 혹은 불리하게 작용하는 2번째 방법에 대해 알아보자.

전쟁은 시작되었다

환자들이 곡물과 콩으로 빠진 살을 회복했다고 이야기했다. 하지만 그렇게 함으로써 염증 지표까지 올라가는 결과를 얻었다. 기억하라. LPS와 렉틴이 침략군같이 행동하면서, TLR은 신체가 공격받고 있으니 '전시 상태'에 돌입하라고 알리게 한다. 전쟁하는 동안, 군대가 적과 싸우게 하려면 그들에게 영양분을 잘 공급해야 하기 때문에 비전투원에게는 식량이 제한되는 경우가 많다.

백혈구와 면역시스템은 군대의 역할을 하는 반면 근육은 집에 있는 민간인에 해당한다. 근육과 대뇌가 인슐린과 렙틴의 영향에 저항하게 함으로써, 열량은 근육과 대뇌로부터 멀리 이동해 전선에 있는 백혈구에게 연료를 충분히 공급할 수 있게 한다. 더욱이 전쟁이 진행 중이라면 당신의 신체는 전쟁을 대비해서 더 많은 열량을 찾으라는 신호를 보낸다. 이 때문에 곡물과 콩으로부터 더 많은 렉틴을 섭취할수록 당신은 더 배고픔을 느낀다. 이것이 요점이다.

과체중이기 때문에 인슐린과 렙틴에 저항하는 것이 아니다. 몸이 전쟁을 치르고 있고 전쟁을 위해 열량을 아끼기 때문에 과체중인 것이다. 이것은 우리가 살찌는 이유에 대해 가지고 있는 상식과 완전히 반대된다. 렉틴과 LPS가 신체에 들어오지 않아 몸이 전시가 아니라고 감지하면, 식량을 아끼거나 더 많은 식량을 원함으로서 열량을 저장할 이유가 없다. 따라서 체중 감소는 전쟁 종료의 부수적 효과다. 50년 전, 그러니까 우리 몸이 끊임없는 전쟁을 치르지 않았던 과거에 거의 모든 사람이 날씬했다는 것은 이상한 일이 아니다.

지방에서의 치열한 전투

배 주변에 지방이 저장되는 사과형 지방 패턴은 위험하지만, 엉덩이에 지방이 저장되는 배형 패턴은 괜찮다는 이야기를 들어보았을 것이다. 이런 발견에는 많은 진실이 담겨 있다. 지방이 장에 저장되는 이유를 이해하기 위해서 전쟁에 대한 비유로 돌아가보자. 군대는 연료가 필요하고, 연료는 군대가 렉틴이나 LPS와 전투를 벌이는 전선 근처에 있어야 한다. 그럼 전쟁은 어디에서 벌어지는가? 장 내벽이다. 렉틴과 LPS가 국경을 뚫는 장 말이다. 지방에게는 죄가 없다. 지방은 배에서 벌어지는 전투의 신호다.

심장외과 의사인 나는 관상동맥우회술을 위해 환자의 배를 열었을 때 심장 표면에 동맥을 감싸고 있는 많은 양의 지방을 발견하곤 했다. 그 지방은 정말로 두껍고 단단하며 마른 사람에게도 예외없이 발견된다. 지방이 많으면 근처에서 전쟁이 벌어지고 있으며, 보급 요청이 끊이지 않는다는 것을 알 수 있다.

전쟁은 동맥 안에서 벌어진다. 내가 관상동맥우회술을 실시하는 것은 당신이 전쟁에서 졌기 때문이다. 여러 연구가 동맥 주위의 지방이 혈관 내 질환 정도와 직접적인 관련이 있다는 것을 보여주고 있다.[5] 이것은 무슨 의미일까? 과다한 지방이 발견되는 곳에는 전쟁이 벌어지고 있다는 뜻이다. 장내 지방은 장 안에서 전쟁이 벌어지고 있음을 나타낼 뿐 아니라 슬프게도 그 전쟁이 잠복한 테러 조직과 마찬가지로 심장과 대뇌로 퍼지고 있음을 의미한다.

저탄수화물 다이어트의 함정

저탄수화물 다이어트는 단기적으로 좋은 효과를 낸다. 그러다 렉틴을 함유한 탄수화물을 다시 먹기 시작하면 요요가 온다. 프로그램을 계속 고수한다 해도 어느 시점이 되면 체중 감량이 멈추거나 속도가 느려진다. 모든 저탄수화물 다이어트는 본질적으로 고단백 다이어트이며, 탄수화물, 곡물, 콩과 식물에 함유된 많은 렉틴을 제한한다. 사우스 비치와 앳킨스 다이어트의 유지 단계에서 곡물과 콩을 다시 도입하면 사람들은 예외 없이 살이 찌기 시작한다. 그게 무슨 뜻일까? 처음으로 돌아가 곡물과 콩을 제한해야 한다는 의미다.

팔레오 다이어트는 고단백 다이어트를 한 단계 진전시켜 초기 인류가 버팔로를 비롯한 대형 동물을 정기적으로 잡아먹었고, 그 때문에 건강했다는 '잘못된 가정'을 기반으로 하고 있다. 짐작컨대, 그런 동물을 사냥하는 것은 자주 있는 일이 아니었을 것이다. 대신, 우리 조상들은 덩이줄기 식물, 베리, 견과류, 물고기, 도마뱀, 달팽이, 곤충, 작은 설치 동물과 같은 동물성 단백질 공급원으로 근근이 살아갔을 것이다.

팔레오 다이어트나 저탄수화물 다이어트로 경험했을지 모를 성공은, 그것이 체중 감량이든 건강 증진이든 탄수화물을 제한하고 단백질과 지방을 많이 섭취해서가 아니다. 긍정적인 결과가 있었다면 렉틴을 함유한 식품을 제한해서다. 팔레오의 기본 개념이 석기 시대 조상들이 10만 년 전 먹었다고 짐작되는 것에 기반한다는 점을 잊지 말라.

팔레오 다이어트를 따르는 사람들은 우리 조상들이 아프리카에 기원을 두며, 아메리카 대륙에서 나는 렉틴 함유 식품을 만난 적이 없다는 점을 인식하지 못하고 있다. 토마토, 주키니파스타, 피망, 고지베리, 땅콩, 캐슈너트, 해바라기씨, 치아씨, 호박씨는 우리 조상들이 먹었던 음식이 아니다. 이런 음식에는 렉틴이 가득하다.

탄수화물을 제한하는 또 다른 접근법

당뇨를 가진 사람들이 혈당과 인슐린 수치를 낮추는 데 도움을 준다고 알려진 케토제닉 다이어트 역시 저탄수화물 다이어트다. 하지만 일반적인 저탄수화물 다이어트와 상당한 차이가 있다. 케토제닉 다이어트는 단백질을 제한하고 대부분의 열량을 특정한 지방에서 얻는다(케토시스Ketosis란 탄수화물에서 나오는 포도당 대신 지방을 태워 에너지를 얻는다는 말이다). 플랜트 패러독스 프로그램에도 같은 원리가 적용된다. 특정한 동물성 단백질의 섭취를 제한해서 확실히 살이 빠지게 한다. 플랜트 패러독스 케토 프로그램에서 동물성 단백질을 더 제한했더니, 당뇨, 인슐린 내성, 암, 치매, 파킨슨병, 자가면역 질환, 다양한 장 질환을 가진 환자들도 큰 성공을 거두었다.

그런데 정말 케토제닉 다이어트를 하는 사람들은 케토시스 상태가 되었을까? 체중 감량의 원인이 케토시스일까? 내 환자들에 대한 연구 결과는 전혀 그렇지 않다고 말한다. 그렇다면 왜 살이 빠진 것일까? 식단에 지방을 추가해서가 아니다. 렉틴을 제거했기 때문에 변화가 생긴 것이다.

건강을 해치는 몹쓸 다이어트

오니쉬Ornish, 에셀스틴Esselstyn, T. 콜린 캠벨T. Colin Campbell 등이 주장하는 저탄수화물 통곡물 다이어트는 정말로 체중을 감량시킬까? 정말 그렇다. 나는 그런 사람들을 '환자'로 많이 만나봤다. 체중은 줄었지만, 관상동맥 질환의 진전을 막지는 못했기 때문이다. 그렇다면 이들은 왜 살이 빠진 것일까? 나는 이것이 4가지 요인의 결과라고 생각한다.

1. 이 다이어트는 대두, 땅콩, 목화씨, 해바라기, 카놀라 등 많은 렉틴 함유 지방을 제거한다. 이런 식품에는 렉틴뿐 아니라 불포화 오메가6 지방산이 극히 많이 함유되어 있다. 불포화 오메가6 지방산은 TLR이 엄청난 염증 반응을 일으키는 데 사용된다. 염증은 곧 전쟁이고 전쟁은 곧 전쟁 지역 근처, 즉 관상동맥의 지방저장을 의미한다.

2. LPS는 긴사슬포화지방산으로 이동해야 장 내벽을 관통해 염증을 일으킨다. 저지방 다이어트는 LPS가 이렇게 하지 못하도

록 한다. 좋은 일이다. 하지만 이제 당신은 모든 지방이 같지 않다는 것을 알고 있다. 어유는 딘 오니쉬 프로그램의 필수적인 부분이며, 조엘 퍼먼Joel Fuhrman은 지방이 많은 견과류를 다이어트의 중요 요소로 삼고 있다.[6] 다행히도, 이런 섭생법은 렉틴이 장 내벽을 통과하지 못하게 하기 때문에 '안전'하다.

3. 그들은 갈아서 가루로 만든 가짜 통곡물이 아닌 전혀 가공되지 않은 통곡물을 이용한다. 이 둘의 차이는 무엇일까? 우선, '통곡물' 식품은 대부분 가루 버전이다. 통곡물 빵이나 크래커에서 많은 통곡물을 본 적 있는가? 통곡물이 가진 렉틴은 이미 가루 속에 방출되었고, 통곡물의 지방은 산화를 막기 위해 BHT로 처리된 상태다.

4. 이 다이어트는 정확하게 유기농 곡물, 즉 라운드업의 접촉이 없어 정상적인 장내 미생물의 죽음이라는 결과를 초래할 가능성이 적은 유기농 곡물에 초점을 맞추고 있다. 그 결과, 미생물이 글루텐을 처리하며 깡패가 제초제로 인해 만들어진 공백으로 이동하는 것을 막는다.

그런데 이런 다이어트들은 지속하기 어렵다. 많이 먹을 수 없기 때문이다. 에셀스틴의 연구를 살펴보면 탈락률이 50%다. 이런 다이어트는 평생 이어갈 수 없으며, 체중 감량도 단기적일 뿐이다. 그리고 이 다이어트를 따른 사람들에게서 관상동맥 질환이 보였다. 밀

안의 WGA는 계속해서 관상동맥의 내피세포에 흡착되며, 이에 면역시스템은 관상동맥을 공격한다. 주식으로 쌀을 먹는 한국인, 중국 남부인, 일본인은 미국인에 비해 심장 질환 발병률이 낮다. 쌀에는 WGA가 없기 때문이다. 키타반 부족이 많이 섭취하는 타로 뿌리도 마찬가지다. 아프리카인들의 주식인 기장, 수수, 얌에도 WGA가 함유되어 있지 않다.

코끼리와 인간의 공통점

풀과 곡물에 대해서 놀라운 점을 더 알고 싶은가? 나뭇잎만 먹는 아프리카 코끼리에게는 관상동맥 질환이 없다. 야생 서식지 파괴로 초원에서 풀을 뜯거나 사람이 주는 건초와 곡물을 먹는 코끼리는 심각한 관상동맥 질환의 발병률이 50%다. 그들이 본래는 먹지 않았던 렉틴이 동맥에 붙어 공격을 조장하는 것이다.

이제는 렉틴이 들러붙는 당 분자가 어떤 것인지 밝힐 시간이다. 코끼리와 인간이 공유하는 특정한 당 분자가 문제의 원인으로 밝혀졌다. 포유류는 대부분 장과 혈관의 내벽에 N-글리콜뉴라민산Neu-5Gc이라는 당분자가 존재한다. 하지만 인간은 800만 년 전 침팬지와 고릴라에서 갈라져 나오면서 이 분자를 만들 능력을 잃었다. 대신 우리는 N-아세틸뉴라민산Neu5Ac을 만든다. 조개, 연체동물, 닭, 코끼리와 같은 특성이다. 렉틴, 특히 곡물 렉틴은 N-아세틸뉴라민산에 들러붙지만, N-글리콜뉴라민산에는 들러붙지 않는다. 침팬지는 인간과 같이 곡물 중심의 먹이를 먹으면서도 죽상동맥경화증이나 자가면역 질환을 일으키지 않지만, 풀을 먹는 불쌍한 코끼리는 관상동맥 질환에 걸리는 이유를 말해준다. 침팬지는 렉틴과 결합하는 당 분자를 가지고 있지 않지만, 코끼리와 인간은 그것을 가지고 있다. 이 당 분자는 우리가 풀과 씨앗에 든 렉틴을 먹었을 때 심장 질환과 자가면역 질환을 유발한다.

노화 방지 접근법

저탄수화물이나 '조상'의 식이를 따르는 접근에는 심각한 문제가 있다. 상당량의 동물성 단백질, 특히 붉은 고기를 소비하는 것은 노화는 물론 죽상동맥경화증과 암의 주된 원인이기 때문이다. 다시 N-아세틸뉴라민산으로 돌아가보자. 소, 돼지, 양은 N-글리콜뉴라민산을 가지고 있다. 고기를 먹었을 때 당신의 면역체계는 N-글리콜뉴라민산을 적으로 인식한다. N-글리콜뉴라민산은 N-아세틸뉴라민산과 대단히 비슷하다(바코드가 거의 동일하다). 우리의 면역체계가 붉은 고기의 이질적인 당 분자, N-글리콜뉴라민산에 노출되면 우리는 N-아세틸뉴라민산이 있는 혈관 내벽에 대한 항체를 만들어낸다. 이렇게 되면 우리 혈관 내벽에 항체가 들러붙는다. 우리가 자연적으로 발생시키는 N-아세틸뉴라민산을 우리가 섭취한 N-글리콜뉴라민산으로 오인해서 면역시스템이 전면공격을 외치기 때문이다.

아군의 포격인 것이다. 이것이 조개, 연체동물, 물고기를 먹는 사람들의 심장이 고기를 먹는 사람들의 심장보다 건강한 또 하나의 이유다. 더구나 암세포가 VEGF(혈관내피증식인자, vascular endothelial growth factor)라 불리는 호르몬의 증식을 통해 혈관이 암세포로 성장하도록 하는 데 N-글리콜뉴라민산을 이용한다는 것이 밝혀졌다. 나는 모든 환자의 VEGF를 측정한다. VEGF 생성은 N-글리콜뉴라민산에 대한 면역공격에 의해 촉진된다. 심지어 암세포는 우리의 면역세포들로부터 숨는 데 N-글리콜뉴라민산을 이용한다. 눈에 보이지 않는 보호막 속에 숨어드는 것이다.

설상가상으로 인간의 종양에는 많은 양의 N-글리콜뉴라민산이 함유되어 있다. 우리에게는 N-글리콜뉴라민산을 만드는 유전자가 없는데도 말이다. 이는 암세포들이 바로 우리가 먹는 소고기, 돼지고기, 양고기로부터 N-글리콜뉴라민산을 얻는다는 의미다.

쉽게 말하면, 붉은 고기를 피하는 이유는 심장 질환과 암을 촉진하는 자가면역 공격을 피하기 위해서다. 인간은 렉틴의 공격 대상이 되는 당 분자를 가지도록 진화했기 때문이다.

동물성 단백질을 적게 섭취하는 다이어트는 수명을 연장하는 것으로 밝혀졌다. 장수에 해를 끼치는 주범은 특정 동물성 단백질이다. 이는 특정한 동물성 단백질을 최소한으로 섭취하는 한, 특정한 탄수화물(렉틴이 없는 탄수화물이나 수천 년 동안 당신의 미생물과 친숙하게 지낸 렉틴을 함유한 탄수화물)은 앳킨스나 팔레오 다이어트의 추종자들이 말하는 것처럼 큰 문제는 아니라는 뜻이다.

노화 과정을 앞당기는 것은 과다한 양의 단백질만이 아니다. 단순 당의 섭취는 인슐린의 생성, 지방저장 호르몬의 생성을 증가시킨다. 지방을 먹는 것이 배가 부를 때 대뇌에 신호를 보내는 호르몬, 렙틴의 수치를 높이는 것처럼 말이다. 식물보다는 동물에 많이 들어 있는 특정 단백질과 함께 당을 섭취하면, 그들이 에너지 입수 가능성을 감지하는 세포 말단의 노화 수용체를 자극한다는 사실을 아는가? 이 노화 수용체에 대해서는 9장에서 논의할 것이다.

에너지는 계절과 일광의 생물학적 주기를 근거로 보통 주기적으로 입수할 수 있다. 에너지가 풍부하면 성장을 하고 아기를 만들 때가 온 것이다. 에너지가 부족하면 위기에 대비하고, 군식구를 없애고, 상황을 살펴야 한다. 에너지가 부족한 시기에 우리는 저장해 둔 지방을 사용한다. 그동안 우리의 미토콘드리아는 물질대사 유연성에 따라 당(포도당) 연소 모드에서 지방 연소 모드로 전환한다. 여러 질환을 가진 환자들은 모든 물질대사 유연성을 잃는다. 이는 당과 단백질이 많은 식이가 체중 증가를 조장하고 질병에 민감하게 만든다는 의미다. 따라서 수명이 줄어들고 활력이 떨어지게 된다.

키타반 부족의 비밀을 밝혀내다

파푸아 뉴기니의 작은 섬에서 살며 농사를 짓는 소규모 부족, 키타반 이야기로 돌아가보자. 스테판 린드버그에 따르면, 키타반 부족은 열량의 60%를 탄수화물로부터, 30%는 포화지방으로부터, 단 10%만을 단백질에서 얻는다. 이 섬에 사는 사람들은 담배를 피우며, 그다지 활동적이지도 않다. 하지만 90세를 훌쩍 넘길 때까지 산다. 그들의 식이는 건강한 식생활에 대한 전형적인 가정에 모순되는 것처럼 보인다. 하지만 이 부족은 현대인들이 앓는 질병에서 자유롭다.

키타반 부족민 220명을 같은 연령과 성별의 스웨덴인 대상자들과 비교한 린드버그의 연구는 도발적인 결과를 제시했다.[7] 20세 이상의 키타반 부족 남성은 스웨덴 남성보다 체질량지수BMI, 혈압, 나쁜 콜레스테롤 수치가 낮았다. 두 집단은 좋은 콜레스테롤에서는 비슷한 수치를 보였다. 60세 이상의 키타반 부족 여성은 스웨덴 여성에 비해 심장 질환이나 혈관 질환과 관련된 나쁜 콜레스테롤 지표, ApoB(아포지질단백 B, apolipoprotein B) 수치가 낮았다. 더구나 키타반 부족은 뇌졸중이나 심장마비를 경험하는 법이 없다.

탄수화물과 지방을 섭취하면서도 키타반 부족은 어떻게 날렵한 몸을 유지하고 심장마비를 일으키지 않는 것일까? 그 답은 키타반 부족이 섭취하는 탄수화물이 주로 '저항성전분'이라는 사실에 있다. 전분의 일종인 저항성전분은 위장관에서 옥수수, 쌀, 밀, 기타 전형적인 전분이나 단순 당과 다르게 행동한다. 얌, 타로, 질경이와 기타 저항성전분은 빠르게 포도당으로 전환되어 에너지로 연소되거나, 지방으로 저장되지 않고 소장관을 거쳐가기만 한다.

이러한 식품들은 복합전분을 분해하는 효소에 대한 저항력을 가지고 있다. 이 때문에 그들을 저항성전분이라고 부르는 것이다. 그것은 당으로서 열량을 흡수하지 않아 인슐린의 급등을 유발하지 않는다. 더 좋은 것은 이 전분이 장내 미생물에게 가장 좋은 환경을 만들어준다는 점이다.

장내 미생물은 저항성전분을 게걸스럽게 먹고 자라면서 그들을 초산염, 프로피온 에스테르, 낙산염과 같은 짧은사슬지방산으로 전환시킨다. 저항성전분은 프리바이오틱스가 하듯이 소화와 영양분 흡수를 촉진할 뿐 아니라 장내 점막을 육성하는 미생물의 성장을 조장하는 장내의 좋은 박테리아 비율도 높인다.[8] 점액이 많다는 것은 점막을 통과해서 치밀 이음부를 찢는 렉틴이 적고, 체중 증가와 고통의 악순환이 시작되는 일이 적다는 것을 의미한다.[9] 저항성전분은 혈당이나 인슐린 수치를 올리지 않는 것 외에도 체중을 조절하는 데 도움을 준다.

- 저항성전분으로 밀가루를 비롯해 빠르게 대사가 진행되는 탄수화물을 대체할 경우 칼로리 섭취량을 낮출 수 있다.[10]
- 오랫동안 포만감을 유지함으로써 음식을 덜 섭취하게 한다.[11]
- 식후의 지방연소를 촉진하고 지방저장을 줄인다.[12]

나뭇잎은 어떻게 고지방 식이가 되는가?

고릴라는 주로 나뭇잎을 먹고사는 전형적인 초식 동물이다. 놀랍게도 고릴라는 하루에 7kg의 무지방 나뭇잎을 먹는다. 하지만 이 동물이 소화 후 흡수하는 열량의 60~70%는 지방의 형태다. 어떻게? 장내 미생물이 식물의 세포벽을 부수고, 에너지를 고릴라가 흡수할 수 있는 연료로 발효시킨다. 주로 지방으로 바꾸는 것이다. 그 결과 고릴라는 고지방 식품을 '먹고' 있는 셈이다! 키타반 부족과 마찬가지로 말이다.

장수하는 마른 사람들

키타반 부족뿐만 아니라 오키나와[일본 남부에 있는 섬]인, 크레타[그리스에서 가장 큰 섬]인, 사르디니아[이탈리아 반도 서쪽 해상에 있는 섬]인들도 장수하는 것으로 유명하다. 식이는 서로 다르지만 모두가 장내 미생물의 좋은 먹이가 되는 식품을 섭취한다. 이들의 식이를 면밀히 검토하면 서로 다르게 보이는 식이 가운데서 눈에 띄는 패턴이 드러난다. 오키나와인들과 키타반 부족은 각각 자색고구마와 타로 뿌리를 통해 저항성전분의 비율이 매우 높은 식사를 한다. 크레타인과 사르디니아인은 고지방이 함유된 올리브오일을 주로 먹는다. 공통된 맥락은 무엇일까? 최소한의 동물성 단백질 섭취다. 이들은 대개의 열량을 단백질 이외의 공급원에서 얻는다. 키타반 부족이나 오키나와인들과 같이 고탄수화물 식이를 하는 사람들은 장내 미생물의 호의 덕분에 저항성지방을 이용 가능한 지방으로 전환시킬 수 있다.

비만으로 가는 완벽한 음식

현대인의 식이가 지난 한 세기 동안 극적인 변화를 겪었다는 점은 명백한 사실이다. 특히 지난 50년 동안 우리는 눈에 띄게 비대해졌다. 애크런대학교의 리사앤 스헬리 기트너Lisaann Schelli Gittner는 식이 변화와 어린이 비만 증가 사이의 연관성을 분석했다.[13] '농장에서 비만 어린이까지'라는 제목의 논문은 식량 공급을 크게 변화시킨 정부 농업 정책을 탐구했다.

이는 저렴한 가공식품과 정제식품이 파고들 수 있는 틈새시장을 만들었고, 그들의 이용 증가는 비만 아동의 발생 증가와 연관되어 있다. 1960년대부터 옥수수, 밀, 사탕 무, 카놀라, 대두의 집중적인 생육으로 1900년대에 접하던 것과 아주 다른 식물성 식품이 공급되었다. 작물의 변화는 목초를 먹인 고기와 지방(버터), 벌레를 먹고 큰 닭, 다양한 뿌리식물, 엄청난 양의 과일 제품, 다불포화지방, 당이 많이 함유된 식품, 채소의 함량이 낮은 식품으로 변화했다. 그 동안 어린이의 체질량지수가 증가한 것은 식품 소비의 변화 패턴을 그대로 반영한다.

그럼에도 불구하고 어린이의 비만율 증가와 완벽한 상관관계에 있는 것은 단 2가지 식품이다. 피자와 닭이다. 1970년대부터 어린이들은 이 식품을 많이 먹기 시작했다. 매년 어린이들이 섭취한 피자가 많아질수록 평균 체질량지수는 높아졌다. 기트너는 사회 문제에 초점을 맞추고 있지만, 이 식품은 가히 렉틴 폭탄이라고 할 수 있다. 전형적인 피자에는 렉틴이 가득 들어있는 재료가 최소한 3가지 들어있다. 밀, 카제인 A-1, 인슐린 유사성장 인자가 가득한 치즈, 토마토소스다.

닭고기는 어떨까? 농가의 마당에서 곤충과 유충을 찾아 먹던 과거의 암탉과 달리, 오늘날의 암탉은 짧은 생을 대두와 옥수수를 먹으며, 거기에 에스트로겐 유사 화합물, 비소와 프탈레이트까지 첨가된다. 이 닭고기에 밀가루와 빵가루를 묻히고 땅콩기름이나 콩기름에 튀기면 당신은 완벽한 렉틴과 에스트로겐 폭탄을 삼키게 된다. 이 음식을 정기적으로 먹으면 렉틴 부하가 늘어나고, 체중도 늘어난다.

우리가 언제부터 건강의 위기에 발을 들이게 되었는지 당신은 잘 알고 있다. 식품, 개인 위생용품, 조명, 신약에서의 엄청난 변화 때문이다. 이제 당신은 건강한 몸과 삶을 되찾아야 할 때가 왔다. 내가 환자들에게 얘기하듯이, 당신의 몸은 당신이 살아갈 유일한 집이다. 집이나 자동차에 들이는 노력과 같은 노력을 신체라는 집에도 쏟는다면, 그로 인한 이익은 길고 활기찬 생으로 이어질 것이다. 목적을 달성하기 위해 필요한 도구와 지침을 찾아 2부로 넘어가보자.

모든 다이어트 프로그램의 창시자들이
효과의 근거로 내세우는 주장은
대부분 잘못되었다. 왜?
그 식단에는 내가 환자들에게 먹으라고 해서
건강의 변화를 이끌어낸 것이 없다.
그 식단에는 내가 환자들에게 먹지 말라고 해서
그의 병을 치유해낸 것이 있다.
플랜트 패러독스 프로그램은
당신이 음식을 먹는
완전히 새로운 방식을 보여줄 것이다.

플랜트 패러독스 프로그램

프로그램

: 스스로 치유하는
몸 만들기

6장

렉틴에서
멀어지는
생활습관

플랜트 패러독스 프로그램을 뒷받침하는 과학적 이론과 다른 사람들이 이 프로그램을 통해 어떤 변화를 이루었는지 배웠다. 이제는 이 프로그램이 당신을 위해 무엇을 할 수 있는지 알아보자. 먼저 4가지 규칙을 꼭 기억하길 바란다.

당신이 먹고 싶은 음식에 대해 합리화할 때, '이건 누구나 몸에 좋다고 하는 음식인 걸.'이라고 속삭이는 마음의 소리를 들을 때 하던 일을 멈추고 다음의 규칙으로 돌아가라.

제1규칙 먹는 것을 중단하는 일은 먹는 것을 시작하는 일보다 더 중요하다.

이 규칙을 머릿속에 새기고 플랜트 패러독스의 식품 목록을 그대로 따른다면, 당신은 분명히 지속가능한 건강 상태에 이를 수 있다. 아무것도 먹지 말라는 이야기가 아니다. 물만 먹는 단식이 많은 병을 치유하는 데 놀라운 능력을 가지고 있기는 하지만 말이다.[1] 이

규칙은 "모든 병은 장에서 시작된다."는 히포크라테스의 금언이 사실임을 보여준다. 장을 해치는 일을 멈추면 훨씬 건강해질 것이다. 장의 홀로바이옴은 당신을 진짜 당신으로 만드는 세포의 90%를 차지하며, 모든 유전 물질의 99%를 가지고 있다. 따라서 당신의 장내에서 벌어지는 일은 당신의 장내에 머물러 있지 않는다. 이렇게 우리는 2번째 규칙을 만나게 된다.

제2규칙 장내 미생물을 잘 돌보고 먹이면 그들이 당신을 보살피고 먹일 것이다. 결국, 당신의 몸은 미생물의 집이다.

장내 미생물에게 그들이 원하는 것을 주면 아무도 다치지 않는다. 현대인의 장은 심하게 훼손되었다. '식품 사막'은 먹고 싶어도 질 좋은 식품을 구할 수 없는 지역을 이르는 말이다. 당신의 장을 아주 넓은, 그러나 사람이 거의 살지 않는 식품 사막이라고 생각하라. 나쁜 미생물이 번성하게 하는 먹이를 주지 않으면, 그들은 도시를 떠난다. 정말 간단하지 않은가.

제3규칙 과일은 사탕과 다를 바 없다.

과일이 몸에 좋은 식품이라는 생각은 버려라. 과일 샐러드가 '몸에 좋은' 아침 식사냐고 물으면 차라리 스키틀즈[설탕이 묻어 있는 캐러멜의 일종] 한 사발을 먹으라고 권하겠다. 씨가 있으면 과일이다. 호박, 토마토, 피망, 가지, 오이, 피클은 모두 과일이다. 그들은 당신의 유전자와 대뇌에 사과가 보내는 것과 똑같은 화학적 메시지를 전달한다. 겨울을 대비해서 지방을 저장하라는 메시지 말이다. 더욱이 과일에 든 과당은 신장이 붓고 다치게 만들며, 신장을 파괴할 수 있다.[2]

당신이 먹을 수 있는 과일은 바나나, 망고, 파파야 3가지뿐이다. 단, 녹색일 때 먹어야 한다. 익지 않은 열대과일은 아직 당(과당) 함량이 높아지지 않은 상태다. 또 장내 미생물이 좋아하는 먹이인 저항성전분으로 이루어져 있다. 아보카도는 익어도 먹을 수 있는 유일한 과일이다. 당의 흔적이 없고, 좋은 지방과 용해성 섬유질로 이루어져 있어 살을 빼는 데 도움이 되며, 지용성 비타민과 항산화성분의 흡수를 촉진한다.

제4규칙 당신이 먹고 있는 것, 먹었던 것이 곧 당신이다.

고기, 가금류, 양식 생선, 계란, 유제품을 먹으면, 당신은 옥수수 1대와 대두 1더미가 되는 셈이다. 상업적으로 키워진 거의 모든 동물성 식품이 일상적으로 먹는 것들이기 때문이다.

많이 먹어도 살 빠지는 다이어트

나는 하루에 얼마나 많은 열량을 섭취할 수 있는지 언급하지 않는다. 들어온 칼로리와 나가는 칼로리를 일치시키라는 낡은 규칙은 당신이 모든 칼로리를 흡수한다는 가정을 기반으로 한다. 이 낡은 규칙은 장내 미생물이 당신이 먹는 많은 열량을 소모한다는 사실을 고려하지 않고 있다. 미생물들은 그 열량으로 많은 복제물을 키우면서 당신이 구할 수 없는 열량을 만들거나 그들을 생명력을 촉진하는 지방으로 변화시켜 당신에게 힘을 준다.

플랜트 패러독스 프로그램을 통해 당신은 장내 미생물이 상당한 몫의 열량을 가져간다는 점을 확인하게 될 것이다. 전보다 훨씬 많은 음식을 먹어도 살이 빠지게 될 테니 말이다. 농담이 아니다. 내 친구 테리 월스Terry Wahls 박사는 이렇게 말하곤 한다. 변기에 똬리를 틀고 있는 장운동의 결과물로 커다란 '뱀'을 만나게 될 것이라고.

당신이 먹어야 할 것과 먹지 말아야 할 것들에 대해 구체적으로 배우고, 이후의 내용을 통해 더 상세한 내용을 접하게 될 것이다. 플랜트 패러독스 프로그램의 3단계를 진행하면서 장을 치료하고 렉틴을 함유한 특정 식물에 대한 내성을 키우면 음식 선택의 폭이 넓어질 것이다. 하지만 대부분의 다이어트와 달리, 칼로리를 계산하거나 탄수화물의 양을 헤아리는 일은 없을 것이다. 당신이 주의를 기울여야 할 것은 오로지 '동물성 단백질'의 섭취뿐이다.

내 몸이 옥수수라고?

패스트푸드 레스토랑은 옥수수기름, 옥수수전분, 옥수수가루, 옥수수시럽 그리고 옥수수에서 추출한 여러 가지 재료에 의존한다.

패스트푸드 레스토랑의 480개 버거를 조사한 과학자들은 거의 모든 버거, 즉 93%에 C-4 탄수화물이 함유되어 있는 것을 발견했다. 버거를 이루고 있는 고기가 옥수수에서 비롯되었다(동물의 식단에 옥수수가 대단히 많이 들어있다.)는 뜻이다.[3] 닭고기 샌드위치에 들어있는 고기도 옥수수로 만들어진다.

버거에 들어간 간 쇠고기의 93%가 옥수수에서 비롯되었다면, "나 자신의 얼마만큼이 옥수수에서 비롯된 것일까?"라는 궁금증이 드는 것이 당연하다. 좋은 소식부터 먼저 듣고 싶은가? 93%에는 못 미친다. 이제 나쁜 소식이다. 캘리포니아 버클리대학교의 과학자들은 성인의 머리카락을 검사해서 69%가 옥수수 성분이라는 것을 발견했다.[4] 건강 분야의 권위자인 산제이 굽타Sanjay Gupta의 머리카락 분석에서도 동일한 비율의 옥수수 탄수화물이 발견되었다.[5] 충격적인 사실이 있다. 유럽인을 대상으로 한 동일한 모발 검사 결과, 옥수수 함량은 단 5%였다.

아직 나쁜 소식이 남아있다. 사료용 옥수수는 대부분 Bt콘이라고 불리는 유전자변형 버전이다. 이 옥수수에는 해충에 대한 저항성을 높이기 위해 스노드롭[이른 봄에 피는 작은 흰 꽃]의 강력한 렉틴 유전자가 주입된다. 이 렉틴이 옥수수에 들어가 소, 닭, 돼지에게 먹이로 제공된다. 당신이 그 동물을 먹거나 소의 젖을 마시면, 그 성분은 당신의 몸속에 침투하게 된다. 이 렉틴은 모든 사람이 반응하는 렉틴이자 심지어 모유에서도 발견된다.

정신이 번쩍 들게 하는 또 다른 소식이 있다. 유전자변형 옥수수는 닭에게서 골연화증과 골다공증을 유발한다.[6] 닭이 우리에 빽빽하게 들어차 있는 이유 중 하나는 이런 식이 때문에 그들의 다리뼈가 너무나 약해서 걷다가 부러지기 때문이다. 그러니 아침에는 골다공증 약을 먹고 점심이나 저녁에는 뼈 없는 닭가슴살을 먹는 여성들이라면, "닭이 먼저냐, 골다공증이 먼저냐?"고 자문해보는 것이 좋겠다. 문제는 정확히 옥수수에 있다. 다시 말하지만 당신은 동물들이 먹은 것을 먹고 있는 것이다.[7]

가축에게는 일상적으로 항생제를 주기 때문에 그들에게는 다양한 형태의 항생제가 함유되어 있다. 거의 매주 우리는 치명적인 설사 유발로 고기나 닭고기가 리콜되었다는 소식을 듣는다. 여기서 끝이 아니다. 닭(달걀과 고기), 돼지고기, 소고기, 우유는 옥수수, 밀, 대두에서 자라는 곰팡이의 유독성 부산물인 아플라톡신으로 오염되어 있는 것으로 밝혀졌다. 이들 화합물은 동물과 인간에 대해 독성을 가지며, 이들의 섭취는 유전적변형이나 암과 연관된다.[8] 곡물과 대두(가금류에게 먹이는 유형)는 특히 아플라톡신에 많이 오염되어 있다.[9]

다음에 치킨 맥너겟[맥도날드의 뼈 없는 닭고기를 튀긴 요리]을 주문할 때면 이 사실에 대해 생각해보라. 아플라톡신은 닭고기는 물론 빵가루에도 들어있다. 맥너겟을 먹으면 이중으로 아플라톡신을 섭취하게 되는 것이다. 거기에 우유 1잔을 더하면 중독 가능성은 높아진다.

풀만 먹는데, 말 근육은 어디서?

고기와 감자에 철저하게 물들었던 사람들이 몇 개월 동안 플랜트 패러독스 프로그램을 실행하고 내게 돌아와 녹색채소가 몹시 당긴다고 말한다. 이들은 며칠만 샐러드를 먹지 않아도 샐러드 바를 휩쓸 태세를 갖추게 된다. 좋은 박테리아가 자신의 숙주에게 크고 분명한 목소리를 내는 것이다. "우리 집을 지키는 데 도와주세요." 장내 미생물에게 그들이 원하는 것을 주면 그들은 보답할 것이다.[10] 장내 미생물이 당신에게 줄 수 있는 가장 큰 선물은 식욕을 통제하고, 칼로리를 계산하는 귀찮은 일과 정크푸드를 악마로 만드는 일이다.

고단백, 고지방, 저탄수화물 식이를 하는 사람들을 고문하는 끝없는 식탐은 생선으로부터 단백질을 공급받고, 녹색채소로부터 충분히 저항성 탄수화물을 얻으면 발생하지 않는다. 하지만 고단백 식이의 경우, 지방을 다른 농장 동물의 포화지방에서 얻는다. LPS는 이 포화지방에 뛰어올라 당신의 장 내벽으로 스며든다. 이후 그들은 대뇌의 공복중추인 시상하부까지 바로 이동한다. 그 결과로 대뇌 염증이 배고픔을 유발한다. 이런 지속적인 배고픔이 없다는 것이 플랜트 패러독스 프로그램과, 동물성 지방이 많이 포함된 팔레오나 케토제닉 다이어트의 가장 큰 차이다. 플랜트 패러독스 프로그램은 적절한 동물성 지방만을 포함하고 있다.

고기, 생선, 가금류를 먹지 않는 사람들과 유제품이나 달걀을 먹지 않는 사람들을 위한 채식주의자 버전과 비건 버전도 있다. 동물성 지방을 먹어야만 한다고 주장하는 사람들이 알아야 할 것이 있다. 이것은 고릴라들도 아는 사실이다. 나뭇잎에는 근육을 성장시키는 단백질이 엄청나게 들어있다. 말을 생각해보라. 말이 버거를 씹어서 그런 늘씬한 근육을 얻었다고 생각하는가?

플랜트 패러독스 프로그램의 개요

플랜트 패러독스 프로그램이라는 혁명적인 접근법은 당신과 장내 미생물에게 필요한 것을 먹임으로써 당신이 적정한 건강과 체중을 관리할 수 있는 능력을 얻게 한다. 여기서 기본적인 사항을 소개한다.

1단계: 3일간의 정화는 장을 치유하는 과정이다. 좋은 미생물을 강화하고, 나쁜 미생물을 제거한다. 3일 후에 장내 유기체들은 변화하고 그에 따라 장도 변화한다. 나쁜 미생물이 바로 돌아오는 것을 막으려면, 1단계에서 바로 2단계로 이동해야 한다.

2단계: 플랜트 패러독스 프로그램의 진정한 효과가 나타나기 시작한다. 2주만 투자하면 그 보답으로 건강한 삶을 얻게 될 것이다. 6주 후에는 새로운 식습관이 몸에 밸 것이다. 이 기간 동안 특정한 식품을 제거하거나 줄여야 한다. 개략적으로 설명하면 다음과 같다.

당신이 피해야 할 것

• 주요한 렉틴(곡물, 에스트로겐 유사 물질까지 함유된 옥수수와 대두를 비롯한 콩과 식물), GMO 식품, 라운드업 처리가 된 작물, 많은 포화지방. 여기에는 면역시스템을 민감하게 만드는 통곡물 제품이 포함된다. 채식주의자나 비건을 위한 해법도 따로 있다.

• 모든 설탕과 인공감미료를 제거한다.

• 신체의 공격 모드를 촉발해 지방을 저장하고, 배고픔의 원인이 되는 오메가6 지방산의 섭취를 최소화한다.

• 공장형 농장에서 키운 가금류와 가축(유제품 포함), 항생제, 오메가6 지방산이 가득한 옥수수, 콩을 먹이고 라운드업이 섞인 모든 양식 생선을 제거한다.

• 소량의 견과류, 과카몰리, 아보카도를 간식으로 먹는다.[11] 적절한 식품을 먹고 있다면 점차 간식의 필요성을 느끼지 않게 된다. 잘못된 식품은 허기를 더 많이 느끼게 한다.

• 내분비계를 교란시키는 제품은 사용하지 않는다.

당신이 먹어야 할 것

• 모든 잎채소와 특정 채소, 상당량의 덩이줄기 식물과 저항성 전분을 함유한 식품들. 이후에는 과일을 다시 도입할 수 있다. 단 제철 과일이어야 하고, 과일을 사탕같이 취급한다. 오메가3 지방산, 특히 어유, 들기름, 아마인유, 아보카도, 호두, 올리브, 마

카다미아와 같은 허용되는 기름에서 발견되는 오메가3 지방산은 물론 MCT를 섭취한다. 이들은 모두 장 내벽을 빠르게 치유한다.

- 동물성 단백질의 일일 섭취량은 230g 이하로 제한한다. 생선과 조개도 동물이라는 것을 기억하라. 동물성 단백질은 주로 오메가3 지방산이 많고 동맥을 상하게 하는 N-글리콜뉴라민산이 없는 자연산 어류와 조개류, 방목된 혹은 오메가3 지방산을 먹인 닭의 달걀에서 얻는다.

- 일일 단백질 섭취량에서 110g은 풀을 먹인 혹은 방목된 고기에서 얻는다. 여기에는 곡물과 대두를 먹인 동물보다 오메가3 지방산이 많고 오메가6 지방산이 적다. 하지만 여전히 많은 N-글리콜뉴라민산을 함유하고 있다.

- 유제품은 특정 종의 소나 양, 염소, 물소의 것만 섭취한다. 이들은 카제인 A-2를 만든다. 그렇지만 일반적으로 버터를 제외하고는 모든 유제품을 제한한다. N-글리콜뉴라민산이 들어있기 때문이다.

3단계(선택): 생선을 비롯한 모든 동물성 단백질의 섭취를 줄인다. 하루에 총 60~110g으로 제한하고 간헐적으로 금식한다. 10장에서 소개할 '플랜트 패러독스 케토 프로그램'은 당뇨, 암, 신장질환이 있는 사람과 치매, 파킨슨병, 알츠하이머병, ALS 같은 신경

> ## 압력솥의 재발견
>
> 압력솥이 위험하다고 생각해 구입을 꺼리는 사람들도 있을 것이다. 과거에는 압력솥이 폭발해서 주방을 엉망진창으로 만들거나 심지어 조리하던 사람에게 화상을 입히기도 했다. 그 시대의 압력솥에는 기계식 조정기가 하나뿐이었기 때문에 압력이 끔찍한 결과를 낼 정도로 높아질 수 있었다. 오늘날의 기기들은 완전히 다르다. 큰 압력을 견디도록 고안된 금속 연동 뚜껑, 밀폐 개스킷, 공기 제거밸브 덕분에 기기가 일정한 압력을 유지할 수 있다. 가격도 놀랄 만큼 싸졌다. 조리가 끝나면 정지되는 자동 압력솥도 있다. 렉틴 없는 라이프 스타일을 위해서라면 편리한 압력솥보다 좋은 것이 없다.

계 질환을 가진 사람들을 위해 고안된 것이다. 여기에 해당된다면, 3일간의 정화 이후 바로 10장으로 이동해서 케토 프로그램을 시작하라. 언제 단계를 넘어갈지 판단할 수 있는 지침도 제공할 것이다.

채식주의자와 비건을 위한 기쁜 소식

내 환자 중에는 채식주의자와 비건이 많다. 그들에게 식물성 단백질의 공급원으로 이용하는 것들을 포기하라고 하면 어떻게 될까? 너무나 힘든 일일 것이다. 다행히 나는 그 문제를 우회할 수 있는 방법을 발견했다. 곡물의 렉틴은 '압력솥'을 이용하면 파괴할 수 있다. 압력솥이 콩과 식물은 물론 가지속 식물과 호박과에 속하는 채소의 렉틴을 파괴한다. 조리대에서 몇 분 만에 말이다. 게다가 압력솥으

2부 플랜트 패러독스 프로그램

단백질의 적정량은 얼마?

단백질을 반드시 섭취해야 하지만 현대인은 필요한 것보다 훨씬 많은 단백질, 특히 동물성 단백질을 섭취한다. 앞서 언급했듯이, 많은 양의 단백질을 섭취하고 이를 당으로 대사시키는 일은 높은 혈당, 비만, 짧은 수명과 관련된다.[12] 더구나 동물성 단백질에 함유된 특정 아미노산인 메티오닌, 류신, 이소류신은 급속한 노화와 암세포 증식의 주범으로 보인다.[13]

그렇다면 우리에게 어느 정도의 단백질이 필요한 것일까? 단백질 권장량은 체중이 아니라 지방을 제외한 신체 질량을 근거로 한다. 이를 확인하기 위해서는 복잡한 계산이 필요하다. 서던캘리포니아대학교 노화연구소의 발터 롱고Valter Longo 박사와 나는 이를 쉽게 만들기 위한 연구를 거쳐 체중 1kg당 0.37g의 단백질을 필요로 한다는 데 뜻을 모았다.[14] 체중에 0.37을 곱하면 하루에 필요한 단백질이 얼마인지 계산할 수 있다. 이 계산법에는 장과 점액으로부터 버려지는 20g의 단백질이 재활용된다는 점이 고려되지 않았다. 점액과 장 내벽의 세포는 단백질을 함유하고 있고, 점액이 만들어지거나 장 내벽의 세포가 죽거나 대체되면 우리는 장내에서 이들 단백질을 소화시킨다. 이미 상당히 낮은 단백질 권장량에서 절반을 제거하라. 매일 우리가 가진 단백질이 재활용되기 때문이다. 당신의 단백질 필요량은 충격적일 정도로 적다.

아침에 중간 크기의 달걀(단백질 약 15g), 점심에 염소치즈 5g을 얹은 큰 접시 샐러드, 간식으로 피스타치오 크게 2스푼(3g), 저녁으로 연어 85g만 먹어도 필요량을 훌쩍 넘겨 단백질을 섭취하게 된다. 당신이 먹는 채소에 든 단백질은 계산조차 하지 않았는데 말이다. 그렇다. 채소에도 단백질이 들어있다. 찐 콜리플라워 반 컵에는 1g의 단백질이 들어있다. 찐고구마에는 2g 들어있다. 동물성 단백질의 섭취량을 판단하는 가장 좋은 방법은 '하나만 먹으면 족하다.'는 규칙을 기억하는 것이다. 하루에 1번, 1인분 85g이면 충분하다.

로 조리해서 렉틴을 잃은 콩은 수명을 연장하고 기억력을 강화한다. 채식주의자와 비건들은 프로그램 2단계에서 적절하게 조리된 소량의 콩과 식물을 비롯한 렉틴 함유 식품을 섭취할 수 있다. 불행히도 밀, 호밀, 보리, 귀리에 든 렉틴은 파괴되지 않는다. 이러한 식품은 절대 금지다.

변명은 제발 그만!

플랜트 패러독스 프로그램은 대단히 간단하다. 지금까지 단 4개 규칙만을 가진 다이어트가 있었는가? 다만, 통곡물, 유기농 닭고기, 우유로 만든 요거트, 완두콩, 두부 등 몸에 좋은 음식으로 '마케팅되는' 식품들을 끊어야 한다는 사실을 받아들이는 데 망설임을 느낄지도 모른다. 또 단백질을 과다하게 섭취하는 사람과 몸에 좋은 음식이라고 생각하는 것을 충실히 먹었다고 생각하는 사람들은 신체적, 정신적 재조정이 필요하다.

그러나 프로그램에 성공하기 위해서는 장애를 극복해야 한다. 식이습관을 변화시키고 건강과 체중에 극적인 변화를 경험한 후 플랜트 패러독스 옹호자가 된 내 환자들이 흔히 했던 변명들을 소개한다. 이런 변명들로 프로그램을 망치는 일은 없을 것이다.

변명 1 "나는 이미 날씬하고, 건강하고, 활력이 넘치는 걸요."

이런 경우라면 굳이 먹는 방식을 바꾸어야 할 필요를 못 느낀다. 겉으로는 건강해 보여서 자신에게 심각한 건강상의 문제가 있음을 알지 못하는 것이다. 그러나 사소해 보였던 건강상의 문제를 깨달은 나의 환자들은 프로그램을 통해 이상 증세를 모두 고쳤고, 길고 건강한 삶을 살 가능성을 높였다.

변명 2 "프로그램을 따르려면 왠지 인체대사와 영양학에 대한 깊이 있는 이해가 필요할 것 같아요."

다운증후군이나 그 외의 지적장애가 있는 내 환자들은 프로그램을 통해 큰 성공을 거두었다. 영어를 하지 못하는 환자들도 긍정적인 결과를 얻었다. 이 프로그램이 왜 효과가 있는지 이해하려면 책 전체를 읽는 것이 좋겠지만, 8장에 있는 허용 식품과 금지 식품 목록을 알고 지키는 일로 요약된다.

변명 3 "식습관을 비롯해서 여러 습관에 큰 변화를 주기에는 나이가 너무 들었어요."

건강을 증진시키는 일에 늦은 때란 없다. 나이에 상관없이 누구나 3개월마다 낡은 세포의 90%를 새로운 세포로 대체한다. 당신이 먹는 음식과 장내 미생물에게 먹이는 음식을 통해 새로운 세포들이 작업할 때 사용할 질 높은 구조물질을 공급한다면, 완전히 새로운 당신을 만들 수 있다.

고무적인 이야기들 덕분에 당신은 분명히 빨리 시작하고 싶어 안달 나 있을 것이다. 하지만 아직도 사라지지 않은 의심이 남아있 다면 다음을 생각해보라.

- 유인원은 겨울을 대비해 살찌우려고 과일을 먹는다. 당신은 그들과 어떤 차이가 있는가? 아무것도 없다.
- 농부는 곡물, 옥수수, 콩을 이용해 가축을 살찌운다. 당신은 그들과 어떤 차이가 있는가? 아무것도 없다.
- 말들은 먹이를 구하기 힘든 겨울을 대비해 살찌우려고 귀리 를 먹는다. 당신은 그들과 어떤 차이가 있는가? 아무것도 없다.

7장

플랜트 패러독스 프로그램 1단계
3일 만에 끝내는
내 몸 정화

농부가 작물을 심기 전에 땅을 갈듯이 건강의 씨앗을 심기 전에 장
내에 적절한 환경을 조성해야 한다. 당신의 장이 피해를 입었다면 지금
아무리 몸에 좋은 음식을 먹어도 효과를 보지 못한다. 그래서 3일간의
정화가 필요한 것이다. 장 회복 과정의 시작인 셈이다. 정화는 장내
에 서식하는 박테리아의 유형을 완전히 바꿀 것이다. 하지만 과거의
식습관으로 돌아가면, 단번에 나쁜 박테리아들이 되돌아온다.[1]

　　중요한 점이 있다. 그동안은 결장에 사는 미생물에만 초점을 맞
추어왔지만, 최근의 연구는 진짜 전쟁이 '소장'에서 일어난다고 시
사한다.[2] 모든 사건이 시작되는 곳도 소장이다. 플랜트 패러독스 프
로그램은 장 전체, 그리고 당신 몸속 모든 곳에 사는 미생물에 초점
을 맞춘다. 정화 과정은 장내 환경을 완전히 바꾸지만 이 과정은 '선
택적'이다. 원한다면 2단계부터 시작해도 괜찮다. 효과를 보는 데
조금 오래 걸린다는 점은 염두에 두자.

1단계 전략

장에서 나쁜 미생물을 솎아내고 좋은 미생물을 위한 '토양'을 마련해 새로운 작물을 '심을' 준비를 하라. 단 3일이면 우리를 병들게 하고, 살찌게 하며, 면역반응을 자극하는 장내 박테리아를 굶겨서 쫓아낼 수 있다. 완벽한 정화를 위한 3가지 계획안을 모두 따르기를 권하지만, 3일간의 식품 계획만 따라도 효과를 볼 수 있다.

전략1 '금지 식품'과 '허용 식품'

짧은 정화 기간 동안에는 유제품, 곡물, 유사 곡물, 과일, 당, 씨앗, 달걀, 콩, 가지속 식물, 뿌리, 덩이줄기 식물을 먹지 않는다. 옥수수기름, 콩기름, 카놀라유, 기타 염증성 기름과 모든 형태의 소고기, 기타 가축의 고기도 금지 메뉴다. 1단계를 위한 식사 계획은 292~293페이지에 있고, 거기에는 비건과 채식주의자 버전도 포함된다. 레시피는 321페이지부터 시작되며, 마찬가지로 비건과 채식주의자를 위한 변형 레시피가 제공된다. 여기서 소개하는 모든 재료는 슈퍼마켓에서 쉽게 찾을 수 있다.

채소

• 청경채, 브로콜리, 방울양배추, 모든 색상과 유형의 양배추, 콜리플라워, 케일, 겨잣잎 등의 식물 위주로 먹는다. 녹색채소에는 꽃상추, 모든 종류의 상추, 시금치, 근대, 물냉이가 포함된다. 아

티초크, 아스파라거스, 셀러리, 회향, 무, 민트, 파슬리, 바질, 실란트로, 마늘, 파, 쪽파 등 모든 종류의 양파도 허용한다. 김, 켈프 등의 해조류도 잊지 말라. 이런 채소들은 날것 혹은 익혀서 원하는 만큼 먹어도 좋다. 과민성대장증후군, SIBO, 설사 등 장에 문제가 있는 경우라면 완전히 익혀 먹는다.

단백질

• 하루에 연어, 조개, 연체동물과 같은 자연산 어류 230g 이하나 방목한 닭고기 110g(카드 1벌 크기)을 먹는다. 퀸[Quorn, 식물성 단백질로 만든 육류대체 식품], 템페(콩을 발효시켜 만든 인도네시아 대표 음식, 곡물 없이), 헴프두부도 허용된다.

지방과 기름

• 매일 아보카도를 1개 먹어야 한다. 모든 종류의 올리브도 허용된다.

• 아보카도오일, 코코넛오일, 마카다미아오일, 참기름, 호두기름, 엑스트라 버진 올리브오일, 마실유, 아마인유만 사용할 수 있다. MCT오일, 들기름도 좋은 선택이다.

간식

• 과카몰리 상추말이(326페이지), 레몬즙 뿌린 아보카도 반쪽, 닥

터G 혼합 견과(337페이지), 허용되는 견과류로 간식을 먹는다.

양념과 조미료

- 신선한 레몬즙, 식초, 겨자, 후추, 천일염, 당신이 좋아하는 허브와 향신료
- 상업적으로 만들어 판매하는 샐러드드레싱이나 소스는 피한다.

음료

- 매일 아침 그린 스무디(321페이지)를 마신다.
- 수돗물 혹은 정수된 물을 하루에 8컵 마신다.
- 녹차, 홍차, 허브티나 일반 혹은 디카페인 커피를 마신다.
- 원한다면 스테비아 추출물이나 저스트라이크슈거로 가미한다.

잊지 말 것

- 적어도 8시간을 잔다.
- 적당한 운동을 한다. 야외에서 하면 더 좋다.

따지고 따져서 최고만 먹는다

식사와 간식을 만드는 데 사용하는 식품의 공급원과 질은 대단히 중요하다. 가급적이면, 다음 지침을 따르도록 최선을 다하자.

- 모든 채소는 100% 유기농이어야 한다.
- 채소는 신선하거나 냉동된 것으로 사용한다. 신선 채소는 제철 채소로, 가능하면 지속가능한 농법을 사용해 가까운 지역에서 생산한 것이어야 한다. 생선과 조개류는 자연산이어야 한다.
- 모든 닭고기는 방목한 것이어야 한다.

이 지침에 따르면 당신이 먹게 될 음식은 최대한의 영양과 최소한의 교란물질, 렉틴을 함유하고 있을 것이다. 유기농 버전을 구할 수 없을 때는 전형적인 제품을 이용할 수밖에 없다. 하지만 재료가 자연 그대로의 것일수록 정화의 결과가 좋다는 것을 이해하는 일이 중요하다.

음식을 조리하고 맛을 낼 때 염증을 일으키지 않으려면 특정한 기름을 사용해야 한다. 1단계 레시피(321~330페이지 참고)에서는 볶음에 아보카도오일을 사용하지만, 앞서 나열한 대부분의 기름을 사용할 수 있다. 엑스트라 버진 올리브오일은 높은 온도에 노출되면 안 되기 때문에 낮은 온도에서 조리한다. 마실유와 아마인유는 절대 가열하면 안 되므로, 샐러드드레싱으로만 사용한다. 323페이지에서 시간을 절약할 수 있는 팁을 제공한다.

전략 2 '토양'을 마련하고 '잡초'를 제거한다

장 속을 가능한 한 깨끗하게 하기 위해 스위스 크리스Swiss Kriss

라는 이름의 허브 완하제나 그에 상응하는 것을 먹기를 권한다. 스위스 크리스는 온라인으로 주문할 수 있다. 이 제품의 유효 성분은 완하 성분의 허브, 센나나 센노시드(정제 하나에 8.5mg의 허브 성분이다.), 장내 깡패를 파괴하는 다른 성분에는 아니스씨앗, 카렌듀라 꽃, 카럼실, 히비스커스, 복숭아잎, 페퍼민트오일, 딸기잎과 일부 결합제가 있다.

성인은 잠자리에 들기 전 2알을 복용한다. 완하제를 복용하고 싶지 않거나 완하제가 유발할 수 있는 불편함이 걱정된다면 '선택사항'이라는 점을 강조하고 싶다. 만약 완하제를 사용하기로 했다면, 정화를 시작하기 전날 밤 물 1잔과 함께 복용한다. 플레이크 형식의 제품을 선호한다면 티스푼으로 반 스푼을 복용한다. 다음 날에는 복용할 필요가 없다. 3일간의 정화를 할 때 다음 날 아침에 집에 있는 경우 시작하는 것이 좋다.

전략 3 추가적 지원

잡초를 뽑고 땅을 준비하는 것에서 멈추어서는 안 된다. 나는 여러 천연보충제가 장내 나쁜 박테리아와 곰팡이를 죽이는 능력에 깊은 인상을 받았다. 물론 필수는 아니다. 하지만 과민성대장증후군, 장누수증후군, 자가면역 증상을 갖고 있다면, 식이요법 초기에 이들을 추가하는 것을 고려해보라. 11장에서 복용량을 설명할 것이다. 권장하는 보충제는 다음과 같다.

- 구골나무, 매자 뿌리 추출물이나 그 안의 베르베린 활성성분
- 자몽씨앗 추출물
- 버섯이나 버섯 추출물
- 후추, 정향, 계피, 약쑥과 같이 기생충, 기타 장내 나쁜 세균총을 죽이는 향신료

우리가 얻을 보상과 혜택

단 3일 만에 체내 미생물을 보다 우호적인 종들이 우세한 형태로 바꿀 수 있다. 하지만 정화 이후 이전의 식습관으로 돌아가면 장내 세균총의 개선은 오래가지 못하고 나쁜 미생물들이 돌아와 앙갚음한다. 정화가 끝난 다음 날부터 좋은 미생물을 활성화시키는 플랜트 패러독스 프로그램의 2단계를 진행하라. 당신이 받은 혜택과 보상을 더욱 공고히 하는 길을 걷게 될 것이다.

3일 후, 당신은 이런 변화를 느낄 것이다.

- 장내 박테리아의 균형이 좋은 쪽으로 완전히 바뀔 것이다.
- 주로 물의 무게인 3~4kg이 빠지게 될 것이 거의 확실하다.
- 염증이 극적으로 줄어들 것이다.
- 염증의 완화 덕분에 행복감이 커질 것이다.
- 2단계로 바로 이동하면 당신이 얻은 것들을 지킬 수 있다.

성공을 위한 조언

3일 동안 당신은 맛있는 음식을 먹는다. 하지만 당신의 몸은 그간 익숙해져 있던 중독성 강한, 그리고 염증을 활성화시키는 식품들을 그리워할 것이다. 약간의 배고픔을 느낄 수도 있고, 어쩌면 에너지가 고갈되었다는 느낌을 받을 것이다. 1단계 식단에서 제안하는 것보다 더 많이 먹고 싶다면, 허용된 채소 목록에서 몇 가지를 골라야 한다. 과카몰리나 아보카도를 2인분 이상 먹거나 추가적으로 생선이나 닭고기를 먹는 일은 피해야 한다. 그리고 음식을 더 먹기 전에 물을 몇 컵 마셔보도록 한다.

72시간 동안 내가 미워질 수도 있다. 하지만 2단계로 넘어가는 4일째가 되면 에너지가 많이 회복되고, 바지가 눈에 띄게 헐렁해졌다는 사실에 들뜨게 될 것이다. 1단계에서 2단계로 즉시 넘어가는 것이 대단히 중요하다. 장내 미생물이 신체를 위해 움직이도록 하려면, 4일째부터 바로 2단계를 시작하라. 페이지를 넘겨 시작해보자.

8장

플랜트 패러독스 프로그램 2단계
망가진 몸
되살리기

당신이 탄 배에 물이 들어오고 있다. 양동이로 물을 퍼낼 것인가? 소용없는 일이다. 물을 퍼내기 전에 구멍을 찾아 메워야 한다. 건강 문제도 마찬가지다. 진행을 둔화시키는 것은 해법이 아니다. 문제를 바로잡아야 신체가 치유를 시작한다. 당신의 몸은 스스로를 완벽히 건강한 상태로 복구할 수 있는 능력을 가지고 있다. 치유 능력을 발휘하지 못하게 막는 장애를 '제거'하기만 하면 된다.

6주(최소)간의 보수 과정을 시작할 시간이다. 1단계에서 장 내벽에 끊임없이 구멍을 만드는 렉틴이 가득한 식품 섭취를 중단했다. 3일간의 정화를 마쳤다면, 이미 그러한 식품을 배제하기 시작한 것이다. 이제 정화 기간 동안 숨어 있다가 빠져나오기 시작한 좋은 박테리아에게 영양을 공급하는 2단계로 넘어갈 수 있다. 그와 동시에 나쁜 박테리아들이 먹고 번성하는 식품과 치유를 방해하는 제품들을 제거함으로써 그들을 계속해서 굶주리게 만들 것이다.

첫 2주가 가장 힘들 것이다. 소위 몸에 좋다고 하지만 실제로는 당신을 병들게 만드는 엄청나게 많은 식품을 제거할 테니 말이다. 기운이 없고, 두통과 짜증이 생기고, 근육경련이 일어나는 등 금단 증상을 경험할 수도 있다. 하지만 기억하라. 2주 후면 변화를 느낄 것이다. 최소한 6주 동안 그대로 과정을 밟아나가면 이후에는 습관이 되어 저절로 하게 될 것이다.

당신이 따라야 할 식품 목록은 길지 않다. 2주 동안 당신은 '허용' 목록의 식품만을 먹고, '금지' 목록의 식품은 절대 먹어서는 안 된다. 2단계 레시피는 331~361페이지에, 2단계 식단은 294~299페이지에 있다. 마찬가지로 비건과 채식주의자를 위한 변형 버전이 있다. 다음 목록을 복사해서 어디든 가지고 다녀라. 슈퍼마켓과 음식점에 가져가고, 직장에도 하나 보관하도록 하라. 목록을 자주 참고하다 보면, 이를 따르는 것이 아주 자연스러워질 것이다.

'허용' 식품 목록

기름

해조유*	올리브오일
코코넛오일	마카다미아오일
MCT오일	아보카도오일
들기름	호두기름

| 붉은야자오일 | 쌀겨기름 |
| 참기름 | 맛을 낸 대구 간유 |

＊해조유는 스라이브의 제품을 추천한다.

감미료

스테비아＊	루한궈＊
에리스리톨＊	저스트라이크슈거＊
이눌린	야콘
나한과	자일리톨

＊스테비아는 스위트리프, 루한궈는 넛레스, 에리스리톨은 스워브의 제품을 추천한다. 저스트라이크슈거는 치커리 뿌리로 만든 것만 허용된다.

견과류와 씨앗류(하루 1/2컵, 브라질너트와 잣은 제한적으로)

마카다미아	호두
피스타치오	피칸
코코넛	코코넛밀크/크림
헤이즐넛	밤
브라질너트	잣
아마씨	대마씨
대마 단백질파우더	질경이씨

올리브

모두

다크초콜릿(30g/일)

카카오 함량 72% 이상

식초

무가당이면 모두

허브와 양념

칠리 페퍼 플레이크를 제외한 모두

된장

에너지 바

퀘스트 바*   엽Yup 바*

휴먼푸드 바   어댑트 바*

*퀘스트 바는 레몬크림 파이, 바나나너트, 딸기 치즈케이크, 계피롤, 더블 초콜 릿청크만 허용되고, 엽 바는 초콜릿민트, 초코칩쿠키 도우, 슈거쿠키만 허용되며, 어 댑트 바는 코코넛과 초콜릿만 허용된다.

가루

코코넛	아몬드
헤이즐넛	참깨
밤	카사바
그린 바나나	고구마
타이거너트	포도씨
애로루트	

아이스크림

유제품이 없는 코코넛밀크 빙과류*

산양유 아이스크림*

*소 딜리셔스의 블루 라벨과 라루 제품을 추천한다.

면

파스타슬림	시라타키누들
다시마누들	미라클누들과 칸텐 파스타
미라클라이스	한국식 고구마누들[당면]

유제품(치즈 30g 혹은 요구르트 110g/일)

파르미자노-레자노	프랑스/이탈리아버터
버팔로버터	기버터

산양유요구르트(플레인)	산양유(커피크림으로만)
산양유치즈	버터
산양과 양 케피어	양치즈와 요구르트(플레인)
코코넛 요구르트	프랑스/이탈리아치즈
스위스치즈	버팔로 모차렐라
유청 단백질 분말	카제인 A-2 우유(커피크림으로만)
유기농 헤비크림	유기농 사우어크림
유기농 크림치즈	

주류

레드와인(170g/일)	증류주(30g/일)

생선(자연산 어류 110g/일)

화이트피쉬	민물 농어
알래스카 넙치	통조림 참치
알래스카 연어	하와이언 피쉬
새우	게
랍스터	가리비
오징어	조개
굴	홍합
정어리	앤초비

과일(아보카도를 제외한 모든 과일을 제한적으로)

아보카도	블루베리
라즈베리	블랙베리
딸기	체리
배	석류
키위	사과
감귤류	천도복숭아
복숭아	자두
살구	무화과
대추	

채소

−십자화과 채소

브로콜리	방울양배추
콜리플라워	청경채
양배추	배추
근대	루꼴라
물냉이	콜라드
콜라비	케일
라디치오	김치
사우어크라우트(무가공)	

-기타 채소

노팔선인장	셀러리
양파	파
쪽파	봄양파
치커리	당근(날것)
캐럿그린	아티초크
비트(날것)	래디시
무	예루살렘아티초크/선초크
하트오브팜	실란트로
오크라	아스파라거스
버섯	

-잎채소

로메인상추	적색 및 녹색잎상추
시금치	엔다이브
민들레잎	버터상추
회향	에스카롤
겨잣잎	경수채
파슬리	바질
민트	쇠비름
들깨	조류

해초

저항성전분

토르티야*

팔레오 랩/코코넛플레이크 시리얼*

*토르티야는 시에테, 줄리언베이커리의 랩과 시리얼만 허용된다.

저항성전분(적당량)

그린 플렌테인	그린 바나나
바오밥열매	카사바(타피오카)
고구마 또는 얌	루타바가
파스닙	유카
셀러리악	글루코만난(곤약 뿌리)
감	지카마
타로 뿌리	순무
타이거너트	그린 망고
기장	사탕수수
그린 파파야	

방목 가금류(110g/일, 개방 사육은 허용되지 않음)

닭	칠면조

타조	오리
방목 혹은 오메가3 달걀	거위
꿩	뇌조
비둘기	메추라기

고기(110g/일, 풀만 먹고 자랐다고 표시된grass-fed, grass-finished 것)

들소	사슴고기
야생 돼지	고라니
돼지고기(인도적으로 키운)	양고기
소고기	프로슈토

식물성 고기

퀀*	헴프두부
힐러리 루트 베지 버거	템페(곡물 없이)

*퀀은 치킨텐더, 그라운드, 치킨커틀렛, 터키로스트, 베이컨-스타일 슬라이스만 허용된다.

'금지' 식품 목록

정제, 전분식품

파스타*	감자

감자칩	우유
빵*	토르티야
페이스트리	곡물 가루
크래커	쿠키
시리얼	설탕
아가베시럽	스위트원 혹은 서넷
스플렌다	뉴트라스위트
스윗앤로	다이어트 음료
말토덱스트린	

*카펠로의 파스타와 베릴리브레드의 빵은 허용된다.

채소

완두콩	슈거 스냅
땅콩	캐슈너트
콩과 식물*	강낭콩
병아리콩*(후무스 포함)	대두
두부	청대콩
콩 단백질	TVP[콩 단백질로 만든 고기 대용품]
완두콩 단백질	모든 콩(콩나물 포함)
모든 렌틸콩*	

*비건과 채식주의자들은 2단계에서도 이 콩과 식물들을 먹을 수 있다. 하지만

압력솥에 적절하게 조리해야 한다.

견과류와 씨앗류

호박	해바라기
치아	

과일(일부는 채소라고 불린다.)

오이	애호박
늙은호박	호박
멜론	가지
토마토	피망
칠리페퍼	고지베리

남부 유럽 이외의 지역에서 자란 소의 유제품(카제인 A-1 함유)

요구르트	그릭요구르트
아이스크림	프로즌요구르트
치즈	리코타
코티지치즈	

발아 곡물, 유사 곡물, 싹

밀*	일립소맥

카뮤	귀리*
퀴노아	호밀*
현미	보리*
메밀	카시
스펠트밀	옥수수
옥수수제품	옥수수전분
옥수수시럽	팝콘
밀싹	보리싹

벌거[밀을 삶아서 말렸다 빻은 것]

*밀, 귀리, 호밀, 보리는 압력 조리가 불가능하다.

기름

콩기름	포도씨유
옥수수기름	땅콩기름
면화씨유	홍화씨유
해바라기씨유	부분경화유
카놀라유	

'No'란 안 된다는 뜻

최소한 1,000년 전 인간은 금지 목록의 식품을 먹지 않았다. 인간이 곡물과 다른 작물을 재배하기 전까지 곡물, 유사 곡물, 콩은 우리 조상의 식단에 없었다. 진화의 관점에서 만난 적도 없고 다루어본 적도 없는 렉틴에 대해 1,000년 만에 파악해 면역학적 내성을 기르기란 불가능하다. 이러한 현대적인 씨앗들은 플랜트 패러독스 프로그램의 근간이 되는 식물이나 식품과는 완전히 다르다. 당신이 먹게 될 고대 식품들은 수백만 년 동안 인간의 영양 공급원 역할을 해왔다. 이러한 이로운 식물과 그 잎에 든 렉틴, 폴리페놀은 오랫동안 인간의 식이에 퍼져 있었기 때문에 당신의 면역체계와 장내 미생물은 그들과 친밀한 관계를 이루어왔다.

다시 한 번 묻는다. 인류가 100만 년 이상 다루어왔고, 서로 공생관계를 발달시켜온 식물을 신뢰하겠는가? 아니면, 불과 몇 천 년 전에 처음 만난 식물을 신뢰하겠는가?[1] 수만 명의 환자를 치료한 나는 분명히 말할 수 있다. 무엇이든 원하는 대로 먹고도 행운이 따를 것이라고 생각하는 사람은, 카지노가 손님이 이기기를 바란다고 믿는 것이나 마찬가지다.

흰 것은 옳다

모든 문화는 그 구성원을 병들게 했던 렉틴을 처리하기 위해 노력해왔다. 1,000년 동안 인류는 빵을 하얗게 만들기 위해 노력했다. 렉틴, 특히 WGA의 대다수는 빵을 갈색으로 만드는 겨에 들어 있다. 대부분의 문화는 겨를 제거하는 데 성공했다.

아시아 문화권의 주식인 쌀도 마찬가지다. 이들이 쌀을 재배하기 시작한 8,000년 전부터 껍질을 제거하고 흰 쌀을 만들기 위해 노력한 이유는 무엇일까? 껍질에는 렉틴이 들어있다. 그러나 최근 '통곡물의 영양'을 섭취하라는 불길한 조언 덕분에 이 모든 것이 달라졌다. 통곡물은 곡물이 식단에 들어온 이래 조상들이 필사적으로 제거하거나 줄이려고 애썼던 것이다. 통곡물 바게트, 크루아상, 파스타, 소바누들? 터무니없는 소리다. 그들은 독이다.

렉틴의 왕, 콩

콩, 완두, 대두, 렌틸콩도 비교적 최근에 인간의 식단에 추가된 농작물이다. 콩 1알은 작지만, 그 안에 어떤 식품보다 많은 렉틴이 들어있어 그 영향이 엄청나다. 날 검정콩 5알이 5분 안에 혈액을 엉기게 만들 수 있다. 아주까리는 아프리카가 원산지이지만, 현재는 남부 캘리포니아에서 번성하고 있다. 이 식물의 씨, 피마자에서 발견되는 렉틴인 리신ricin은 지금까지 알려진 가장 강력한 렉틴이다. 리신 분자 몇 개가 몇 분 안에 사람을 죽일 수도 있다. 그렇다 보니 간첩 활동 도구로 쓰인다. 기억하라. 식물은 당신을 좋아하지 않는다. 그들은 무기를 가지고 있으며 위험하다.

콩의 화학전에 대한 예가 필요한가? 식중독은 학교나 회사 식당에서 조리하지 않은 콩을 제공했을 때 대량으로 발생한다.[2] 질병통제본부에 따르면 미국에서 발생하는 식중독의 20%는 조리되지 않은 콩에 든 렉틴이 유발한 것이다.[3] 통조림 콩을 먹는 것도 혈압을 높일 수 있다. 캔 내벽에 있는 BPA와 콩에 함유된 렉틴 때문이다.[4] 통조림 콩은 피하는 것이 최선이다. 두부와 에다마메(청대콩), 발효되지 않은 콩 제품도 마찬가지다.

유제품의 딜레마

현대인에게 건강식품의 아이콘으로 자리 잡은 것이 동물의 젖이다. 유당불내증이 있거나 우유가 점액 생성[우유 알레르기 반응으로, 콧물이 증가하는 상황]을 촉진한다고 생각하는 사람이라면, 실제로는 렉틴 유사 카제인 A-1 단백질에 반응하고 있는 것이다. 다행히 산양과 양은 이러한 돌연변이의 영향을 받지 않기 때문에 플랜트 패러독스 프로그램에서는 이들의 젖과 유제품이 허용된다. 단, 이들 모두가 암, 심장 질환과 연관된 당 분자, N-글리콜뉴라민산을 가지고 있다.

신세계의 렉틴은 더욱 조심

콜럼버스의 아메리카 '발견'이 어떻게 유럽, 아프리카, 극동에 신세계 식물의 도입으로 이어졌는지 앞서 논의했다. 팔레오 다이어

인간의 94%는 땅콩이 위험할 수 있다

아메리카가 원산지인 땅콩은 견과류가 아닌 콩과 식물이다. 그렇기 때문에 땅콩에는 치명적인 렉틴이 가득하다. 인간의 94%는 땅콩의 렉틴에 대해 항체를 가지고 있다는 것을 아는가?[5] 이 항체가 렉틴과 결합하면 인체에 위험할 수 있다. 땅콩기름에 든 렉틴은 우리와 같은 영장류인 붉은털 원숭이를 비롯한 실험 동물에게서 죽상동맥경화증을 유발한다. 하지만 땅콩기름에서 렉틴을 빼면 죽상동맥경화증은 일어나지 않는다.[6] 충격적인 사실이 있다. 인간에게 땅콩을 먹이고 장운동의 결과물을 쥐에게 먹이면, 쥐의 결장에는 전암성 손상이 나타난다.[7]

캐슈너트도 견과류가 아니다. 본래 아마존 열대우림에서 발견된 캐슈너트는 과일과는 별개로 열린다. 캐슈너트가 가진 강력한 렉틴 때문에 아마존 사람들은 이 너트는 던져버리고 과일만 먹었다. 캐슈너트를 감싸고 있는 껍질은 작업자들이 반드시 보호용 장갑을 끼어야 할 정도로 자극적이다. 피부과 문헌에서는 캐슈너트버터나 캐슈너트를 섭취한 후 발진이 생겼다는 수많은 보고를 접할 수 있다.[8] 사실 캐슈는 덩굴 옻나무와 동일한 식물족이다. 내 임상경험에 따르면 캐슈는 염증을 극적으로 증가시킨다. 류마티스 관절염이 있는 환자들의 경우 특히 심했다.

트를 옹호하는 사람들은 콜럼버스가 대서양을 건너기 전까지 유럽, 아프리카, 아시아 사람들이 이들 식물과 거기에 함유된 렉틴에 노출된 적이 없다는 것을 이해하지 못하는 듯 보인다. 곡물이 유해하다고 매도하면서도 가지와[9] 호박 종류를 비롯한 아메리카산 식물과 땅콩, 캐슈너트, 해바라기씨, 치아씨, 호박씨는 사랑해마지않는다.

이 점에 대해서 생각해보자. 가지속 식물 안의 렉틴에는 신경독인 솔라닌이 들어있다.[10] 또한 모든 신세계 식물에는 인류가 500년 이상 먹어보지 않은 문제성 렉틴이 함유되어 있다.

《구석기 다이어트》의 저자인 로렌 코데인Loren Cordain 박사에 따르면, 사람이 치아씨에 든 오메가3 지방산을 흡수할 수 있는지 알아보기 위한 여러 연구에서 그것이 가능하다고 입증했다. 여기에 문제가 하나 있다. 연구자들은 이 오메가3 지방산이 염증을 감소시킨다는 것을 입증하고자 했다. 하지만 치아씨를 먹은 연구 대상자들의 염증 지표는 예측한 대로 저하된 것이 아니라 약간 상승했다.[11] 치아씨에서 오메가3 지방산을 얼마간 얻을 수 있을지는 모르지만, 렉틴 함유물의 피해가 그 모든 혜택을 능가한다.

원래는 사람이 먹는 음식이 아니었다

렉틴 함유 식품 중 최악의 2가지는 '아메리카 원산의 곡물'과 옥수수의 유사 곡물 '퀴노아'다. 옥수수의 위험성에 대해서는 이미 상세히 다루었다. 하지만 프랑스에서 1900년에 옥수수가 사람이 먹기에 적합하지 않다는 이유로 돼지에게 먹이는 데만 허가한 사실을 아는가? 옥수수를 주식으로 택했던 북부 이탈리아 사람들에게서 선천성 정신지체(크레틴병)가 발생한 사실이 촉발한 결과였다. 당신도 알다시피 소도 본래는 옥수수를 먹지 않는다.[12]

퀴노아 역시 같은 문제를 안고 있다. 잉카족은 퀴노아에 든 렉틴을 제거하는 3가지 해독 과정을 따랐다. 첫째, 퀴노아를 물에 담아두고, 썩혔다가(발효) 조리한다. 퀴노아를 먹어본 적 있다면, 처음 2가지 방법이 포장지의 이용 안내에 적혀 있지 않다는 것을 알 것이다. 글루텐-프리 식품을 먹는 사람들은 대부분 퀴노아를 그들이 포기한 곡물에 대한 대체물로 여긴다. 그러나 퀴노아에 들어있는 렉틴은 장 내벽의 문제 상황을 더 악화시킨다.

치명적인 '가지' 다루기

콜럼버스가 이탈리아로 토마토를 가지고 온 이후 200년이 지나도록 그들은 그것을 먹지 않았다는 사실을 아는가? 지금도 이탈리아인들은 토마토소스를 만들 때 껍질을 벗기고 씨를 발라낸다. 토마토의 껍질과 씨에 렉틴이 함유되어 있기 때문이다. 영리한 이탈리아인들은 껍질과 씨에 비해 과육의 비율을 최대한으로 높인 로마토마토라는 교배종을 만들었다. 이후 요리사들은 토마토를 끓는 물에 데치고, 껍질을 벗기고, 반으로 가른 후 씨를 짜낸다. 과육에서 껍질과 씨를 분리하는 것이다. 토마토소스와 피자가 발명된 지는 120년이 조금 넘었을 뿐이다. 진화의 측면에서 이들은 대단히 새로운 음식이다.

같은 접근법이 이탈리아의 붉은 고추를 요리할 때에도 적용된다. 붉은 고추가 담긴 유리병을 열면 껍질과 씨가 보이던가? 아니다.

껍질과 씨는 제거되어 있다. 아메리카 남서부의 인디언들은 항상 고추를 굽고, 껍질을 벗기고, 씨를 솎아낸다. 이 역시 렉틴을 제거하기 위한 것이다. 타바스코를 비롯한 매운 소스를 발효시키는 까닭은 뭘까? 잉카족이 퀴노아를 다룬 것처럼 박테리아를 이용해서 렉틴 함량을 낮추기 위해서다. 발효가 렉틴의 함량을 크게 낮춘다는 증거가 있다. 발효는 사우어도우의 글루텐을 없앤다.[13] 발효는 렌틸콩의 렉틴을 98% 제거한다.[14] 단, 글루텐 함유 곡물에서는 발효도 효과가 없다는 것을 기억하라.

렉틴의 영향을 최소화하는 데 사용하는 방법을 이야기하는 김에 몇 가지 신화를 뒤엎어보겠다. 마른 곡물을 물에 불리는 것으로 글루텐이나 WGA를 제거하지 못한다. 콩과 식물의 싹을 틔우는 것은 소화를 돕지 못한다. 사실 발아는 렉틴의 함량을 높인다.[15] 싹을 틔운 콩이나 곡물을 실험동물에게 먹이자 암을 유발하는 것으로 나타났다.[16] 그렇지만 토마토와 후추, 호박의 껍질과 씨를 제거하면 렉틴 함량을 낮출 수 있다.

'호박'도 위험하다

3,000년 전 인도에서 처음으로 언급된 오이를 제외하면, 호박족은 콜럼버스의 무역을 통해 아프리카와 유럽으로 전해진 아메리카 출신의 식물이다. 그렇기 때문에 그 구성원은 진화 과정의 대부분에

걸쳐 인간에게 이질적인 렉틴을 가지고 있다. 늙은 호박이나 애호박과 같이 모든 씨를 가진 채소는 여름에만 자라는 과일이다. 우리가 채소라고 부르는 이런 여름 과일의 당은 당신의 중앙 운영시스템에 겨울이 오고 있다는 신호를 보낸다. 이는 호박족을 피해야 하는 이유다. 렉틴 함유와 함께 그들이 신체에 겨울을 대비한 지방저장 메시지를 보내기 때문이다.

좋은 지방, 나쁜 지방

금지 목록에 나열된 기름은 렉틴을 함유한 씨앗과 콩에서 화학적으로 추출된 것들이다. 과거에는 유채씨로 만든 카놀라유를 허용 식품 목록에 넣었다. 하지만 현재 거의 모든 카놀라유는 유전자변형 씨앗에서 나오기 때문에 목록에서 뺐다. 적어도 2주간은 올리브오일, 아보카도오일, MCT오일과 같은 단사슬포화지방과 고도불포화 긴사슬지방산과 함께 코코넛오일, 동물성 지방과 같은 긴사슬포화지방의 섭취를 제한하도록 한다. 포화지방이 함유된 치즈, 사우어크림, 헤비크림, 크림치즈의 섭취도 제한한다.

이 기간에는 올리브오일이나 코코넛오일을 이용하는 대신, '들기름'을 추천한다. 들기름에는 고함량의 로즈마리산이 들어있어 인지능력과 기억력을 향상시킨다.[17] 들기름은 알파 리놀렌산도 고함량으로 가지고 있다.[18] 오메가3 지방산의 한 형태인 알파 리놀렌산은 심장병 예방에 효과적이라고 나타난 리옹(프랑스) 심장식이에서 사용된다.[19] 리옹 심장식이는 1994년 심장건강 식이의 기준을 세웠다.

또 다른 좋은 대체물은 100% 케톤을 만들어내는 MCT오일이다. MCT오일은 액상 코코넛오일이라고 불리기도 한다. 낮은 온도에서도 액상 상태를 유지하기 때문이다. 신체는 MCT-케톤을 연료로 쉽게 태운다. 체지방으로 전환시키지 않고 말이다. 일반적인 코코넛오일과는 달리, MCT오일에는 끔찍한 LPS가 올라탈 수 있는 긴사슬지방산이 함유되어 있지 않다. 마카다미아너트오일, 호두기름, 아보카도기름, 슬라이브 사의 해조유, 기버터도 좋다. 샐러드나 조리한 채소에 감귤향 대구 간유를 뿌려도 좋다.

들기름과 함께 허용 목록에 있는 기름과 지방은 LPS가 장 내벽을 파괴하는 것을 막는다. 다른 다불포화지방과 달리, 긴사슬어유 오메가3 역시 LPS가 장 내벽을 지나가는 것을 차단한다.[20] LPS가 포화지방에 편승해서 장에서 몸의 다른 곳으로 이동한다는 이야기를 한 적이 있다. 하지만 이들 지방은 기름죽입자라는 특별한 전송 분자가 없으면 전달이 안 된다. LPS는 긴사슬포화지방을 운반하기 위해 형성된 기름죽입자에 무임승차하고 장 내벽을 통과한다. LPS가 지금 몸에 침입하기를 원하는가? 슬프게도 내 최고의 친구인 올리브오일조차 플랜트 패러독스 프로그램 2단계에서 첫 2주 동안은 제한해야 한다. 기름죽입자에 의해 전송되기 때문이다.

포화지방이 몸에 좋다고 생각하는 팔레오나 케토제닉 다이어트 옹호자들에게 충고할 것이 있다. 최근의 연구는 포화지방이 대뇌의 배고픔 중추에 LPS를 전달함으로써 배고픔과 식욕을 높인다는 것을 보여주고 있다.[21] 반면에 어유는 정반대 작용을 한다. 대뇌에 식품 섭취를 절제하는 데 도움을 주라는 신호를 보내는 것이다.[22] 팔레오 다이어트에 디저트 레시피가 그토록 많은 이유를 궁금하게 여겨본 적이 있는가? 한 인기 있는 팔레오 블로거의 사이트에는 "나는 하루 종일 음식에 대해 생각한다."라는 제목이 걸려 있다. 플랜트 패러독스 프로그램의 효과가 나타날 때는 있을 수 없는 일이다.

2단계 전략

이제 프로그램을 행동으로 옮길 차례다. 2단계는 6주 동안 실행한다. 왜 그렇게 오랜 시간이 필요할까? 1단계 정화를 통해 며칠 동안 장을 보수하고 깡패들을 몰아내긴 했지만, 일부는 아직도 숨어 있으면서 지역을 탈환할 계획을 세우고 있다. 2단계에서 허용 식품 목록을 따르는 동안, 경계태세를 늦춰서는 안 된다. 습관과 중독은 벗어나기가 어렵다. 재활센터나 스파에서 몇 주 동안 해독해본 사람들이라면 이 점을 잘 알고 있을 것이다. 몇 주 후면 컨디션이 좋아진다는 느낌을 받을 것이다. 하지만 거기에 넘어가면 안 된다. 나쁜 미생물들은 주류에서 내몰리긴 했지만 아직도 분명히 거기에 있다. 절대 그들에게 자비를 베풀지 말라. 그들이 당신에게 한 일을 생각하면, 그들을 가차 없이 벌하고 굶겨서 당신의 몸에서 쫓아내야 한다.

당신이 피해야 할 것

몸이 치유력을 발휘하려면 무엇을 피하고 제외시켜야 할까?

• 가지족의 채소와 씨가 있는 채소(아보카도 제외), 곡물, 파스타, 빵, 씨리얼, 크래커 등 렉틴 함량이 높은 대부분의 식품은 배제한다(금지 목록 참고).

• 제철 과일이 아닌 것을 피한다. 가급적이면 모든 과일과 절교하는 것이 좋다.

• 긴사슬포화지방을 피하고 LPS가 장 내벽을 파괴하는 것을 막기 위해서 첫 2주 동안은 올리브오일, 코코넛오일도 제한한다.

• 하루 2번 모든 동물성 단백질을 110g 이하(총 220g 이하)로 섭취한다. 예를 들어, 아침에 달걀 2개를 먹었다면 저녁까지 기다린 후에 동물성 단백질 110g을 섭취한다.

• N-글리콜뉴라민산 섭취를 줄이려면 소고기, 돼지고기, 양고기를 적게 먹는 것에 대해서 생각해보라. 풀을 먹고 자란 동물에도 해당된다.

• 방목된 닭, 오리, 칠면조만을 섭취한다.

• 단백질 섭취의 상당 부분을 자연산 어류와 조개류가 차지하도록 한다. 단 양식 어류(유기농이란 주장에 속지 말라.), 특히 연어, 틸

라피아, 메기, 새우를 피한다.

• 황새치, 농어, 옥돔, 스시용 참치 등 먹이사슬의 상위에 있는 생선은 피한다. 이들의 몸에는 수은을 비롯한 중금속이 더 많이 축적되어 있다.

• 채식주의자와 비건은 두부와 기타 발효되지 않은 콩 제품을 피한다.

당신이 먹어야 할 것

• 저항성전분의 섭취를 최대한으로 늘려서 우호적인 장내 미생물들이 당신이 장으로부터 흡수할 수 있는 단사슬지방산과 케톤(바로 연료로 사용할 수 있는 지방)을 생산하도록 한다. 이러한 저항성전분에는 플렌테인, 타로 뿌리, 시라타기누들, 기타 비곡물 '파스타', 파스닙, 순무, 히카마, 셀러리악, 예루살렘아티초크(선초크)는 물론 그린 바나나, 그린 망고, 그린 파파야와 같은 익지 않은 과일이 포함된다. 이눌린과 그의 사촌격인 야콘처럼 소화되지 않은 형태의 당, 프락토올리고당을 많이 먹는다. 장내 미생물은 프락토올리고당을 먹이로 해서 잘 자란다. 이들 화합물은 라디치오, 벨지안 엔다이브, 예루살렘아티초크, 오크라, 아티초크, 양파, 마늘과 같은 채소에서 발견된다. 그들은 스위트리프, 저스트라이크슈거와 같은 감미료나 가루로도 구할 수 있다.

• 익힌 혹은 생버섯을 먹는다. 버섯은 장내 미생물을 소중히 보

살피는 특유의 프락토올리고당을 많이 제공한다.

• 녹색잎채소와 양배추종(십자화과) 채소를 많이 섭취한다.

• 모든 허용 과일의 섬유소에 든 폴리페놀 화합물을 섭취함으로써 그람-양성 박테리아와 그들의 친구(장내 미생물)를 늘린다. 과즙기를 '반 과즙reverse juicing'용으로 다시 이용한다. 과즙을 짜내어 버린 후, 섬유소를 스무디에 첨가하거나 가미되지 않은 산양, 양, 코코넛요구르트와 섞은 뒤 샐러드드레싱으로 이용한다.

• 레몬주스와 식초를 섭취한다. 식초에는 폴리페놀도 함유하고 있는 이탈리아 모데나산 발사믹식초도 포함된다.

• 허용 기름으로 조리하는 것 외에도 매끼 식사 전에 어유 캡슐을 복용한다. 가향 대구 간유를 허용 기름에 섞어 샐러드드레싱으로 이용하거나 채소를 조리할 때 사용한다. 비건과 채식주의자들은 그 대신 조류 DHA 캡슐을 이용하면 된다.

• 견과류, 특히 폴리페놀이 풍부한 피스타치오, 호두, 마카다미아, 피칸은 장내 미생물의 성장을 촉진한다. 견과류 섭취는 전반적인 사망 위험의 감소와도 연관된다.[23] 닥터G 혼합 견과(337페이지)를 하루 2번 1/4컵씩 먹는다.

• 무화과(학문적으로는 과일이 아닌 꽃)를 먹고 대추와 말린 무화과를 소량만 감미료로 이용한다. 2가지 모두 좋은 장내 박테리아의 성장과 전반적인 건강을 북돋우는 프락토올리고당이 가득하다. 샐러드에 무화과와 대추를 추가하거나 스무디에 1, 2알의

장내 미생물은 당을 먹는다

장내 미생물이 적절하게 성장하고 기능하기 위해서, 그리고 장 내벽을 형성하는 세포를 지키고 그 세포에 영양분을 공급하는 유기체들이 기능하기 위해서 소화되지 않는(당신으로서는) 당이 필요하다. 이 소화되지 않는 당은 프리바이오틱스라고 불린다. 이들은 당신의 새로운 열대우림의 씨앗인 우호적인 박테리아다. 프로바이오틱스가 성장하는 데 필요한 먹이, 즉 프리바이오틱스를 주지 않으면 그들은 소멸된다.

프락토올리고당은 특별한 형태의 프리바이오틱스로, 장 내벽 근처에 사는 장내 미생물에게 영양분을 공급해 당신을 렉틴과 LPS로부터 보호하는 점액 생성을 촉진한다. 많은 프리바이오틱스는 폴리페놀을 함유하고 있다. 클리블랜드클리닉의 연구에 따르면, 과일의 섬유소에 든 폴리페놀은 장내 미생물 안의 특정 효소를 무력화시켜서 그들이 동물성 단백질 카르니틴과 콜린을 TMAO라는 동맥에 손상을 입히는 화합물로 전환시키는 것을 막는다.[24]

대추를 넣는다.

장 파괴자에게 이별을 고하다

식이 변화와 더불어 가능한 한 항생제를 복용하지 않도록 한다. 그렇지만 반드시 의료인과 함께 건강 상태를 확인하도록 하라. 덧붙여, 다음을 유의하자.

- 모든 제산제를 피한다. 필요한 경우 롤레이즈나 텀스 같은 제

산제를 이용한다. 이 프로그램을 진행하면서 속 쓰림이 얼마나 빨리 사라지는지 확인하면 충격받을 것이다. 베타인이나 양아욱 뿌리를 먹거나 DGL(글리시리진 성분을 제거한 감초 뿌리 추출물)을 씹을 수도 있다.

• 소염제를 피하고 타이레놀로 대체한다. 더 좋은 대체물은 5-록신(보스웰리아 추출물)이다. 나우의 D-플레임과 MRM의 조인트 시너지 등 보스웰리아를 함유한 좋은 제품이 여러 가지 있다.

추가적인 보충제

식사 전에 어유 보충제를 복용하라고 조언했다. 좀 더 구체적으로 설명하자면, 당신이 구할 수 있는 것 중에 DHA 함량이 가장 높은 캡슐을 복용한다. 하루에 약 1,000mg이 필요하다. 어유는 장 내벽을 보호하는 것 외에도 해마와 대뇌 크기에 관련이 있다. 노화와 연관된 치매나 기타 신경계 문제를 피하는 데 중요한 도구다.[25]

사람들은 대다수 비타민D 결핍이 심각한 수준이다. 비타민D는 장 건강을 회복하는 데 가장 중요한 요소다. 장 세포 줄기세포의 성장을 촉진하는 데 필수적이며, 장 세포 줄기세포는 렉틴에 의해 손상된 장 내벽을 복구한다.[26] 혈중 비타민D 수준을 일일 70~100ng/ml로 올려야 하며, 이 정도가 되려면 하루 4만U 이상이 필요하다. 나는 아무런 거리낌 없이 환자들의 비타민D 수준을 100ng/ml 이상으로 유지시키며, 나 역시 그 수준을 유지한다. 그렇지만 의료 전문가의 확인이 없는 한 처음에는 5,000~1만U로 제한하라. 덧붙여 유의하자.

- 쉬프 다이제스티브 어드밴티지라는 상표명을 가진 제품으로 표적형 프로바이오틱스 바실러스 코아귤런스나 L. 루테리, 사카라미세스 보울라디와 같은 다른 프로바이오틱스, DGL, 미끄럼 느릅나무, 양아욱 뿌리와 같은 위 점액 개선제로 장내 세균총을 복구한다.
- 베타인과 자몽씨 추출물로 위산을 재건해 침략자들을 물리친다.
- 비타민D, 어유, L-글루타민(장 세포의 먹이가 되는 단백질), 기버터에 함유된 부티르산, 포도씨 추출물과 같은 폴리페놀, 피크노제놀, 안토시아닌, 블랙베리와 같은 다크베리에 함유된 폴리페놀을 이용해서 장 내벽을 수선한다.
- 인돌-3-카비놀과 DIM(디인돌리메탄, diindolymethane) 등의 보충제를 복용하거나 십자화과 채소의 섭취를 늘려 장 내벽의 백혈구를 활성화시키고 진정시킨다.

당신의 삼시 세끼

• 나는 거의 매일 아침 그린 스무디(321페이지)를 마신다. 간헐적 단식을 하고 있지 않은 한 매일 마시는 것이다. 허용 목록에 있는 바도 좋다. 퀘스트 바와 엽 바에는 1개당 20g의 동물성 단백질이 함유되어 있기 때문에 단백질 필요량이 빨리 채워진다. 우리 부모님이 가장 좋아하는 아침 식사는 계피 아마씨 머핀(333페이지)과 코코넛 아몬드 머핀(331페이지)이다. 전자레인지에 몇 분만 데우면 직장이나 학교에 편하게 들고 갈 수 있다. 주말에는 바나나 팬케이크(335페이지)를 시도해보라. 마지막으로 방목 혹은 오메가3 달걀 2개나 닥터G 혼합 견과(337페이지) 1/4컵이면 아침 간식은 건너뛰게 될 것이다. 요구르트를 먹어야 하는가? 나는 플레인 코코넛밀크 요구르트를 선호하지만, 구할 수 없는 경우에는 플레인 산양 혹은 양젖 요구르트도 좋다.

• 아침과 오후에 간식을 먹을 수 있다. 홀리 과카몰리의 1인분짜리 유기농 과카몰리(고추가 들어있지 않다.)는 가지고 다니면서 먹는 간식거리다. 트레이더조나 홀푸드의 저민 히카마를 사서 '칩'을 찍어먹거나 패러독스 크래커(337페이지) 1회분과 함께 구워 먹는다. 로메인상추나 벨지안 엔다이브를 잘라서 유리용기나 스테인리스스틸용기에 담아 가지고 다닌다. 닥터G 혼합 견과 1/4컵을 먹어도 좋다. 견과류는 지나치게 먹지 않도록 조심한다. 견과류는 먹기 시작하면 멈추기가 어렵기 때문이다.

2부 플랜트 패러독스 프로그램

십자화과의 패러독스

양배추종(십자화과) 채소를 가능한 한 많이 먹어야 한다. 하지만 과민성대장증후군, 장누수증후군을 진단받았거나 그런 질환이 있다는 의심이 든다면, 모든 십자화과 채소를 오래 익혀야 한다. 날것으로 먹거나 많은 양을 먹으면 소화 불량이나 설사를 유발하는 경우가 잦다. 이런 채소를 평소 접해보지 않았다면, 점진적으로 섭취량을 늘린다. 십자화과 식물은 장내에서 특수한 백혈구를 활성화시키며, 백혈구에는 엉망이 된 면역 계통을 진정시키는 수용체가 들어 있다. 십자화과 식물에 든 화합물은 장 내벽의 국경 순찰대에 진정하고 움직이는 것에 충격을 가하지 말라고 알린다. 이러한 수용체들을 아릴 탄화수소 수용체라고 부른다. 이제 어머니가 왜 브로콜리를 먹였는지 알겠는가?

• 점심은 샐러드가 가장 좋다. 집에서 준비한 것을 가지고 가거나 식료품점, 샐러드바에서 판매하는 것을 구입한다. 조리된 샐러드드레싱은 아무리 좋은 것이라도 독성기름이나 옥수수시럽으로 만들어졌다는 것을 유념하라. 발사믹식초나 엑스트라 버진 올리브오일을 작은 셰이커 병에 담아 휴대하라. 식당에서는 드레싱을 따로 달라고 주문하거나 올리브오일과 식초를 주문하라. 올리브오일이 없다면, 레몬주스도 좋다.

• 저녁은 장내 미생물이 좋아하는 것을 먹이면서 즐거움을 얻을 수 있는 끼니. 우리가 늘 보던 식사에서 중심적인 역할을 맡은 동물성 단백질이 보충된다는 의미다. 저녁으로 먹을 수 있는

단백질은 손바닥 크기다. 위협 없이 야생에서 자란 소형 어류나 자연산 조개류를 선택하는 것이 좋다. 단백질을 샐러드에 포함시키거나(굽거나 데친 새우를 얹은 시저샐러드를 떠올리면 되겠다.) 시라타키누들, 켈프누들, 미라클누들, 카펠로의 페투치니, 기타 허용되는 형태의 파스타와 함께 먹는 것도 좋다. 채식주의자들은 고기의 질감을 가진 버섯 유사제품, 퀸을 먹어도 된다. 홀푸드에서 구할 수 있는 헴프두부나 곡물이 들어있지 않은 템페도 가능하다.

이것은 경주가 아니다

나는 환자들에게 계절에 따라 선택하는 채소에 변화를 주라고 권한다. 사람들은 대부분 5, 6가지의 채소를 돌려먹는 데 그친다. 그런 방식에서 벗어나보면 어떨까? 채소는 각각의 독특한 생리활성 물질을 가지고 있다. 채소를 자주 바꾸어주면 장내 미생물에게 큰 기쁨을 줄 수 있다. 식사의 단조로움을 피하는 데에도 도움이 된다.

잘못된 영양정보 때문에 저녁은 탄수화물 섭취와 연결되는 경우가 많다. 하지만 그런 조언에 당신이 중요하게 여겨야 하는 전분, 즉 '저항성전분'이 포함된 경우는 거의 없다. 저항성전분은 단단하게 엮인 당 분자사슬로, 당신이 가진 소화 효소로는 분해시켜서 흡수하는 것이 거의 불가능하다. 저항성이라고 부르는 이유도 그 때문이다. 이런 흡수되지 않는 당은 장의 깊숙한 곳에 도착한다. 거기에서 장내 미생물들이 맛있는 식사를 기다리고 있다. 장내 박테리아는 이 당을 단사슬포화지방으로 전환시켜 당신과 장내 세포에 동력을 공급한다. 깡패들은 이 당을 연료로 사용하지 못하기 때문에 굶주리게 된다. 허용 목록에 있는 다양한 선택안 중에서 고구마, 순무, 파스닙, 루타바가를 즐겨라. 장내 미생물이 고마워할 것이다.

프로그램을 6주간 실천해본 사람들은 대부분 자기만의 리듬을 찾게 된다. 당신도 그렇다면 건강을 위한 여정의 다음 단계로 넘어가도 좋다. 준비가 안 된 사람들은 이 단계에 좀 더 길게 머무르기를 바란다. 사실 꼭 다음 단계로 넘어갈 필요는 없다. 장 내에 열대우림을 다시 만드는 데 1년이 걸린 환자들도 있었다. 당신은 그보다 더 긴 시간이 필요할 수도 있다. 여생을 이 단계에서 머무르기로 선택할 수도 있다. 사람마다 다르고, 당신이 선택할 수 있는 방법은 여러 가지다. 자신을 다른 사람과 비교할 필요는 없다. 이것은 경주가 아니다. 그렇긴 해도, 다음을 체크해보라.

- 체중이 정상으로 돌아왔다.
- 통증과 고통이 완화되거나 사라졌다.
- 브레인 포그가 없어졌다.
- 반복되는 장 문제나 자가면역 증상이 감소했다.

위와 같은 경우라면, 9장에서 나를 만날 시간이 왔다고 볼 수 있다.

9장

플랜트 패러독스 프로그램 3단계
최적의 건강
유지하기

3단계는 '추수'라고 볼 수 있다. 당신과 홀로바이옴 사이의 공생 관계가 주는 지속적인 혜택, 즉 활력, 체중관리, 장수를 누리게 되는 단계다. 나의 환자들은 플랜트 패러독스 프로그램이 단순한 식이요법이 아니라 라이프스타일이라는 사실을 받아들이고 있다.

　여기서 2가지를 달성할 것이다. 첫째, 장이 실제로 치유되었는지, 장내 미생물이 만족하고 있는지, 당신을 계속 건강하게 지켜낼 힘을 얻었는지 확인할 것이다. 둘째, 특정 렉틴을 도입할 수 있는지 실험할 것이다. 단 장내 미생물이 만족하고 있으며, 2단계에서 최소 6주를 보낸 이후에 가능하다. 원한다면, 294페이지에서 시작되는 2단계의 식단을 계속 따른다. 이전에 문제가 되었던 렉틴 식품의 재도입을 시작하는 일이 급하지 않다면, 300페이지에서 찾을 수 있는 3단계 5일간의 수정 비건 단식의 식단을 1달에 1번씩 따르는 것도 시도해볼 만하다.

인내는 보상으로 돌아온다

렉틴 식품을 재도입해보려면 6주를 지나 시간이 얼마나 더 필요할까? 프로그램을 시작할 때 당신의 상태나 일련의 조건에 따라 달라진다. 나는 환자들에게 3개월에 1번씩 정교한 혈액검사를 실시해 때를 알아차릴 수 있다. 그렇지만 환자들도 스스로 느낄 수 있다. 따라서 나는 렉틴 함유 식품을 장에 재도입할 시기를 당신이 결정하게 한다.

• 장운동이 정상화되었는가? 나의 환자들은 더 이상 화장실 휴지가 필요하지 않다고 말한다. 완벽한 형태의 똥에는 화장지가 필요 없다. 바르게 진행되고 있다면, 렉틴이나 나쁜 미생물을 밀어내기 위해 묽고 형태가 부실한 똥을 만들어낼 필요가 없다. 이것은 일이 정상화되고 있다는 것을 보여주는 대단히 매력적인 지표다.

• 관절의 통증이 멈추었는가?

• 브레인 포그가 사라졌는가?

• 피부가 깨끗해지고, 여드름이 사라졌는가?

• 에너지 수준이 높은 곳에 도달했는가?

• 밤에 여러 번 깨지 않고 잠을 자는가?

• 과체중이었다면 옷의 사이즈가 줄어들었는가? 혹은 저체중이었다면 옷이 좀 더 끼이는가?

질문에 대한 답이 "No"인 것이 있다면 2단계를 너무 조급하게 떠나서는 안 된다. 당신은 아직 준비되지 않았다. 혹은 자가면역 질환을 진단받았거나(의심이 들거나), 편도선을 제거했거나, 갑상선 기능 부전이거나, 관절염이나 심장 질환이 있거나, 만성적인 부비강 문제가 있거나, 렉틴에 극히 민감한 사람이라면, 금지 목록에 있는 식품을 지속해서 피해야 한다. 나는 무해해 보이는 작은 실수로 인생이 뒤바뀌는 것을 정말 자주 목격했다.

이 단계에서 나는 당신이 평생 지킬 수 있는 라이프스타일을 갖추도록 몇 가지 기술을 가르쳐줄 것이다. 또한 소위 '장수 마을' 사람들이 공유하고 있는 비결과 당신이 실행에 옮기게 될 원리가 사실임을 이해하기 쉽게 증명할 것이다. 그들은 대부분 형식적인 검사로는 알 수 없는 놀라운 유사성을 가지고 있다. 서로 다른 식습관을 가진 것처럼 보이지만, 사실 그들은 일관된 식습관을 가지고 있다. 동물성 단백질의 제한적인 섭취다. 여러 연구들은 장수가 최소한의 고기, 가금류, 심지어는 생선까지도 섭취량을 최소한으로 하는 것과 상관관계가 있다고 입증한다.[1]

마지막으로 나는 흔히 '간헐적 단식'이라고 말하는 관행을 채택하는 경우 2마리 토끼를 다 잡을 수 있다는 것을 보여줄 생각이다. 여기에는 식사 사이의 시간을 주기적으로 늘리거나, 매달 혹은 매주 특정 기간 동안 단백질 섭취와 전체 열량을 제한하는 방법들이 있다. 이제 간헐적 단식에 대해 단계별로 설명하겠다.

질병 없이 젊게 사는 방법

당신의 목표는 오래오래, 그러나 끝까지 건강하게 살다 죽는 것이다. 무기한으로 이 단계를 유지한다면, 건강상의 문제로 고생하지 않고 오래 살 수 있다. 과거에 먹었던 방식으로 먹으면서도 렉틴에 대한 내성에 따라 식이에 변화를 줄 수 있다.

- 허용 식품 목록의 식품을 계속 먹는다. 주로 지역에서 자란 식품으로 완전히 익었을 때 수확한 제철 산물을 섭취한다.
- 장이 회복되면, 더 많은 케톤지방을 섭취한다. MCT오일이나 코코넛오일과 같은 중사슬포화지방산은 지방으로 저장되지 않고 지방연소가 시작되게 한다.
- 금지 식품 목록의 식품은 계속해서 피한다. 할 수 있다면 소량의 미성숙한(씨는 없고 작은 씨앗만) 렉틴 함유 식품, 오이, 애호박, 일본 가지들을 이용해서 렉틴 내성을 시험해본다. 다른 식품을 시도해보기에 앞서 하나씩 일주일간 시험한다.
- 이후 이런 식품들을 처리할 수 있다면 토마토와 고추를 도입한다. 다른 식품을 시도해보기 전에 당신의 반응이 어떤지 일주일씩 살펴본다.
- 다음으로는 압력솥으로 조리한 콩과 식물을 소량 도입한다. 이번에도 하나에 일주일의 시간을 준다. 서둘러서는 안 된다. 당신에게는 기나긴 여생이 남아있다.

- 렉틴 함유 식품을 재도입한 후 결과가 좋으면 인디언 바스마티 흰쌀을 극도로 제한해서 도입해볼 수 있다. 가압 조리한 다른 곡물과 유사 곡물도 도입할 수 있다. 단, 보리, 호밀, 귀리, 밀 등 글루텐을 함유한 것들은 예외로 한다. 9장의 뒷부분에서 압력솥 조리에 대해 논의할 것이다.

- 전체적으로 먹는 양을 줄이고, 먹는 횟수도 줄인다. 이를 통해 장, 대뇌, 미토콘드리아가 소화나 에너지 생산이라는 일을 하는 사이에 휴식할 기회를 갖게 하며, LPS가 신체에 퍼지는 시간을 최소화한다.

- 동물성 단백질을 하루 55g 이하로 차차 줄인다. 대신에 잎, 특정 채소, 버섯, 견과류, 헴프에서 단백질을 얻는다.

- 2장에서 권한 보충제를 계속 섭취한다.

- 주기적으로 단식을 시도하고 열량 섭취, 특히 동물성 단백질 형태의 열량 섭취를 제한한다. 9장의 뒷부분에서 어떻게 단식하는지 구체적으로 제시할 것이다.

- 일광 노출로 일주기와 계절 주기의 리듬을 회복시킨다. 일광 노출은 매일 1시간, 한낮이나 그 가까이에 하는 것이 이상적이다. 밤에는 8시간 자고 정기적으로 운동한다.

- 저녁에는 가능한 한 청색광을 피하고 '청색광의 대용품(134페이지)'에서 논의된 차단 전략을 1개 이상 사용한다.

빵 위에 얹은 고기, 절대 안 돼!

과다한 동물성 단백질 섭취의 위험에 대해서는 이야기했다. 이제는 선별을 시작할 때다. 최근 있었던 2건의 인간 대상 연구는 동물성 단백질이라는 관, 즉 동물 연구에서 이미 확립되어 있던 사실에 마지막 못을 박았다.[2] 두 연구는 고기 소비가 비만 확산에 놀라울 정도로 많이 기여한다고 결론지었다. 설탕 소비보다 많지는 않더라도 그만큼 많은 기여를 한다고 말이다. 고기를 먹는 것은 설탕을 먹는 것만큼이나 당신을 뚱뚱하게 만든다! 다행히 생선이나 조개류 소비에서는 그런 강력한 연관성이 발견되지 않았다. 채식주의자나 비건이 아닌 사람들에게는 이 2가지 식품을 추천한다.

패스트푸드 레스토랑에서 하듯이 빵 위에 얹은 고기는 예상조차 힘들 정도로 큰 폭풍을 일으킨다. 프라이, 칩, 빵 속의 단순 당이 거의 즉각적으로 혈류에 들어간다. 사실, 통밀빵 1조각이 4큰술 설탕보다 빠르게, 그리고 더 높이 혈당을 올린다. 당신이 먹은 고기는 소화가 더 천천히 이루어져 혈류에 약간 늦게 진입한다. 불행히도, 빵이나 프라이로부터 들어온 당이 가득한 세포에는 열량이 더 필요하지 않다. 이런 일이 일어나면 단백질은 당으로 전환되고, 당은 즉시 지방으로 변한다.

저널리스트 댄 뷰트너Dan Buettner는 〈내셔널 지오그래픽〉과 손잡고 사람들이 가장 오래 사는, 100세에 이르는 비율이 미국 평균보다 10배 높은 지역을 방문해 연구를 펼쳤다. 이 잡지에 그가 발견한 사실을 발표한 후, 뷰트너는 베스트셀러 《블루 존》을 저술하기 시작했다. 블루 존에 이름을 올린 지역은 이탈리아 사르디나 섬, 일본 오키나와, 캘리포니아 로마 린다(내가 교수로 있었던 곳이다.), 코스타리카 니코야반도, 그리스의 이카리아 섬이다. 이들은 동물성 단백질을 극적으로 제한한다는 공통점을 가지고 있다.

예리한 독자라면 블루 존 중 2곳이 지중해 섬이라는 것을 알아차렸을 것이다. 지중해식 식단을 따르려면 굳이 곡물을 포기하지 않아도 된다는 결론을 내렸을지도 모른다. 안타깝게도 메타분석에서 곡물은 지중해식 다이어트에 부정적인 성분이라는 것을 보여주었다.[3] 사실 곡물 속 렉틴은 관절연골과 깊은 연관이 있기 때문에 이탈리아인들은 전반적으로 관절염 발병률이 대단히 높다.[4] 사르디나 사람들은 자가면역 질환의 비율이 높다. 로마 린다 출신의 친구들은 늘 정형외과를 다닌다. 기억하라. 당신의 목표는 건강한 장수지, 다리를 절룩이면서 한 해를 더 사는 것이 아니다.

단백질과 노화의 연관성

단백질 섭취의 절제가 길고 건강한 삶을 보장한다는 것을 아직도 믿지 못하겠는가? 과학적으로 접근해보자. 국립노화연구소에서 수행한 붉은털 원숭이 실험[5] 외에는, 열량 제한이 모든 동물의 수명을 연장시켰다(위스콘신대학교의 붉은털 원숭이 실험 포함).[6] 두 연구에서 열량을 제한한 원숭이들은 전형적인 식이를 한 원숭이들에 비해 건강한 삶을 살았지만, 국립노화연구소 연구에서만은 두 집단의 원숭이들이 같은 나이에 죽었다. 같은 종을 이용한 위스콘신대학교의 실험에서는 열량 제한이 수명을 늘렸다. 누가 옳을까?

위스콘신대학교의 연구자들은 국립노화연구소 연구 자료를 조사하면서, 모든 동물이 열량을 제한했고 위스콘신대학교의 원숭이들은 보다 적은 단백질과 보다 많은 탄수화물을 섭취했기 때문에 두 연구에 사용된 단백질이 차이를 설명해줄 것으로 판단했다. 국제칼로리제한협회의 회원들(이들은 평균보다 20~30% 적은 열량을 섭취한다.)을 수년 동안 추적 조사한 세인트루이스대학교의 연구자들은 또 다른 실험에 동물성 단백질 가설을 사용하기로 결정했다.

협회원들은 훨씬 적은 열량을 섭취하면서도 정상적인 식이를 하는 사람들과 거의 같은 IGF-1(인슐린유사성장인자, Insulinlike Growth Factor-1) 수치를 보였다. 이는 쉽게 측정할 수 있는 노화 지표다.[7] 동물과 인간을 대상으로 한 연구들은 IGF-1 수준이 낮을수록 오래 살고 암 발병 가능성이 낮다는 것을 보여준다. 국립노화연구소 연구의 붉은털 원숭이들은 살찐 다른 원숭이들보다 오래 살지 못했다. 이후 연구자들은 비건들을 모집해서 그들의 IGF-1 수치를 측정했다. 이들의 수치는 칼로리 제한 집단의 수치보다 훨씬 낮았다. 최종적인 실험을 위해 협회원들에게 섭취 열량은 변화시키지 않고 동물성 단백질 섭취만 줄이라고 요청했다. 그들의 IGF-1 수치는 비건과 아주

100살까지 살고 싶은가?

나는 오랫동안 정기적으로 환자들의 IGF-1 수준을 측정해왔다. 나의 연구를 비롯한 동물과 인간 연구에서 낮은 IGF-1과 상관관계가 있는 2가지 요소로 나타난 것은 '당'과 '동물성 단백질'의 적은 섭취였다. 특히 식물 기반 단백질 보다는 동물성 단백질에 훨씬 많은 메티오닌, 루신, 이소루신 등의 이들 아미노산은 세포의 에너지 유효성 감지기, 즉 mTOR 혹은 TOR이라고도 불리는 '라파마이신 표적'을 활성화시킨다. 라파마이신은 로마 린다대학교에서의 경력 초기에 실험했던 이식 약물이다. 모든 이식 약물은 안정성과 장기적인 부작용에 대해 수년에 걸친 동물 실험을 거쳐야만 한다. 라파마이신으로 치료한 동물의 수명이 짧아진 것이 아니라 길어진 것을 보고 연구자들이 얼마나 놀랐을지 상상되는가?[8]

이식 약물은 대부분 수명을 단축시킨다. 이 현상의 원인을 찾기 위한 연구에서 장수의 주요한 동인이 모든 세포에 있는 '에너지 유효성 수용체'라는 것이 드러났다. 연구자들은 이 수용체에 '포유류라파마이신표적', 즉 mTOR이라는 이름을 붙였다. 이제 우리는 모든 생물에는 그에 상응하는 감지기를 가지고 있다는 것을 알고 있다. TOR은 에너지의 유효성을 감지한다.

에너지가 많다고 감지하면(여름을 생각하라.)성장할 때로 인식하고 IGF-1을 활성화시켜 세포 성장을 촉진한다. TOR이 에너지가 적다고 감지하면(겨울, 가뭄, 굶주림을 생각하라.)위기에 대비해야 할 때로 생각하고 필수적이지 않은 모든 기능을 줄이고 밥값하지 못하는 세포를 섬에서 내쫓는다. 그 과정에서 IGF-1은 낮아진다. TOR은 측정할 수 없다. 그 하위 전달자인 IGF-1은 세포들에게 성장하라거나 겨울잠을 자면서 사정이 나아질 때까지 기다리라고 말한다. IGF-1을 측정함으로써(그리고 동물성 단백질 섭취를 줄이는 등의 음식 선택을 통해 IGF-1를 낮춤으로써), 우리는 노화 속도를 관리할 수 있다. 무섭지만 사실이다. 당신도 그렇게 해야 한다.

2부 플랜트 패러독스 프로그램

유사한 수준으로 떨어졌다.[9] 이는 삶이라는 게임에 오랫동안 참여하고 싶다면 동물성 단백질의 섭취를 줄이거나 중단하라는 의미다.

IGF-1, 얼마나 낮출 수 있는가?

단백질 섭취에서 최소량은 얼마일까? 나와 같이 일했던 로마 린다대학교의 게리 프레이저Gary Fraser는 답을 가지고 있는 것 같다. 장수하는 제7일 안식일 재림파 신도에 대한 연구와 6가지 다른 연구의 메타분석을 통해 그는 비건인 재림파가 가장 오래 살고, 유지방을 제한하는 채식주의 재림파가 그 뒤를 따른다는 것을 명확하게 보여주었다.[10] 유제품을 먹는 채식주의 재림파가 그 뒤였고, 닭고기나 생선을 가끔 먹는 재림파 신도가 장수에서 꼴찌했다.

무엇을 의미할까? 동물성 단백질을 먹는 것은 건강에 필수가 아니며, 동물성 단백질을 완전히 피하는 것이 이미 대단히 장수하는 집단의 사람들 가운데에서도 수명을 가장 길게 만들었다. 아직도 버거, 찹스테이크, 스테이크를 충분히 먹지 않고는 견딜 수 없다고 생각하는가? 그렇다면 이 사실을 고려해보라. 알츠하이머 발병 위험은 섭취한 고기의 양과 직접적인 상관관계가 있다.[11] 렉틴이 제한된 완전 식물성 식이를 한다면, 어떤 일이 일어날지 상상해보라!

이런 연구들이 인상적인 만큼 소량의 동물성 단백질, 특히 해산물이 식단에서 빠지지 않는 블루 존의 장수하는 사람들과 비교해

단식과 케톤

1972년의 한 연구에서 연구자들은 23명의 비만한 실험 대상자들에게 6일 동안 단식 요법을 적용했다. 우선 그들에게 인슐린을 주입해 혈류의 당을 제거했다. 그 즉시 땀, 낮은 혈압, 기절과 같은 심각한 저혈당 증세를 보였다. 6일 후, 그들 모두에게 다시 한 번 인슐린을 주입했다. 혈당이 극히 낮은 상태였지만 모두가 맑은 정신을 유지했다. 뇌에서 빠져나오는 정맥의 혈액은 대뇌가 포도당 대신 케톤을 에너지로 연소시키고 있다는 것을 입증해주었다. 이 때문에 포도당이 필요치 않았던 것이다.[12] 이는 탄수화물이나 단백질로부터 당을 공급받지 못하면 케톤을 주연료로 사용하는 데 적응할 수 있다는 증거다.[13] 거의 모든 종교는 단식을 영적 수행의 일환으로 삼고 있다는 것을 명심하라. 일주일에 하루씩 단식하는 모르몬 교도들은 단식하지 않는 교도들보다 눈에 띄게 오래 산다. 단식하지 않는 모르몬 교도들 역시 대단히 건강하지만 말이다.[14]

서 균형을 찾는 것이 중요하다. 《블루 존》의 저자 댄 뷰트너는 장수에 대한 연구를 시작하기 전까지 이탈리아 나폴리 남쪽에 위치한 아치아올리 마을의 나이가 많은 주민들에 대해서 들어본 적이 없었다. 이 마을은 100세 이상 주민의 비율이 매우 높다. 마을 주민의 30%가 100세 이상으로, 이들은 건강의 비결을 매일 로즈마리와 함께 앤초비를 먹고 충분한 양의 와인을 마셔 먹은 것을 씻어내는 데 있다고 말한다. 게다가 나의 연구는 동물성 단백질과 당(과당 역시) 섭취와 IGF-1 수치 사이의 관계를 확인해주고 있다. 길고 건강한 삶을 살고 싶다면 적절한 채소를 단백질 공급원으로 받아들이라고 조언하고 싶다. 작은 생선 몇 마리에 로즈마리를 곁들이듯이 말이다.

동물성 단백질의 대안

동물성 단백질을 완전히 포기할 준비가 안 되었는가? 좋다. 다른 출구가 있다. 서던 캘리포니아대학교 노화연구소의 발터 롱고Valter Longo는 1달에 1번씩 약 900kcal의 수정된 비건 단식을 5일씩 진행하는 것이 IGF-1을 비롯한 노화 지표의 측면에서 1달 내내 전형적인 열량 제한 식이를 하는 것과 같은 결과를 낸다는 점을 보여주었다.[15] 그러므로 1달에 단 5일만 열량을 제한하고 동물성 단백질을 피하면, 국제칼로리제한협회에 1달 내내 참여한 것과 같은 효과를 얻게 된다는 것이다. 일주일에 1, 2번 특정한 운동을 하면서 매일 운동한 것과 똑같은 컨디션과 몸매를 얻는 것과 마찬가지다.[16]

1단계의 3일 정화 '비건 버전'을 3일이 아니라 5일간 실시하고 어떤 일이 일어나는지 확인해보면 어떨까? 300페이지에서 이 5일간의 수정 비건 단식의 식단을 찾을 수 있다. 나는 우리의 생활에 단식을 추가하는 것을 몹시 좋아한다. 추가적인 이틀 동안 1단계 정화를 반복할 수도 있고, 그 범위에서 1일 열량 섭취를 유지하면서 변화를 꾀할 수도 있다. 이후 남은 1달 동안 3단계 플랜트 패러독스 지침을 따른다. 여행을 하거나 특별한 일이 있는 며칠 동안은 이 지침에서 벗어나기도 한다. 이렇게 당신은 아주 길고 건강한 삶을 누릴 수 있는 프로그램을 갖게 되는 것이다.

또 다른 대안, 간헐적 단식

앞선 방법이 너무 극단적으로 느껴진다면 '간헐적 단식'을 시도해보라. 초기의 간헐적 단식 프로그램들은 일주일에 2번 하루 섭취 열량을 500~600kcal로 대폭 줄이고, 나머지 날에는 정상적으로 식사하는 데 초점을 맞추었다. 어느 정도의 음식을 섭취하는지 간략히 설명하자면, 하루에 허용된 단백질 바 3개 혹은 방목 혹은 오메가3 달걀 6~8개, 올리브오일 3큰술과 식초를 곁들인 로메인상추 5송이를 먹을 수 있다. 병원에서 나는 환자들에게 월요일과 목요일에 단식하라고 조언한다. 월요일에는 주말로부터 빠져나와야 하기 때문에 먹는 것을 줄이는 일이 합리적이다. 단식하지 않는 이틀을 보낸 후 목요일에 다시 섭취량을 줄이면 주말 동안 다시 긴장을 풀 수 있다. 내 환자들은 보통 이 기법을 이용해서 일주일에 0.4kg을 감량한다.

세 번째 선택지

아직도 확신이 서지 않는가? 내 동료이자 친구인 데일 브레드 센Dale Bredeson 박사는 UCLA와 벅노화연구소에 몸담고 있는 저명한 치매 연구자다. 그와 나는 식사 사이 간격이 멀수록 세포 안, 특히 대뇌 뉴런 안의 작은 발전소인 미토콘드리아에서 발달시키는 물질대사 유연성이 커진다는 데 의견을 같이하고 있다. 그렇다면 간격이 얼마나 멀어야 하는가? 매일 16시간을 먹지 않고 보내는 시도를 해보라. 실질적으로 저녁 식사를 오후 6시에 마쳤다면 다음 날 오전 10시에 브런치를 하면 된다. 오후 8시에 저녁 식사를 마쳤다면 다음 날 정오에 먹는 점심이 그날의 첫 끼니가 된다. 기억하라. 아침 식사breakfast의 의미는 '단식을 끝내다break fast'라는 의미라는 것을 말이다. 단식의 시간은 길수록 좋다.[17]

나는 매년 1월부터 3월까지 주중에는 매일 24시간에서 22시간 동안 단식하면서 모든 열량을 저녁 6시부터 8시 사이에 섭취하고, 충분한 양의 녹차와 민트티를 마시며, 아침에 커피 1잔을 마신다. 지난 10년 동안 이런 생활을 이어왔기 때문에 나는 이것이 지속 가능하다는 것을 알고 있다. 결국 당신도 삶을 지속가능하게 만들기 위해 이 책을 읽고 있지 않은가?

생사의 기로에 선 사람들에게

센터에 오는 환자들 중 일부는 생의 마지막에 있는 사람들이다. 심각한 당뇨, 암, 신장 질환과 같은 신체적 문제를 가지고 있거나 치매나 파킨슨병 등 신경계 질환을 진단받은 사람이 많다. 이런 경우에는 집중치료가 필요하다. 세포 내의 에너지 생성기관, 즉 미토콘드리아가 쇼크 상태에 있기 때문이다. 이 사람들은 즉시 나의 '집중치료실'로 와야 한다. 당신이 그런 경우이거나 당신이 아끼는 사람이 이런 증상을 1가지 이상 가지고 있는가?

나는 겉보기에 서로 달라 보이는 이런 증상들을 다루기 위해 플랜트 패러독스 프로그램의 수정 버전을 고안했다. 이 버전을 '플랜트 패러독스 케토 프로그램'이라고 부르며, 이에 대해 10장에서 자세히 설명할 것이다. 이런 질환들은 공통의 원인을 가지고 있다. 그게 무엇일지 생각해보라.

10장

질병에서
탈출하는
케토 프로그램

나를 찾아온 많은 환자는 다른 치료에서 성과를 보지 못한 사람들이다. 당뇨, 암, 파킨슨병, 알츠하이머병 등 생명을 위협하는 질환과 맞닥뜨린 뒤 나를 찾아오는 사람들도 있다. 이 모든 결과를 불러일으키는 기저 메커니즘은 7가지 치명적인 교란물질들과 결탁한 렉틴의 장 내벽 파괴다. 결과적으로 이들 렉틴과 LPS가 체내 입장을 허락받는다.

그렇다면 치매와 파킨슨병은 어떻게 생기는 것일까? 신경아교세포라고 불리는 특수한 백혈구는 경호원처럼 뉴런을 보호한다. 이들이 렉틴이나 LPS를 발견하면 자신이 보호해야 할 뉴런 주변으로 모여든다. 안타깝게도, 신경아교세포는 신경을 너무나 잘 보호해서 영양분조차 신경세포에 이를 수 없게 하고, 이에 신경은 죽어버린다. 더욱이 잡히지 않는 렉틴과 LPS는 모든 세포의 에너지 생산 공장인 미토콘드리아가 당과 지방을 처리하는 일을 교란하기 시작한다. 근본적인 대사장애를 일으키는 것이다. 어떻게 이런 일이 일어나는지 설명하겠다.

막강한 미토콘드리아

미토콘드리아를 생각하면 나는 막강한 마이티 마우스[Mighty Mouse, 세상의 평화를 위해 악당을 물리치는 용감한 친구 마이티 마우스의 활약을 그린 애니메이션]와 수없이 많은 그의 클론을 연상한다. 매일 어려움을 헤쳐 나가는 모습이 닮았기 때문이다. 몇 억 년 전 모든 살아있는 세포의 전구체가 박테리아를 빨아들였고, 그것이 우리의 미토콘드리아가 되었다.

이들 미토콘드리아는 숙주세포와 공생관계를 발달시켰고, 모든 세포의 기능에 필요한 ATP라는 에너지 생성분자를 생산하는 일을 계속했다. 미토콘드리아는 그만의 DNA를 가지고 있고, 이 DNA는 숙주세포가 분열할 때 동시에 분열한다. 미토콘드리아는 당신이 섭취하는 열량을 처리하는 일을 담당하는데, 크레브스 회로Krebs cycle 라는 조립라인에서 당과 지방을 이용해 ATP를 생산한다. 노동자와 마찬가지로 미토콘드리아는 하루에 일정량만 일할 수 있고, 가끔 휴식 시간을 보내면서 숨을 돌려야 한다.

최근까지는 체내 시계가 마이티 마우스에게 효과적으로 작동했다. 낮에는 쉬지 않고 일하면서 당신이 먹는 당과 단백질을 ATP로 전환시켰다. 그리고 밤이면 미토콘드리아는 일의 속도를 늦추고, 보스가 잠을 자는 사이 잠깐 졸기도 했다. 미토콘드리아가 맡은 대사 작용은 밤에도 멈추지 않는다. 하지만 당과 단백질의 섭취가 없는 동안 그들을 전환시키는 일의 속도를 늦추고 케톤이라는 특수한 형태의 지방에 의존한다. 앞서 언급했듯이, 케톤은 당의 공급이 적을 때 지방세포에서 생성된다. 이 시스템을 하이브리드 자동차에 비교해보자. 가스로 달리는 동안 엔진으로부터 배터리를 재충전한다. 이 전기에너지를 저장했다가 가스가 떨어지거나 엔진이 꺼졌을 때 사용한다. 마찬가지로, 당신이 음식을 먹지 않는 밤이면 미토콘드리아는 케톤이라는 형태의 '배터리'에 의지해서 ATP를 만든다.

앞서 우리는 하루주기 리듬이 대사에 어떤 영향을 주는지에 대해 논의했다. 여름에 음식이 많으면 미토콘드리아는 아마도 시간 외 근무를 할 것이고, 당과 단백질을 배달하는 차량의 진입을 막고, 일부 지방을 쓰레기 매립지(당신의 복부)에 버리기도 할 것이다. 얼마 전만 해도 그것이 문제가 되지 않았다. 왜일까?

겨울이 오면 주인이 휴가를 내고 음식을 많이 먹지 않는 사이 마이티 마우스와 그의 클론들은 일의 속도를 늦추게 되고, 지방이 당 대신 ATP를 만드는 데 사용될 수 있었기 때문이다. 음식이 부족한 기간 동안 케톤 내의 일부 지방을 미토콘드리아에 보내는 것이 바로 의사가 환자에게 요구하는 일이다. 케톤을 ATP로 전환하는 데 드는 노력은 당을 전환시키는 것에 들어가는 노력의 절반에 불과하다. 이 때문에 노동자들은 기뻐하게 되고 필요할 때를 대비해서 몸에 저장에너지를 보존한다.

미토콘드리아의 파업 선언

마이티 마우스와 그의 팀이 당신이 먹는 엄청난 열량을 처리하느라 1년 365일 24시간 낮이고 밤이고 만성적으로 초과근무를 한다면 어떻게 될까? 스트레스에 시달리고 존중받지 못한 그들은 병가를 내고 추가근무를 거절하기 시작한다. 전력망(미토콘드리아에 의한 ATP 생성)이 한계에 이르고 정전 사태가 벌어지면서 조명은 어두워지기 시작할 것이다. 당을 배달하는 트럭들은 이제 갈 곳이 없어서 화물(지방)을 매립지에 버린다. 미토콘드리아가 이런 긴장 상태에 놓이면 에너지는 결국 고갈된다.

당신의 뇌(이것을 상위 경영진으로 생각해보라.)는 일선 공장에서 어떤 일이 벌어지는지 알지 못한 채 노동자(미토콘드리아)들에게 신속히 에너지를 생성시키거나 더 많은 당을 찾아서 에너지로 전환시키라는 명령만 계속 내린다. 이렇게 해서 대뇌는 에너지 부족으로 굶어죽는다. 면역체계는 경찰이라고 생각하면 된다. 경찰들에게 줄 돈이 없기 때문에 그들의 월급을 삭감한다. 조명은 어두워지고 경찰은 눈에 띄지 않다 보니 범죄자(예를 들어 암세포)들이 스며들어서 주위에 널려 있는 당을 아무런 대가도 치르지 않고 마음대로 사용한다.

지금쯤이면 당신은 왜 이런 안타까운 상황이 발생했는지 잘 알게 되었을 것이다. 내 계획이 당신을 어떻게 해방시킬지 설명하는 동안 인내심을 가지고 기다려주길 바란다. 여기에는 효소에 대한 간단한 학습이 필요하다. 당신이 당이나 단백질을 섭취했을 때(단백질은 '새로운 당'이며, 당으로 전환된다는 것을 기억하라.[1])당신의 췌장은 당을 미토콘드리아의 공장으로 안내하기 위해 인슐린을 분비한다. 그렇지만 공장이 쉴 틈 없이 가동되고 있으면, 인슐린과 당은 공장의 하역장에서 받아들여지지 못한다.

인슐린은 지방단백리파아제라는 효소에게 지방세포가 당을 더 많은 지방으로 전환시켜 이후 사용을 대비해 저장하라는 지시를 내린다. 당신이 계속해서 당과 단백질을 먹으면(혹은 하역장을 차단하는 렉틴을 먹으면)당신의 불쌍한 췌장은 모든 화물을 여기저기로 옮기고 지방으로 전환시키기 위해 점점 더 많은 인슐린을 만든다. 이를 '인슐린 저항성'이라고 부른다. 한편 마이티 마우스와 그의 팀은 부당한 노동조건에 항의하기 위해 태업이나 파업에 들어간다.

이 장의 앞부분에서 언급한 여러 가지 질환이 모두 물질대사 교란과 관련된다. 에너지(음식), 특히 당과 단백질 형태 에너지의 과다섭취로 인해 섭취한 에너지와 노동자들의 처리 능력이 일치하지 못하는 것이다. LPS를 몸 안에 전달하는 포화지방과 더 많은 LPS를 방출하는 렉틴을 계속 집어넣으면 노동자들이 파업하게 된다.

케톤의 난제

당과 단백질의 섭취를 크게 줄이고, 저장된 지방을 연료로 연소시켜서 미토콘드리아의 작업량을 줄이면 되지 않을까? 불행히도 쉽지 않다. 앳킨스 다이어트를 해본 사람이라면 앳킨스 박사가 모두에게 케토시스 상태에 들어가야 한다고 말하는 것을 알 것이다. 그는 케토시스 상태가 저장된 체지방을 연소시킨다고 믿었다. 하지만 아쉽게도 당신의 미토콘드리아는 지방세포에 있는 지방을 바로 처리하지 못한다. 호르몬감수성 지방질가수분해효소라는 효소가 저장된 지방을 케톤이라는 이용할 수 있는 형태의 지방으로 바꿔야 한다.

당신의 몸은 정교하게 움직인다. 인슐린은 이 효소가 민감한 유일한 호르몬이다. 인슐린 수치가 높으면 당신의 대뇌는 다가올 겨울을 대비해서 많은 음식을 먹어야만 한다고 추정하고, 당신이 먹는 모든 것을 지방으로 전환해서 식량을 구하기 힘든 시기를 넘기도록 한다. 대뇌는 그 시기에는 당신이 지방을 케톤으로 전환시키는 것을 원치 않는다고 생각한다. 따라서 인슐린은 호르몬감수성 지방질가수분해효소의 작용을 막는다.

반면에 겨울이고 당신이 많이 먹지 않으면, 생성되는 인슐린이 없기 때문에 그리고 마이티 마우스 등에게 보내기 위해 케톤을 만들기 때문에 호르몬감수성 지방질가수분해효소가 차단되지 않는다. 과거 이 케톤 예비연료는 식량공급이 부족한 기간에 인간이 살아남을 수 있게 해주었다. 하지만 우리는 이제 겨울에 음식을 찾아다닐 필요가 없다. 계속해서 음식을 먹으면 당신의 인슐린 수치는 높은 상태로 유지되고, 노동자들은 파업하고, 높은 인슐린이 호르몬감수성 지방질가수분해효소를 차단하기 때문에 저장된 지방에 접근할 수 없다.

앳킨스, 사우스 비치, 프로틴 파워, 팔레오와 같은 저탄수화물 고단백질 다이어트의 추종자들을 망설이게 만드는 시나리오다. 당의 섭취를 줄여도 인슐린 수치는 떨어지지 않는다. 단백질 때문이다. 과다한 단백질은 당으로 바뀌고, 결과적으로 인슐린이 방출된다. 이는 호르몬감수성 지방질가수분해효소의 활동을 차단해서 지방이 케톤으로 전환되는 것을 막는다. 이러한 차단의 부작용은 두통, 에너지 저하, 통증, 소위 앳킨스 혹은 저탄수화물 독감으로 나타난다. 이 과정을 중단하려면 당만 배제하는 것이 아니라 단백질까지 배제해야 한다. 뭔가 다른 방법이 있을 것 같은가? 그렇다. '지방'이 기회를 줄 것이다.

지방을 풀려면 지방을 먹어라

이 상황을 어떻게 바로잡을 수 있을까? 당신도 짐작했겠지만 케톤이 관련되어 있다. 저탄수화물 고단백 다이어트와 달리 인슐린 수치를 떨어뜨리고 불쌍한 미토콘드리아의 작업량을 줄이려면, 인슐린을 높이는 열량 공급원인 당과 단백질을 극적으로 줄여야 한다.

하지만 신체가 케톤을 만들 수 없는 상황에서 그 작은 발전소에 케톤을 어떻게 보낼까?

다행히도 '저탄수화물 독감'과 관련된 장애물을 고통 없이 돌아갈 방법이 있다. 앞서 배운 것처럼 서구식 식단은 케톤 생성을 막는 인슐린이 너무나 많기 때문에 지방으로부터 케톤을 생산하기가 정말 힘들다. 하지만 '식물'은 우리에게 휴식 시간을 준다. 또 다른 역설이다. 다행히 당신은 식물이 이미 만든 케톤을 먹거나 마실 수 있다. 역설적이게도, 그들은 식물의 지방이지만 우리가 이 혼란에서 빠져나오게 돕는다.

중간사슬 트리글리세리드(MCT오일에서 발견된다.)는 100% 케톤으로 이루어져 있고, 인슐린의 도움 없이 크레브스 회로에 바로 연결될 수 있다. 고형 코코넛오일은 약 65%의 MCT를 함유하고 있어 케톤의 또 다른 공급원이다. MCT의 또 다른 공급원은 팜프루트오일이라고도 알려진 붉은야자오일이다. 이는 50%가 케톤으로 이루어져 있다. 버터에 든 케톤을 일컫는 낙산은 버터, 산양버터, 기버터에 든 단사슬지방산이며, 소량이지만 역시 케톤의 공급원이다. 이것은 우리에게 많은 선택안을 제공한다.

기억해야 할 것이 있다. 단백질은 당이나 탄수화물만큼이나 해로운 적이다. 케토제닉 다이어터들이 케토시스 상태에 들어가거나 그 상태를 유지할 수 없는 것도 그 때문이다. 그들은 베이컨, 갈비, 소고기, 소시지, 기타 지방이 많은 고기는 물론 고지방 치즈의 형태로 동물성 단백질을 잔뜩 먹으면서 좋은 MCT 지방을 섭취하는 오류를 범하고 있다. 케톤을 온종일 먹더라도 동물성 단백질을 계속 먹는 한(인슐린 수치를 높게 유지시킨다.) 당신이 가지고 있는 지방을 케톤으로 분해해서 체중 감량을 촉진하는 지점에는 절대 이르지 못한다. 더구나 암에 걸린 사람이라면, 암세포가 동물성 제품을 좋아한다는 점을 알아야 한다.

암세포의 아킬레스건

노벨상을 수상한 독일 의사, 오토 바르부르크Otto Warburg는 모든 암세포 대사의 아킬레스건을 발견했다. 정상세포와 달리, 암세포의 미토콘드리아는 케톤을 이용해 ATP를 생성할 수 없다. 그들은 정상세포가 하듯이 당을 산소와 결합시켜 ATP를 생성할 수도 없다. 대신 암세포의 미토콘드리아는 이스트나 박테리아가 사용하는 극히 비효율적인 당 발효시스템에 의존한다. 보통의 암세포가 성장하고 분열하기 위해서는 정상세포보다 최고 18배 많은 당을 필요로 한다는 의미다.[2] 그것이 전부가 아니다. 암세포는 포도당보다는 과당 형태의 당을 발효시키는 것을 선호한다. 과일과 절교해야 하는 또 다른 이유다(플랜트 패러독스 식단과 함께 거의 완벽하게 하게 될 것이다).[3] 당신이나 당신이 사랑하는 누군가가 암에 걸렸다면, 암세포를 굶겨 죽이도록 하자.

암세포를 굶기는 동안 대뇌를 비롯한 당신 몸의 다른 모든 세포는 케톤을 이용해서 마이티 마우스와 그의 클론에게 동력을 공급할 수 있다. 심장외과 의사인 나는 심장세포가 일상의 에너지로 사용하는 경우든, 마라톤을 하는 것과 같은 도전적인 일을 하는 상황에서 에너지로 사용하는 경우든 포도당보다 케톤을 훨씬 더 좋아한다는 것을 알고 있다. 기억력 감퇴를 경험하고 있거나, 파킨슨병, 신경장애를 갖고 있는가? 한 흥미로운 연구는 신경세포 속 기진맥진한 마이티 마우스에게 당 대신 케톤을 먹이면 활기를 되찾는다는 것을 보여준다.[4]

당뇨는 완벽히 치유된다

당뇨를 앓고 있다면 케톤이 미토콘드리아까지 전달되는 데 인슐린이 필요하지 않다는 이야기를 다시 해야겠다. 무임승차권을 가지고 있는 셈이다. 당신이 여태 당뇨에 대해서 들었던 이야기들과 달리 지방은 당신의 친구다. 입맛을 다시며 이렇게 말해보라. "지방은 나의 친구!" 또 당신이 반드시 알아야 할 것은 단백질, 탄수화물, 과일은 당신의 적이며, 지방과 케톤은 친구라는 점이다.[5] 이 증상을 다루는 영양학자들의 가르침과는 대조적으로, 당뇨는 지나치게 많은 단백질, 당, 과일이 불쌍한 미토콘드리아를 과로하게 해서 빚어진 대사 교란에 불과하다. 당뇨는 완벽히 치료할 수 있는 병이다. 나는 이 사실을 매일같이 확인한다.

과일에 대해 이야기하자면, 과당은 신장 질환의 주된 원인이다. 당신이나 당신의 주치의, 심지어는 신장 전문의도 잘 알지 못한다. 과당은 그중 60%가 간으로 밀려나는 독소이며, 거기에서 트리글리세리드(심장 질환을 유발한다.)와 요산이라고 불리는 지방 형태로 전환된다. 요산은 혈압을 올리고, 통풍을 유발하고, 신장의 여과시스템에 직접적인 해를 입힌다.[6] 당신이 먹는 과당의 30%는 간으로 가지 않고 바로 신장으로 향한다. 거기에서 과당은 신장의 여과시스템에 보다 직접적인 손상을 유발한다.[7]

기억하라. 과일은 독성이 있는 사탕이다. 우리가 오래전 겨울에 대비해 살찌우는 일에서만 효과적이었다. 우리는 지방을 얻는 대가로 몇 개월 동안만 과일의 독성을 견딜 수 있다. 그 외에 9개월 동안은 신장에 대한 맹공으로부터 회복할 수 있었기 때문이다. 하지만 지금 당신의 신장은 쉼 없이 직접적으로 공격받는다. 플랜트 패러독스 케토 프로그램을 통해 당신의 신장을 죽이는 엄청난 양의 독소(렉틴, 과일, 과다한 양의 동물성 단백질)를 제거해보자.

신장을 아끼고 사랑하면

케토시스 작동의 가장 좋은 사례는 수태한 채로 동면하는 곰이다. 어미곰은 임신한 채로 굴에 들어가 5개월 동안 먹지도 마시지도 않는다. 그동안 어미곰은 새끼를 잉태하고, 낳고, 새끼에게 젖을 먹이고, 앙상해져서 굴을 나오지만 근육량은 온전히 보존된다. 근육이 남아 있지 않다면 새끼를 위한 먹이를 사냥할 수 없다. 그렇지만 무엇보다 희한한 일은 5개월 동안 소변을 보지 않는다는 것이다. 어떻게 그럴 수 있을까?

어미곰은 겨울을 위해 저장했던 지방에서 얻는 케톤으로 살아간다. 신장은 단 2가지 일을 한다. 당신이 마시거나 음식으로 섭취한 물을 제거하고, 단백질 부산물을 걸러내는 것이다. 단백질은 디젤 연료와 같이 지저분하게 연소된다. 반면에 케톤은 천연가스처럼 깨끗하게 연소된다. 어미곰은 케톤을 연소시키고 아무것도 마시지 않는다. 이 때문에 어미곰의 신장은 할 일이 없다. 자연히 소변을 볼 일이 없는 것이다.

플랜트 패러독스 케토 프로그램의 신장 보호 효과는 끊임없이 나를 놀라게 한다. 내가 기르는 나이 많은 요크셔테리어도 죽었다 살아났다. 수의사는 신장 기능 이상으로 내 강아지가 1달 내에 죽을 것이니 편안하게 해주라고 말했다. 나는 강아지를 정말 편안하게 해주었다. 강아지는 생 판체타[pancetta, 소금과 향료로 처리한 이탈리아식 베이컨] 식이를 시작했다. 어쨌든 개는 육식동물이니까 말이다. 육식동물에게 안성맞춤인(하지만 인간에게는 그렇지 않은) 엄청나게 지방이 많은 이탈리아식 베이컨만을 먹자 부종과 복수가 사라졌다. 이 강아지는 나와 함께 다시 아침 조깅을 시작했다. 그렇게 2년을 더 살고 고령으로 자연스럽게 죽었다.

플랜트 패러독스 케토 프로그램의 실행

표면적으로는 서로 달라 보이는 건강상의 문제들은 '미토콘드리아의 기능장애'라는 단 하나의 원인에서 비롯된다. 이 원인은 바로잡을 수 있다. 플랜트 패러독스 프로그램의 기본적인 식품 목록 대신 이 변형 버전을 따르기를 강력히 권한다. 케토 버전은 동물성 단백질을 더 많이 줄이고, 과일과 씨가 있는 채소를 완전히 금한다.

케토 프로그램의 '허용' 식품 목록

기름

해조유*	올리브오일
코코넛오일	마카다미아오일
MCT오일	아보카도오일
들기름	호두기름
붉은야자오일	쌀겨기름
참기름	맛을 낸 대구 간유

＊해조유는 스라이브의 제품을 추천한다.

감미료

스테비아*	루한궈*
에리스리톨*	저스트라이크슈거*
이눌린	야콘
나한과	자일리톨

*스테비아는 스위트리프, 루한궈는 넛레스, 에리스리톨은 스워브의 제품을 추천한다. 저스트라이크슈거는 치커리 뿌리로 만든 것만 허용된다.

견과류와 씨앗류(하루 1/2컵, 브라질너트와 잣은 제한적으로)

마카다미아	호두
피스타치오	피칸
코코넛	코코넛밀크(무가당 유제품 대용품)
코코넛크림(무가당, 통조림)	헤이즐넛
밤	브라질너트
잣	아마씨
대마씨	대마 단백질파우더
질경이씨	

올리브

모두

다크초콜릿(30g/일)

카카오 함량 90% 이상

식초

무가당이면 모두

허브와 양념

칠리 페퍼 플레이크를 제외한 모두

된장

'지방 폭탄' 케토 바

어댑트 바*

*코코넛과 초콜릿만 허용된다.

가루

코코넛	아몬드
헤이즐넛	참깨
밤	카사바
그린 바나나	고구마
타이거너트	포도씨
애로루트	

아이스크림

유제품이 없는 코코넛밀크 빙과류*

*소 딜리셔스의 블루 라벨을 추천한다.

면

파스타슬림	시라타키누들
다시마누들	미라클누들과 칸텐 파스타
미라클라이스	

유제품(치즈 30g 혹은 요구르트 110g/일)

프랑스/이탈리아버터	버팔로버터
기버터	산양유버터
산양유치즈	버터
산양과 양 케피어	양치즈(플레인)
코코넛요구르트	고지방 프랑스/이탈리아치즈
고지방 스위스치즈	버팔로 모차렐라
유기농 헤비크림	유기농 사우어크림
유기농 크림치즈	

주류

레드와인(170g/일)	증류주(30g/일)

생선(자연산 어류 110g/일)

화이트피쉬	민물 농어
알래스카 넙치	통조림 참치
알래스카 연어*	하와이언 피쉬
새우	게
랍스터	가리비
오징어	조개
굴	홍합
정어리	앤초비

＊알래스카 연어는 통조림, 생, 훈제가 허용된다.

과일

아보카도

채소

-십자화과 채소

브로콜리	방울양배추
콜리플라워	청경채
양배추	배추
근대	루꼴라
물냉이	콜라드

케일	라디치오
김치	사우어크라우트(무가공)

-기타 채소

노팔선인장	셀러리
양파	파
쪽파	봄양파
치커리	당근(날것)
캐럿그린	아티초크
비트(날것)	래디시
무	예루살렘아티초크/선초크
하트오브팜	실란트로
오크라	아스파라거스
버섯	

-잎채소

로메인상추	적색 및 녹색잎상추
콜라비	시금치
엔다이브	민들레잎
버터상추	회향
에스카롤	겨잣잎

경수채	파슬리
바질	민트
쇠비름	들깨
조류	해초

저항성전분(적당량)

토르티야	팔레오 랩/코코넛플레이크 시리얼
그린 플렌테인	그린 바나나
바오밥열매	카사바(타피오카)
고구마 또는 얌	루타바가
파스닙	유카
셀러리악	글루코만난(곤약 뿌리)
감	지카마
타로 뿌리	순무
타이거너트	그린 망고
기장	사탕수수
그린 파파야	

＊토르티야는 시에테, 줄리언베이커리의 랩과 실리얼만 허용된다.

방목 가금류(110g/일, 개방 사육은 허용되지 않음)

닭	칠면조

타조	오리
방목 혹은 오메가3 달걀	거위
꿩	뇌조
비둘기	메추라기

고기(110g/일, 풀만 먹고 자랐다고 표시된grass-fed, grass-finished 것)

들소	사슴고기
야생 돼지	고라니
돼지고기(인도적으로 키운)	양고기
소고기	프로슈토

식물성 고기

퀀*	헴프두부
힐러리 루트 베지 버거	템페(곡물 없이)

＊퀀은 치킨텐더, 그라운드, 치킨커틀렛, 터키로스트, 베이컨-스타일 슬라이스 만 허용된다.

케토 프로그램의 '금지' 식품 목록

정제, 전분 식품

파스타*	감자

감자칩	우유
빵*	토르티야
페이스트리	곡물 가루
크래커	쿠키
시리얼	설탕
아가베시럽	스위트원 혹은 서넷
스플렌다	뉴트라스위트
스윗앤로	다이어트 음료
말토덱스트린	

*카펠로의 파스타와 베릴리브레드의 빵은 허용된다.

채소

완두콩	슈거 스냅
땅콩	캐슈너트
콩과 식물	강낭콩
병아리 콩(후무스 포함)	대두
두부	청대콩
콩 단백질	TVP
모든 콩(콩나물 포함)	모든 렌틸콩

견과류와 씨앗류

호박	해바라기
치아	

과일(일부는 채소라고 불린다.)

베리를 포함한 모든 과일	오이
애호박	늙은호박
호박	멜론
가지	토마토
피망	칠리페퍼
고지베리	

곡물이나 대두를 먹인 생선, 조개, 가금류, 소고기, 양고기, 돼지고기

남부 유럽 이외의 지역에서 자란 소의 유제품(카제인 A-1 함유)

요구르트	그릭요구르트
아이스크림	프로즌요구르트
치즈	리코타
코티지치즈	케피어
카제인 단백질파우더	

곡물, 발아 곡물, 유사 곡물, 싹

통곡물	밀*
일립소맥	카뮤
귀리*	퀴노아
호밀*	현미
보리*	메밀
카시	스펠트밀
옥수수	옥수수제품
옥수수전분	옥수수시럽
팝콘	밀싹
보리싹	벌거

*밀, 귀리, 호밀, 보리는 압력 조리가 불가능하다.

기름

콩기름	포도씨유
옥수수기름	땅콩기름
면화씨유	홍화씨유
해바라기씨유	부분경화유
카놀라유	

주의할 점을 한눈에!

플랜트 패러독스 케토 프로그램의 허용 목록은 저항성전분 항목에 나열된 것들을 제외한 거의 모든 과일을 배제한다. 이것이 주된 변화고, 다른 모든 것은 기본 프로그램과 거의 동일하다. 아보카도, 그린 바나나, 그린 플렌테인, 그린 망고, 그린 파파야를 제외한 모든 과일의 섭취를 금한다(트집 잡기를 좋아하는 사람들이여, 오크라도 좋다. 오크라는 엄밀히 말해 과일이다. 하지만 많은 사람이 싫어하는 그 뭉글거리는 것은 자석처럼 렉틴에 엉겨 렉틴 흡수를 방해한다). 지방에 대해 처음에는 버터나 기버터에 든 중간사슬지방산이나 단사슬지방산에 집중한다. 하지만 주의할 점이 있다. 단기간에 지나치게 많은 코코넛오일이나 MCT오일을 섭취하면 설사할 수 있다. 우선 3큰술을 하루 동안 나누어 먹는 것을 목표로 하고, 신체시스템에서 견딜 수 있는 정도까지 늘려가도록 한다. 케토 프로그램의 식단은 302~306페이지를 참고하라. 1, 2단계 레시피는 케토 프로그램에도 적용할 수 있다.

당신의 삼시 세끼

• 마카다미아가 가장 좋다. 다른 견과류는 보충적인 역할을 맡는다.

• 유제품이 없는 코코넛밀크 빙과류는 허용되지만, 산양유 아이스크림은 배제한다.

- 다크초콜릿은 먹을 수 있지만 90% 이상의 카카오를 함유하고 있어야 한다.

- 동물성 단백질 공급원은 하루 110g(카드 1벌 크기) 이하로 줄인다. 자연산 어류, 조개류, 연체동물이 좋다.

- 암환자라면 동물성 단백질을 모두 배제하도록 노력한다. 동물성 단백질에는 식물성 단백질 공급원보다 암세포가 이용하는 아미노산의 함량이 훨씬 높다. 당신이 먹는 잎채소, 덩이줄기 식물, 뿌리채소가 당신이 필요로 하지만 암세포는 사용하지 못하는 모든 단백질[8]을 공급한다.

- 달걀노른자는 거의 순전한 지방이다. 대뇌가 적절하게 기능하기 위해 필요하다. 달걀노른자 3개, 달걀 전부를 1개 이용해서 아보카도, 버섯, 양파를 넣어 코코넛오일이나 기버터로 조리한 오믈렛을 시도해보라. 먹기 전에 울금을 뿌리고 기버터나 마카다미아너트오일, 들기름, 올리브오일을 끼얹어보라.

- 비건은 하스 아보카도 반쪽을 소량의 코코넛오일과 먹는다. 대마씨는 지방과 식물성 단백질의 좋은 공급원이다. 호두는 견과류 중에서 식물성 단백질 함량이 가장 높다.[9]

- 녹색채소 및 기타 허용 채소와 저항성전분은 지방을 전달하는 역할을 맡는다. 나는 케토 프로그램 환자들에게 식품의 유일한 목적은 입 안에 지방을 넣는 것이라고 자주 말한다. 예를 들어 브로콜리는 들기름, MCT오일, 기버터, 기타 허용 기름을 섭

취할 수 있게 해준다. 나는 샐러드를 올리브오일, 들기름, 마카
다미아너트오일에 흠뻑 적시거나 올리브오일을 비롯한 다른 오
일을 MCT오일과 1대1 비율로 섞은 것에 흠뻑 적셔서 먹는다.
MCT오일은 아무런 맛이 없기 때문에 스무디에 넣기에 안성맞
춤이다.

지방 연소를 촉진하라!

간헐적 단식이나 끼니 사이의 간격을 늘리는 것은 케토 프로그
램 초기에 대단히 효과적이다. 기진맥진한 미토콘드리아의 작업량
을 줄이는 것이 프로그램의 주된 목표이기 때문이다. 하지만 일반적
인 플랜트 패러독스 프로그램을 시행하는 사람들과 달리 당신은 아
직 이용할 수 있는 대사 유연성이 없고, 식사 사이에 저장한 모든 지
방을 사용할 수 없다. 대신 당신이 먹고 있지 않을 때는 1시간마다
MCT오일이나 코코넛오일을 1큰술씩 보충해주어야 한다. 그렇게
하지 않으면 브레인 포그를 경험하거나, 기운이 없거나, 어지러움을
느낄 수 있다. 또 다른 좋은 대체품은 어뎁트 바다. 1, 2개월 후 1회
분씩 코코넛오일을 제거해보라. 이상이 없다면 끼니 사이의 간격을
늘려도 좋다.

평생 가는 다이어트

플랜트 패러독스 케토 프로그램을 얼마나 따라야 할까? 답은 정해져 있지 않다. 이 프로그램의 사용을 촉발한 상황에 따라 달라진다. 암, 신경이나 기억에 문제가 있는 경우에는 남은 평생(길수록 좋다.) 프로그램을 계속하라. 비만, 당뇨, 신장 질환과 같은 문제를 해결하려 하고 있고 건강 상태를 개선했다면, 2, 3개월 후에 일반적인 플랜트 패러독스 프로그램으로 전환할 수 있을 것이다. 9장에서 다룬 2단계에서 시작하라. 보다 자유로운 버전으로 전환했다가 상태가 정상에서 벗어나면 최대한 빨리 케토 프로그램으로 되돌아가야 한다.

다시 말하지만 프로그램을 빨리 끝내는 것이 목표가 아니다. 당신이 평생 함께할 수 있는 라이프스타일이라고 생각하라. 어디에 있든, 당신이 가지고 있는 것으로 할 수 있는 것을 하면 된다. 하루나 이틀 절제력을 잃었더라도 다시 궤도를 찾으면 된다. 건강이 차츰 증진되는 것을 경험하고 나면, 다른 '짓'할 생각이 들지 않을 것이다.

11장

보충제는
무엇을
먹어야 하는가

약 20년 전, 나는 보충제가 비싼 오줌을 만들 뿐이라고 말하곤 했다. 그것은 비타민, 미네랄, 폴리페놀, 플라보노이드 등 식물성 생리활성물질 같은 식물성 화합물이 환자의 염증 생체 지표에 미치는 영향을 측정해보기 전이었다. 나는 엔도-PAT 장치(팔에 있는 혈관이 단시간의 혈류 폐색 이후 늘어난 혈류에 긍정적으로 반응하는 능력을 측정하는 FDA 승인시스템)를 이용해서 환자들의 혈관 유연성도 측정한다. 이제 나는 이들 검사를 기반으로 환자들이 보충제 투약 방식에 변화가 있는지, 심지어 보충제 브랜드에 변화가 있는지도 알 수 있다.[1]

영양 보충제가 왜 플랜트 패러독스 프로그램의 필수적인 요소인지 설명하겠다. 이 점을 설득하는 데 미국연방정부보다 더 나은 정보원은 없다. 미국상원 문서 74-264의 한 단락을 그대로 옮겨왔다. "놀라운 사실은 식품(더 이상은 특정 필수 영양소를 충분히 함유하고 있지 않은 수백만 에이커의 땅에서 자라고 있는 과일, 채소, 곡물)이 우리를 굶주리게 하고 있다는 점이다. 우리가 얼마나 많은 음식을 먹든 말이다."[2]

이런 주제로 강의할 때면, 나는 언제나 청중에게 이 문서가 발표된 날짜를 추측해보라고 말한다. 당신의 생각은 어떤가? 2000년? 1990년? 1960년? 이 보고서는 1936년, 무려 81년 전에 만들어졌다. 그때도 과학자들은 우리의 토양에서 비타민, 미네랄, 미생물이 고갈되었다는 것을 알고 있었다. 화학비료, 살충제, 살생물제, 라운드업을 사용하기 전의 일이다. 지금 우리의 토양에 무엇이 함유되어 있을지(그리고 함유되어 있지 않을지)를 생각하면 아찔하다. 1940년부터 1991년까지 채소와 과일의 미네랄 함량을 비교한 2003년의 보고서에 상세하게 나타나 있듯이 상황은 더 나빠졌다.[3]

그것이 우리의 건강에 왜 그토록 중요한 문제일까? 내 프로그램을 플랜트 패러독스 프로그램이라고 부르는 것은 식물이 우리의 골칫거리이면서 동시에 '구원'이기 때문이다. 우리의 조상들은 계절의 변화에 따라 연간 250종 이상의 식물을 먹었다. 이들 식물은 토양에 182cm 깊이로 뿌리내리고 있었다. 박테리아와 곰팡이가 우글거리며 식물의 덩이줄기, 잎, 꽃, 열매 안에 미네랄, 식물생리 활성성분을 전하는 놀라운 땅에 말이다. 우리 조상이 잡아먹었던 동물의 고기와 지방에도 이러한 식물생리 활성성분이 함유되어 있었다. 그 동물이 이들 식물을 먹었기 때문이다.

당신이 유기농 식단으로 식사하고, 제철 음식을 먹고, 생산자 직거래 장터에 자주 들르고, 자연산 어류와 방목 닭고기, 달걀, 목초를 먹고 자란 A-2 소나 양, 산양의 고기와 치즈를 먹는다고 가정해보자. 모두 좋은 습관이다. 하지만 그것으로 충분할까? 그렇게 함으로써 우리 조상들이 250가지 식물 종에서 얻었던 식물 영양소를 모두 얻을 수 있다고 생각하는가? 유기농 식품만을 고집하는 내 환자들에 대한 검사가, 보충제 없이는 모든 영양소를 얻는 것이 불가능하다는 것을 보여준다. 우리에게 부족한 것은 무엇이며, 그들을 어떻게 보충할 것인가?

칼슘 흡수를 촉진하는 비타민D₃의 결핍

현대인의 비타민D₃ 수치는 대단히 낮다.[4] 내가 진료한 캘리포니아 사람들의 80%가 첫 진료 당시 비타민D 결핍 상태였다. 자가면역 질환을 가진 렉틴 불내성 환자들은 100%가 비타민D 결핍이었다. 내가 정상이라고 생각하는 비타민D 수준(당신 몸 안에 있는 활성 형태의 비타민D인 혈중 25-하이드록시비타민D의 경우 70-150ng/ml)에 도달하기 위해 자가면역 질환 환자들 중 일부가 얼마나 많은 보충제를 필요로 하는지 보면서 나는 또 한 번 충격받았다. 나는 이 프로그램을 막 시작한 사람이라면 매일 5,000IU의 비타민D₃를 섭취하도록 한다. 자가면역 질환을 가진 사람은 일일 1만IU로 시작한다. 지난 17년 동안 나는 환자들을 지켜보면서 비타민D의 독성이 나타난 경우를 보지 못했다. 사실 그런 것이 존재하는지도 의심스럽다.

신진대사를 관여하는 비타민B의 결핍

많은 비타민B가 장내 박테리아에 의해 생산된다. 장의 열대우림이 훼손되어 있으면 메틸엽산(폴산의 활성 형태)과 메틸코발라민(비타민B12의 활성 형태, 때로 메틸B12라고 불린다.)이 결핍될 가능성이 높다. 더구나 세계 인구의 절반은 메틸렌사수소 엽산 환원효소의 돌연변이를 하나 이상 가지고 있다. 이것은 두 비타민의 활성 형태를 만드는 능력을 제한한다.

다행인 것은 매일 메틸엽산 1,000mcg 정제 1알과 1,000~5,000mcg 메틸B12를 먹으면 이 유전적 돌연변이의 영향을 비껴갈 수 있다. 단일 혹은 이중 돌연변이를 하나 이상 가지고 있을 확률이 약 50%이기 때문에 만약을 위해서 활성 형태의 메틸엽산과 메틸B12를 먹어두는 것이 좋다. 이들을 복용하는 것은 아무런 해가 되지 않지만, 당신이 단일 혹은 이중 돌연변이를 하나 이상 가지고 있다면 흥분되거나 역으로 우울감을 느낄 수도 있다. 이런 경우 어떻게 해야 하는지에 대한 자세한 정보는 내 웹사이트를 참조하라.

그렇다면 왜 비타민B 보충제를 먹어야 할까? 간단히 정리하면, 그들은 당신 혈류 안에 호모시스테인이라고 불리는 아미노산에 메틸 그룹을 주어 그것을 해가 없는 물질로 전환시킨다. 높은 호모시스테인 수치는 높은 콜레스테롤 수치와 마찬가지로 혈관 내벽의 손상과 연관된다. 비타민B 보충제는 이 수치들을 거의 언제나 정상 범주로 내려준다.

우리 몸에 필수적인 보충제 6가지

몇 년 전, 나는 건강하게 살려면 반드시 갖추어야 하는 보충제 6가지를 골라달라는 요청을 받았다. 다음은 그 목록이다.

폴리페놀

식단에 빠져 있는 가장 중요한 화합물이 폴리페놀이라고 불리는 식물생리 활성물질이다. 식물은 곤충을 격퇴하고 햇빛에 화상을 입지 않게(그렇다, 열매는 화상을 입는다.) 하기 위해 이들 화합물을 만든다. 이 때문에 폴리페놀은 당신의 장내 박테리아에 의해 대사될 때 매우 유익한 영향을 미친다.

동물 단백질 카르니틴과 콜린으로부터 죽상동맥경화증을 유발하는 TMAO(트리메틸아민 N-옥사이드, trimethylamine N-oxide)가 형성되는 것을 막고, 혈관을 확장시키는 효능이 있다. 내가 좋아하는 보충제 형태의 폴리페놀에는 포도씨 추출물, 소나무껍질 추출물(때로 피크노제놀pycnogenol로 시장에 나온다.), 레스베라트롤, 적포도주에 든 폴리페놀이 있다. 코스트코, 트레이더조, 홀푸드, 온라인에서 보충제를 구할 수 있다. 내가 권하는 복용량은 하루에 포도씨 추출물과 레스베라트롤의 경우 100mg, 소나무껍질 추출물의 경우 25~100mg이다. 녹차 추출물, 베르베린, 코코아파우더, 계피, 오디, 석류를 추가하면 좋다.

파이토케미컬

당신은 장내 미생물을 만족시킬 만큼의 녹색채소를 충분히 섭취할 수 없다. 이 사실은 플랜트 패러독스 프로그램을 시작하고 나면, 녹색채소를 먹고 싶다는 욕구가 기하급수적으로 커져 직접 체험하게 될 것이다. 우리를 살찌게 하는 나쁜 식품에 대한 식욕을 억제하는 경향은 녹색채소가 가져다주는 혜택이다. 예를 들어 시금치에 들어있는 파이토케미컬은 사람들이 가진 단순 당과 지방에 대한 욕구를 극적으로 감소시킨다는 것이 여러 연구를 통해 드러났다.[5]

이것이 시금치가, 내가 아침 식사로 먹는 그린 스무디(321페이지)의 주재료인 이유다. 시금치는 시중에 나와 있는 많은 녹색채소 혼합 분말의 주성분이다. 하지만 이런 파이토케미컬 분말에 대해 경고할 말이 있다. 나는 재료에 밀싹, 보리싹, 귀리싹이 포함되지 않은 녹색채소 분말은 본 적이 없다. 곡물과 싹에 들어있는 렉틴은 절대 당신에게 필요하지 않다. 시금치 추출물은 500mg 캡슐로 구할 수 있는데, 하루에 2알씩 먹으면 좋다.

프리바이오틱스

장관에서 벌어지는 일에 붙이는 이름들은 혼란스럽기 그지없다. 프로바이오틱스는 몸의 내부나 표면에 살고 있는 미생물을 이른다. 프리바이오틱스는 프로바이오틱스가 생존하고 성장하기 위해 먹어야 하는 화합물이다. 나는 이들 화합물을 종자(프로바이오틱스)

에 주는 비료라고 생각한다. 질경이 가루나 곡물의 껍질과 같이 변비 치료제에 쓰이는 많은 화합물은 장을 자극하는 완하제가 아니라 장내 미생물의 먹이로서 일한다. 이 먹이는 미생물을 성장시키고 증대시켜서 장운동을 원활하게 한다. 더 흥미로운 것은 장내 깡패들이 질경이 껍질을 비롯한 섬유소를 먹지 못한다는 사실이다. 이 때문에 프리바이오틱스는 좋은 미생물에게는 먹이가 되는 동시에 나쁜 미생물을 굶겨 죽인다.

최고의 프리바이오틱스는 프락토올리고당 이눌린이다. 엄마의 모유에는 갈락토올리고당이라고 알려진 다른 중요한 프리바이오틱스가 들어있다. 갈락토올리고당은 새로 태어난 장내 미생물의 먹이다. 모유는 인간뿐 아니라 모든 새끼를 기른다.

우리는 현실적으로 매일 많은 채소를 먹을 수는 없다. 그래서 나는 이 문제를 해결할 수 있는 실질적인 방법을 고안했다. 질경이 껍질을 먹어보라. 하루에 1작은술을 물에 타먹는 것으로 시작해서 하루에 1큰술로 늘려나간다. 온라인으로 갈락토올리고당을 구입하는 것도 고려해보라. 좋은 브랜드는 바이뮤노BiMuno와 프로바이오타 임뮨Probiota Immune이다. 매일 1봉지 혹은 1큰술을 복용한다. 거기에 하루 1작은술의 이눌린 가루를 추가한다. 감미료 저스트라이크 슈거도 주로 이눌린이다.

렉틴 차단제

아무리 노력해도 반드시(혹은 의도치 않게) 렉틴이 함유된 음식을 먹어야 할 때가 있다. 좋은 소식은 시중에 렉틴을 흡수하는 유용한 화합물이 많다. 정제 형태의 글루코사민과 MSM(메틸설포닐메테인, methylsulfonylmethane)을 복용한다. 오스테오 바이 플렉스Osteo Bi-Flex나 무브 프리Move Free와 같은 제품은 코스트코를 비롯한 대형 소매점에서 구할 수 있다. 걸핏하면 요로 감염증이 생기는 사람이라면 D-만노스D-mannose를 하루 2번 500mg 복용하는 것을 고려해보라. D-만노스는 크랜베리의 활성성분이지만, 크랜베리 주스에는 터무니없을 정도로 소량이 함유되어 있다. 참고로, 무가당 크랜베리 주스라는 말은 무시하라. 그런 주장은 이미 당이 많이 들어있어서 추가할 필요가 없었다는 의미다.

당 방어

우리는 당의 홍수에 빠져 있다. 친숙한 형태 외에도 고과당 옥수수시럽과 과일을 비롯해 급속하게 당으로 분해되는 단순 탄수화물까지 말이다. 나는 몇 가지 단순한 보충제를 추가하는 것만으로도 내 지시를 잘 따르는 환자의 포도당 수치와 HbA_1c(당과 단백질에 대한 과민성 지수) 수치에 큰 변화가 있는 것을 목격했다. 하지만 이는 6가지 다른 보충제를 구해놓고 먹어야 한다는 의미다.

코스트코에서는 크롬과 계피가 든 신설린CinSulin이란 훌륭한 제품을 판매한다. 복용량은 하루 2캡슐이다. 여기에 하루 1번 아연 30mg과 셀레늄 150μg, 하루 2번 베르베린 250mg과 울금 추출물 200mg을 추가한다. 코스트코와 온라인에서는 유씨어리Youtheory의 터메릭[Turmeric, 울금]이라는 좋은 제품도 공급한다. 이 제품은 하루 3번 복용한다.

긴사슬 오메가3

나는 10년 동안 내 환자들의 적혈구 오메가3 수치를 측정해왔고, 그 결과는 무시무시할 정도였다. 사람들은 대부분 오메가3 지방산 계열의 EPA(에이코사펜타엔산, eicosapentaenoic acid)와 더 중요한 DHA(도코사헥사엔산, docosahexaenoic acid)가 심하게 결핍된 상태다. 사실 보충제를 먹지 않고도 대뇌를 활성화시키는 이 지방산의 수치가 충분한 정도였던 사람들은 일상적으로 정어리와 청어를 먹는 사람들뿐이었다. 매일 연어를 먹는 밴쿠버와 시애틀 출신의 환자들조차 이 정도의 결과를 내지 못했다. 왜 이 문제가 중요한 것일까?

당신의 뇌는 약 60%가 지방이다. 당신 뇌에 있는 지방의 절반은 DHA이고, 다른 절반은 달걀노른자에 많이 들어있는 아라키돈산이다. 여러 연구가 혈액의 오메가3 수치가 높은 사람이 낮은 사람보다 기억력이 좋고 뇌가 더 크다는 것을 보여주고 있다.[6] 이런 얘기가 충분히 설득적이지 못하다면, 어유가 장 내벽을 고치고 말썽 많은 LPS가 장의 경계선을 넘지 못하게 하는 데 도움을 준다는 점을 기억하라. 분자 증류를 거쳤으며 정어리나 앤초비와 같이 작은 물고기에서 나온 어유를 선택하는 것이 좋다.

어유를 먹을 때는 하루 DHA 1,000mg의 기준을 충족시키도록 하라. 병의 뒷면에 캡슐 당 혹은 액상일 경우 1작은술 당 함량이 적혀 있을 것이다. 그 '성분'에서 캡슐 당 혹은 1작은술 당 DHA 함유량을 찾아보라. 하루 DHA 1,000mg을 복용하기 위해서 몇 개의 캡슐이나 작은 술을 섭취해야 하는지 계산한다.

좋은 브랜드가 여러 개 있다. 코스트코나 온라인에서 구입할 수 있는 커클랜드 시그너쳐 피쉬 오일Kirkland Signature Fish Oil 1,200mg 장용정은 복용했을 때 냄새나는 트림을 하지 않는다. 푸른색(황색이 아닌) 라벨이다. 오메가비아Omega Via DHA 600은 캡슐이 작아 여성 환자들이 선호한다. 칼슨의 엘리트 젬스Elite Gems는 씹어 먹을 수도 있다. 칼슨은 레몬 향이 나는 아주 좋은 어유로 만든다.

앞서 언급한 화합물을 보다 편리한 형태로 결합시켜 만든 내 보충제를 주문하고 싶다면 내 웹사이트를 방문하라. 보충제에 대해 묻고 싶은 것이 있다면, www.ThePlantParadox.com을 참조한다.

케토 프로그램을 위한 추가적인 보충제

플랜트 패러독스 케토 프로그램의 권고 사항을 따르고 있다면 며칠 안에 곧 간과 근육에 저장된 당, 글리코겐을 다 쓰게 될 것이다. 이 형태의 당은 접착된 물 분자와 함께 저장된다. 급속하게 체중이 줄어드는 이유다. 하지만 물과 함께 2가지 중요한 미네랄인 칼륨과 마그네슘도 씻겨 내려간다.

이 두 성분은 근육세포가 경련을 일으키는 것을 막기 때문에 많은 사람이 이 프로그램의 초기에 다리에 쥐가 난다고 불평한다. 불안감을 주기는 하지만, 나는 이런 증상을 프로그램을 잘 따르고 있다는 신호로 여긴다. 칼륨 아스파르트산 마그네슘 보충제가 경련을 멈추게 할 수 있다. 여러 회사가 보통 칼륨 99mg과 마그네슘 300mg을 표준 형태로 만든다. 하루에 2번, 1알씩을 복용하는 것이 좋다. 가끔 마그네슘은 설사를 유발한다. 그런 경우에는 복용 횟수를 1번으로 줄인다.

보충제의 진정한 의미

보충제를 마법의 탄환쯤으로 생각하는 사람이 많다. 현대인의 식단이 갖는 결점을 완벽하게 보완해주고, 모든 일의 진행 방향을 바꾸며, 몸을 치유시킬 것이라고 생각한다. 터무니없는 생각이다. 나는 17년 동안 많은 환자의 혈액검사 결과에서 그런 생각이 '오해'라는 것을 수없이 목격했다. 하지만 플랜트 패러독스 프로그램에 착수하면 이런 여러 가지 보충제들이 측정 가능한 혜택을 제공할 것이다. 나는 전국 그리고 국제적인 규모의 여러 저명한 회의에서 그러한 혜택에 대한 연구 결과를 발표했다. 보충제는 그 이름에 걸맞게 플랜트 패러독스 프로그램의 결과를 보충하고 강화한다. 프로그램의 대안이 될 수는 없다.

플랜트 패러독스 프로그램
_식단

1단계 3일 정화 식단표

3일 계획표					
	아침	간식	점심	간식	저녁
금요일	그린 스무디	과카몰리 상추말이	닭고기 루꼴라 샐러드	과카몰리 상추말이	아보카도 연어구이
	체크리스트		□ 물 8컵 마시기 □ 8시간 수면 □ 운동		
토요일	그린 스무디	과카몰리 상추말이	아보카도 치킨 샐러드	과카몰리 상추말이	양배추 스테이크
	체크리스트		□ 물 8컵 마시기 □ 8시간 수면 □ 운동		
일요일	그린 스무디	과카몰리 상추말이	해초랩	과카몰리 상추말이	콜리플라워 라이스와 채소구이
	체크리스트		□ 물 8컵 마시기 □ 8시간 수면 □ 운동		

2단계 보수와 복구 식단표

	아침	간식	점심	간식	저녁
2주 계획표 –1주차					
월요일	그린 스무디	생견과류	저민 아보카도와 닭가슴살을 상춧잎에 감싼 것, 양배추 콜슬로	과카몰리 상추말이	콜리플라워 시금치피자, 아보카도드레싱을 곁들인 녹색채소 샐러드
화요일	패러독스 스무디	생견과류	연어와 으깬 아보카도에 발사믹식초를 뿌려 상춧잎에 감싼 것	과카몰리 상추말이	카사바 와플, 참기름을 넣고 들기름이나 아보카도 오일에 굽거나 볶은 브로콜리
수요일	달걀 소시지 머핀	생견과류	바질 페스토를 얹은 완숙 달걀 2개, 샐러드와 비네그레트	과카몰리 상추말이	구운 연어, 치즈향 나는 콜리플라워, 참기름 · 식초로 드레싱하고 참깨 얹은 아스파라거스 샐러드
목요일	계피 아마씨 머핀	생견과류	버섯죽, 샐러드와 비네그레트	과카몰리 상추말이	새우 혹은 게살을 얹은 수수 샐러드
금요일	그린 스무디	생견과류	올리브오일 · 소금 · 후추로 간한 미라클누들이나 곤약누들, 비네그레트를 곁들인 상추 샐러드	과카몰리 상추말이	오크라 칩, 구운 닭가슴살, 비네그레트를 곁들인 시금치 적양파 샐러드
토요일	바나나 팬케이크	생견과류	셀러리 수프, 샐러드와 비네그레트	과카몰리 상추말이	치즈 포토벨로 버섯구이, 샐러드와 비네그레트
일요일	코코넛 아몬드 머핀	생견과류	해초랩	과카몰리 상추말이	채소 커리, 콜리플라워 라이스, 샐러드와 비네그레트

2주 계획표 −2주차					
	아침	간식	점심	간식	저녁
월요일	그린 스무디	생견과류	구운 닭가슴살, 견과류를 곁들인 콜라비 샐러드	과카몰리 상추말이	구운 연어, 구운 아티초크 하트, 참기름 · 사과식초 드레싱을 곁들인 양배추, 당근 콜슬로
화요일	패러독스 스무디	생견과류	연어와 으깬 아보카도에 발사믹식초를 뿌려 상춧잎에 감싼 것	과카몰리 상추말이	버섯 아보카도 버거, 참기름을 넣고 들기름이나 아보카도오일에 굽거나 볶은 브로콜리
수요일	크렌베리 오렌지 머핀, 스크램블 에그와 저민 아보카도	생견과류	기장 케이크, 샐러드와 비네그레트	과카몰리 상추말이	구운 연어, 치즈향 나는 콜리플라워, 비네그레트로 드레싱하고 참깨 얹은 엔다이브 루꼴라 샐러드
목요일	계피 아마씨 머핀	생견과류	치킨 루꼴라 샐러드	과카몰리 상추말이	생연어를 얹은 수수 샐러드
금요일	그린 스무디	생견과류	셀러리 수프, 샐러드와 비네그레트	과카몰리 상추말이	아보카도 연어구이, 콜리플라워 라이스, 비네그레트를 곁들인 시금치 적양파 샐러드
토요일	카사바 와플	생견과류	아보카도 치킨 샐러드	과카몰리 상추말이	콜리플라워 스테이크, 비네그레트를 곁들인 물냉이 · 히카마 · 래디쉬 샐러드, 기버터를 곁들인 아티초크찜
일요일	코코넛 아몬드 머핀	생견과류	참치에 들기름과 식초드레싱을 곁들인 루꼴라 샐러드	과카몰리 상추말이	채소 커리, 오크라 칩

3단계 5일 수정 비건 단식 식단표

	아침	간식	점심	간식	저녁
5일 계획표					
월요일	그린 스무디	과카몰리 상추말이	닭고기 루꼴라 샐러드 (헴프두부를 이용한 비건 버전)	과카몰리 상추말이	아보카도 연어구이 (곡물이 없는 템페를 이용한 비건 버전)
화요일	그린 스무디	과카몰리 상추말이	아보카도 치킨 샐러드 (곡물이 없는 템페를 이용한 비건 버전)	과카몰리 상추말이	양배추 스테이크
수요일	그린 스무디	과카몰리 상추말이	닭고기 루꼴라 샐러드 (헴프두부를 이용한 비건 버전)	과카몰리 상추말이	콜리플라워 라이스와 채소구이
목요일	그린 스무디	과카몰리 상추말이	아보카도 치킨 샐러드 (곡물이 없는 템페를 이용한 비건 버전)	과카몰리 상추말이	양배추 스테이크
금요일	그린 스무디	과카몰리 상추말이	해초랩 (곡물이 없는 템페를 이용한 비건 버전)	과카몰리 상추말이	콜리플라워 라이스와 채소구이

케토 식단표

1주 계획표			
	아침	간식	
월요일	MCT오일을 넣은 그린 스무디	마카다미아너트 혹은 과카몰리 상추말이	
화요일	코코넛 아몬드 머핀, 헤비크림	마카다미아너트 혹은 과카몰리 상추말이	
수요일	달걀 소시지 머핀에 MCT오일이나 코코넛오일을 넣고 올리브오일이나 들기름을 더한 것	마카다미아너트 혹은 과카몰리 상추말이	
목요일	계피 아마씨 머핀, 헤비크림	마카다미아너트 혹은 과카몰리 상추말이	
금요일	MCT오일을 넣은 그린 스무디	마카다미아너트 혹은 과카몰리 상추말이	
토요일	아보카도에 달걀노른자 · MCT오일을 채운 뒤 그릴에서 구운 것	마카다미아너트 혹은 과카몰리 상추말이	
일요일	달걀에 양송이 · 시금치를 넣고 코코넛오일로 조리한 뒤 들기름 혹은 아보카도오일 혹은 올리브오일을 뿌린 오믈렛	마카다미아너트 혹은 과카몰리 상추말이	

	점심	간식	저녁
	상추로 감싼 퀸 치킨커틀렛, 아보카도 마요네즈와 저민 아보카도를 넣은 양배추 콜슬로, MCT오일	코코넛오일 혹은 MCT오일	올리브오일과 MCT오일을 바른 콜리플라워 시금치피자, 아보카도와 케토 비네그레트를 곁들인 녹색채소 샐러드
	참치 혹은 연어와 으깬 아보카도에 발사믹식초와 MCT오일을 뿌려 상춧잎에 감싼 것	코코넛오일 혹은 MCT오일	버섯 아보카도 버거, 참기름을 넣고 들기름이나 아보카도오일에 굽거나 볶은 브로콜리
	아보카도를 올린 기장 케이크, 케토 비네그레트에 MCT오일을 뿌린 마음에 드는 샐러드	코코넛오일 혹은 MCT오일	구운 연어, 치즈향 나는 콜리플라워, 참기름 · 식초 · MCT오일로 드레싱하고 참깨를 뿌린 아스파라거스 샐러드
	버섯죽에 MCT오일과 올리브오일 혹은 들기름을 더한 것, 케토 비네그레트를 곁들인 마음에 드는 샐러드	코코넛오일 혹은 MCT오일	새우 혹은 게살을 얹은 수수 샐러드, MCT오일
	올리브오일 · MCT오일 · 소금 · 후추로 간한 미라클누들이나 곤약누들, 케토 비네그레트를 곁들인 상추 샐러드	코코넛오일 혹은 MCT오일	채소 커리, 코코넛크림이나 밀크로 조리한 콜리플라워 라이스, 케토 비네그레트를 곁들인 시금치 적양파 샐러드
	헤비크림을 추가한 셀러리 수프, 케토 비네그레트를 곁들인 마음에 드는 샐러드	코코넛오일 혹은 MCT오일	치즈 포토벨로 버섯구이, 케토 비네그레트를 곁들인 마음에 드는 샐러드, 기버터 디핑소스에 MCT오일을 곁들인 아티초크찜
	참치 혹은 연어 혹은 정어리를 얹고 케토 비네그레트를 곁들인 루꼴라 샐러드	코코넛오일 혹은 MCT오일	커클랜드 페스토 소스를 얹은 미라클누들이나 곤약누들, MCT오일

1단계 **3일 정화 식단**

맛있는 음식으로 내 몸을 깨끗하게 만드는 3일 식단 플랜. 이 식단을 따라도 좋고 7장의 지침에 맞춘 당신만의 식단을 만들어도 좋다. 별표(*)는 그 레시피에 닭고기나 연어가 들어있으며, 비건과 채식주의자들을 위한 변형 버전이 있다는 것을 의미한다. 굵은 글자로 인쇄된 음식의 레시피는 부록2에서 찾을 수 있다.

1일
아침 **그린 스무디**
간식 **과카몰리 상추말이**
점심 **닭고기 루꼴라 샐러드***
간식 **과카몰리 상추말이**
저녁 **아보카도 연어구이***

2일

아침 **그린 스무디**

간식 **과카몰리 상추말이**

점심 **아보카도 치킨 샐러드***

간식 **과카몰리 상추말이**

저녁 **양배추 스테이크**

3일

아침 **그린 스무디**

간식 **과카몰리 상추말이**

점심 **해초랩***

간식 **과카몰리 상추말이**

저녁 **콜리플라워 라이스와 채소구이**

채식주의자는 동물성 단백질을 허용된 퀸 제품으로 대체한다 (317페이지 참고). 비건은 곡물이 없는 템페, 헴프두부, 콜리플라워를 2cm 두께로 저민 후 아보카도오일에 양면이 금갈색이 될 때까지 센 불에 재빨리 구운 것(콜리플라워 스테이크)으로 대체한다.

계량 단위

• 1컵은 240ml, 1큰술은 밥숟가락 1술, 1작은술은 티스푼 1술 기준이다.

2단계 보수와 복구 식단

이 단계는 최소 6주간 지속한다. 이 2주간의 식단을 반복해서 따라도 좋고 8장의 지침에 맞춘 당신만의 식단을 만들어도 좋다. '비네그레트' 드레싱은 올리브오일 2큰술과 레몬즙 1큰술, 천일염 1/4작은술을 섞어 만든다(1인분 기준).

- 별표(*)가 있는 레시피에는 닭고기, 생선, 조개, 달걀이 들어간다. 동물성 단백질은 끼니 당 110g을 넘지 않는다.
- 채식주의자는 동물성 단백질을 허용된 퀸 제품으로 대체한다(317페이지 참고). 비건은 곡물이 없는 템페, 헴프두부, 비건에그, 압력솥을 이용한 콩과 식물, 콜리플라워 스테이크로 대체한다.

1주

1일

아침 **그린 스무디**

간식 생견과류 1/4컵

점심 저민 아보카도와 닭가슴살을 상춧잎에 감싼 것, 양배추 콜슬로*

간식 **과카몰리 상추말이**

저녁 **콜리플라워 시금치피자**, 아보카도드레싱을 곁들인 녹색채소 샐러드

2일

아침 **패러독스 스무디**

간식 생견과류 1/4컵

점심 작은 캔의 연어와 아보카도 1/2개를 으깬 후 발사믹식초를
뿌려 상춧잎에 감싼 것*

간식 **과카몰리 상추말이**

저녁 **카사바 와플***, 참기름 1작은술을 넣고 들기름이나 아보카도
오일에 굽거나 볶은 브로콜리

3일

아침 **달걀 소시지 머핀***

간식 생견과류 1/4컵

점심 바질 페스토를 얹은(345페이지) 완숙 달걀 2개, 샐러드와 비
네그레트

간식 **과카몰리 상추말이**

저녁 구운 연어*, **치즈향이 나는 콜리플라워**, 참기름과 식초로 드레
싱하고 참깨를 얹은 아스파라거스 샐러드

4일

아침 **계피 아마씨 머핀***

간식 생견과류 1/4컵

점심 **버섯죽**, 샐러드와 비네그레트

간식 **과카몰리 상추말이**

저녁 새우 3마리 혹은 게살 110g을 얹은 **수수 샐러드** *

5일

아침 **그린 스무디**

간식 생견과류 1/4컵

점심 올리브오일과 소금과 후추로 간한 미라클누들이나 곤약누
　　들, 비네그레트를 곁들인 보스턴상추 샐러드

간식 **과카몰리 상추말이**

저녁 **오크라 칩**, 구운 닭가슴살 *, 비네그레트를 곁들인 시금치와
　　적양파 샐러드

6일

아침 **바나나 팬케이크** *

간식 생견과류 1/4컵

점심 **셀러리 수프**, 샐러드와 비네그레트

간식 **과카몰리 상추말이**

저녁 **치즈 포토벨로 버섯구이**, 샐러드와 비네그레트

7일

아침 **코코넛 아몬드 머핀***

간식 생견과류 1/4컵

점심 **해초랩***

간식 **과카몰리 상추말이**

저녁 **채소 커리, 콜리플라워 라이스**, 샐러드와 비네그레트

2주

1일

아침 **그린 스무디**

간식 생견과류 1/4컵

점심 **구운 닭가슴살***, **견과류를 곁들인 콜라비 샐러드**

간식 **과카몰리 상추말이**

저녁 **구운 연어***, **구운 아티초크 하트**, 참기름과 사과식초드레싱을
　　　곁들인 양배추, 당근 콜슬로

2일

아침 **패러독스 스무디**

간식 생견과류 1/4컵

점심 작은 캔의 연어와 아보카도 1/2개를 으깬 후 발사믹식초를
　　　뿌려 상춧잎에 감싼 것*

간식 **과카몰리 상추말이**

저녁 **버섯 아보카도 버거**, 참기름 1작은술을 넣고 들기름이나 아보

카도오일에 굽거나 볶은 브로콜리

3일

아침 **크랜베리 오렌지 머핀***, 달걀 2개로 만든 스크램블 에그와 저

민 아보카도

간식 생견과류 1/4컵

점심 **기장 케이크***, 샐러드와 비네그레트

간식 **과카몰리 상추말이**

저녁 구운 **연어***, **치즈향이 나는 콜리플라워**, 비네그레트로 드레싱

하고 참깨를 얹은 엔다이브와 루꼴라 샐러드

4일

아침 **계피 아마씨 머핀***

간식 생견과류 1/4컵

점심 **치킨 루꼴라 샐러드***

간식 **과카몰리 상추말이**

저녁 생연어를 얹은 **수수 샐러드***

5일

아침 **그린 스무디**

간식 생견과류 1/4컵

점심 **셀러리 수프**, 샐러드와 비네그레트

간식 **과카몰리 상추말이**

저녁 **아보카도 연어구이***, **콜리플라워 라이스**, 비네그레트를 곁들인
시금치와 적양파 샐러드

6일

아침 **카사바 와플***

간식 생견과류 1/4컵

점심 **아보카도 치킨 샐러드***

간식 **과카몰리 상추말이**

저녁 **콜리플라워 스테이크**, 비네그레트를 곁들인 물냉이와 히카마
와 래디쉬 샐러드, 기버터를 곁들인 아티초크찜

7일

아침 **코코넛 아몬드 머핀***

간식 생견과류 1/4컵

점심 작은 캔의 참치에 들기름과 식초드레싱을 곁들인 루꼴라 샐
러드*

간식 **과카몰리 상추말이**

저녁 **채소 커리, 오크라 칩**

3단계 5일 수정 비건 단식 식단

3단계에서는 보상을 얻어내자. 2단계의 식단을 계속 따르되 동물성 단백질의 섭취량을 끼니당 55g 이하(하루 110g)로 줄이면서 필요한 경우 조리법을 수정한다. 원한다면, 렉틴을 함유한 식품에 대한 내성을 천천히, 1번에 하나씩 시험한다. 압력솥을 이용한 콩과식물을 비롯해 이전에 식단에 있었던 것들을 소량씩 추가한다. 다음에 설명된 5일 수정 비건 단식을 1달에 1번씩 따르는 것도 좋다.

콜리플라워 스테이크는 '헴프두부'나 '곡물이 없는 템페'로 대체할 수 있다.

1일

아침 **그린 스무디**

간식 **과카몰리 상추말이**

점심 **닭고기 루꼴라 샐러드**(헴프두부를 이용한 비건 버전)

간식 **과카몰리 상추말이**

저녁 **아보카도 연어구이**(곡물이 없는 템페를 이용한 비건 버전)

2일

아침 **그린 스무디**

간식 **과카몰리 상추말이**

점심 **아보카도 치킨 샐러드**(곡물이 없는 템페를 이용한 비건 버전)

간식 **과카몰리 상추말이**

저녁 **양배추 스테이크**

3일

아침 **그린 스무디**

간식 **과카몰리 상추말이**

점심 **닭고기 루꼴라 샐러드**(헴프두부를 이용한 비건 버전)

간식 **과카몰리 상추말이**

저녁 **콜리플라워 라이스와 채소구이**

4일

아침 **그린 스무디**

간식 **과카몰리 상추말이**

점심 **아보카도 치킨 샐러드**(곡물이 없는 템페를 이용한 비건 버전)

간식 **과카몰리 상추말이**

저녁 **양배추 스테이크**

5일

아침 **그린 스무디**

간식 **과카몰리 상추말이**

점심 **해초랩**(곡물이 없는 템페를 이용한 비건 버전)

간식 **과카몰리 상추말이**

저녁 **콜리플라워 라이스와 채소구이**

케토 식단

이 식단을 매주 반복한다. 케토 프로그램의 허용 식품과 금지 식품 목록 안에서 나름의 변화를 줄 수 있다. 2단계의 레시피를 수정해서 생선이나 기타 동물성 단백질의 섭취를 하루 110g 이하로 제한한다. 다른 언급이 없으면, 모든 샐러드에는 '케토 비네그레트' 드레싱을 활용한다. 케토 비네그레트는 들기름과 MCT오일을 1대1로 섞은 후 원하는 만큼 식초를 첨가해 만든다.

채식주의자와 비건을 위한 변형 버전은 괄호 안에 삽입한다. 2단계 레시피는 331~361페이지에서 찾을 수 있다.

1일

아침 MCT오일 1큰술을 넣은 **그린 스무디**

간식 마카다미아너트 1/4컵 혹은 **과카몰리 상추말이**

점심 상추로 감싼 퀸 치킨커틀렛, 아보카도 마요네즈 2큰술과 저민 아보카도를 넣은 양배추 콜슬로, MCT오일 1큰술(비건식은 치킨 대신 **콜리플라워 스테이크**)

간식 1인용 코코넛오일 1봉지 혹은 MCT오일 1큰술

저녁 올리브오일과 MCT오일을 듬뿍 바른 **콜리플라워 시금치피자** (비건은 콜리플라워 스테이크로 대체한다.), 아보카도와 케토 비네그레트를 곁들인 녹색채소 샐러드

2일

아침 **코코넛 아몬드 머핀**(비건 버전), 헤비크림(캔에 든 전지 코코넛크림/밀크) 1/2컵

간식 마카다미아너트 1/4컵 혹은 **과카몰리 상추말이**

점심 올리브오일에 든 통조림 참치 혹은 연어(헴프두부, 곡물이 없는 템페, 콜리플라워 스테이크)와 아보카도 1/2개와 함께 으깬 후 발사믹식초와 MCT오일 1큰술을 뿌려 상춧잎에 감싼 것

간식 1인용 코코넛오일 1봉지 혹은 MCT오일 1큰술

저녁 **버섯 아보카도 버거**, 참기름 1큰술을 넣고 들기름이나 아보카도오일에 굽거나 볶은 브로콜리, MCT오일 1큰술

3일

아침 **달걀 소시지 머핀**(비건 혹은 채식주의자 버전)에 MCT오일 1큰술

이나 코코넛오일을 넣고 올리브오일이나 들기름 1큰술을 더한 것

간식 마카다미아너트 1/4컵 혹은 **과카몰리 상추말이**

점심 저민 아보카도를 올린 **기장 케이크**, 케토 비네그레트에 MCT 오일 1큰술을 뿌린 마음에 드는 샐러드

간식 1인용 코코넛오일 1봉지 혹은 MCT오일 1큰술

저녁 구운 연어(구운 곡물이 없는 템페나 헴프두부), **치즈향이 나는 콜리플라워**(파르메산 치즈 제외), 참기름과 식초 그리고 MCT오일 1큰술로 드레싱하고 참깨를 뿌린 아스파라거스 샐러드

4일

아침 **계피 아마씨 머핀**, 헤비크림(캔에 든 전지 코코넛크림/밀크) 1/2컵

간식 마카다미아너트 1/4컵 혹은 **과카몰리 상추말이**

점심 **버섯죽**에 MCT오일 1큰술과 올리브오일이나 들기름 2큰술을 더한 것, 케토 비네그레트를 곁들인 마음에 드는 샐러드

간식 1인용 코코넛오일 1봉지 혹은 MCT오일 1큰술

저녁 새우 3, 4마리나 게살 110g을 얹은 **수수 샐러드**, MCT오일 1큰술(새우를 대마씨나 헴프두부, 템페, **콜리플라워 스테이크**로 대체한다.)

5일

아침 MCT오일 1큰술을 넣은 **그린 스무디**

간식 마카다미아너트 1/4컵 혹은 **과카몰리 상추말이**

점심 올리브오일과 MCT오일 혹은 사우어크림 1/2컵, 크림치즈 1/4컵(혹은 코코넛크림이나 캔에 든 코코넛밀크 1/2컵)과 소금과 후추로 간한 미라클누들이나 곤약누들, 케토 비네그레트를 곁들인 보스턴상추 샐러드

간식 1인용 코코넛오일 1봉지 혹은 MCT오일 1큰술

저녁 **채소 커리**, 코코넛크림이나 캔에 든 코코넛밀크로 조리한 **콜리플라워 라이스**, 케토 비네그레트를 곁들인 시금치와 적양파 샐러드

6일

아침 아보카도 1/2개에 달걀노른자 1개와 MCT오일 1큰술을 채운 뒤 노른자가 걸쭉해질 때까지 그릴에서 구운 것 2개(아보카도를 코코넛크림으로 채운다.)

간식 마카다미아너트 1/4컵 혹은 **과카몰리 상추말이**

점심 조리하는 동안 헤비크림(혹은 코코넛크림) 1/2컵을 추가한 **셀러리 수프**, 케토 비네그레트를 곁들인 마음에 드는 샐러드

간식 1인용 코코넛오일 1봉지 혹은 MCT오일 1큰술

저녁 **치즈 포토벨로 버섯구이**(비건이나 채식주의자 버전), 케토 비네그레트를 곁들인 마음에 드는 샐러드, 녹은 기버터 디핑소스에 MCT오일 1큰술(디핑소스를 코코넛오일이나 붉은야자오일로 대체한

다.)을 곁들인 아티초크찜

7일

아침 달걀노른자 3개와 달걀 1개에 양송이와 시금치를 넣고 코코
넛오일로 조리한 뒤 들기름 혹은 아보카도오일 혹은 올리브오
일을 뿌린 오믈렛(에그 소시지 머핀의 비건이나 채식주의자 버전으로 대
체한다.)

간식 마카다미아너트 1/4컵 혹은 **과카몰리 상추말이**

점심 통조림 참치 혹은 연어, 정어리(헴프두부, 곡물이 없는 템페, 콜리플
라워 스테이크)를 얹고 케토 비네그레트를 곁들인 루꼴라 샐러드

간식 1인용 코코넛오일 1봉지 혹은 MCT오일 1큰술

저녁 커클랜드 페스토 소스(혹은 비건 페스토)를 얹은 미라클누들이
나 곤약누들, MCT오일 1큰술

플랜트 패러독스 프로그램
_레시피

지금부터 소개할 36가지 요리 레시피는 매우 쉽게 만들 수 있다. 체중 감량이나 증량, 건강상의 문제를 없애거나 줄이는 데 큰 도움을 줄 것이다. 모든 레시피는 플랜트 패러독스 케토 프로그램에도 적용되지만, 때로 몇 가지 수정사항이 있다.

프로그램을 진행하는 동안 1단계의 조리법을 계속할 수 있다. 2단계의 조리법도 3단계에 적용할 수 있다. 다만, 생선이나 기타 동물성 단백질은 1인분에 55g으로 제한해야 한다. 몇 가지 동물성 단백질이 포함된 레시피는 채식주의자와 비건을 위한 버전도 마련해두었다. 1가지 조리법에는 압력솥을 이용해 조리한 콩이 들어가기 때문에 3단계에 적합하다. 채식주의자나 비건이라면 2단계에서 콩을 먹어도 좋지만 반드시 압력솥으로 조리해야 한다.

허용 목록에 있는 채소와 과일들은 제철에 먹도록 한다. 허용되는 신선한 재료는 매장이나 농산물 직판장에서 구할 수 있는 것으로 자유롭게 바꿔도 좋다. 유기농이 아닌 재료는 망설일 것 없이 유기농 냉동 재료로 대체한다.

쇼핑 목록

요리에 들어가는 재료들은 대형 슈퍼마켓에서 쉽게 찾을 수 있다. 카사바가루나 수수처럼 몇 가지 생소한 재료들은 온라인으로 주문할 수 있다. 천연(알칼리화되지 않은) 코코아가루나 알루미늄-프리 베이킹파우더는 당신이 지금 사용하는 것들과 아주 중요한 차이가 있다. 이들 재료가 프로그램의 효과를 어떻게 강화하는지 인식하면, 필수적인 재료로 생각하고 찾게 될 것이다. 다음은 재료를 준비하기 전에 알고 가면 좋은 정보들이다.

천일염 가공 과정을 거친 일반 소금과 달리 천일염은 바닷물을 증발시켜서 얻는다. 하지만 일반 소금에는 갑상선 기능을 위한 필수 영양소인 요오드를 첨가한다. 따라서 양쪽의 장점을 모두 얻으려면 요오드를 첨가한 천일염이 좋다. 슈퍼마켓에서 하인Hain과 모튼 Morton 제품을 구할 수 있으며, 천연식품 매장이나 온라인에서 세계 각지의 다양한 제품을 찾을 수 있다.

물 수돗물 혹은 정수된 물을 사용한다.

레몬즙 조리할 때 갓 짜서 사용하는 것이 좋다.

후추 빻은 후추는 간 후추보다 풍미가 강하다. 슈퍼마켓의 향신료 코너에서 빻아진 후추를 찾을 수 있다. 말린 후추 열매를 식칼의 옆면으로 으깨 사용할 수도 있다.

닭가슴살 뼈와 껍질이 없는 목초를 먹고 자란 닭가슴살을 사용한다.

달걀 방목 혹은 오메가3 달걀을 사용한다.

들기름 들기름은 심장 건강과 관련된 형태의 오메가3, 알파 리놀렌산의 함량이 매우 높다.

올리브오일 조리하거나 샐러드드레싱에는 엑스트라 버진 올리브오일만 사용한다. 기왕이면 냉압착(처음으로 정제한 것)유가 좋다.

코코넛오일 소테에 적합한 코코넛오일은 따뜻한 날씨에는 액상이고 21°C 이하에서는 고형이다. 액화시키기 위해서는 병을 뜨거운 물에 몇 분간 담그거나 전자레인지에서 몇 초 돌린다. 이 오일은 슈퍼마켓, 식재료 전문점, 온라인에서 구할 수 있다. 커틀랜드 비바 랩스Kirkland Viva Labs, 케링턴 팜즈Carrington Farms, 네이처스 웨이Nature's Way 등의 제조업체에서 나온 엑스트라버진 유기농 코코넛오일을 찾아보라.

아보카도오일 단일불포화지방이 많고, 맛이 강하지 않으며, 발연점이 가장 높은 기름이다. 하스 아보카도로 만든 오일이 좋으며, 코스트코와 대부분의 슈퍼마켓에서 찾을 수 있다.

아보카도 하스 아보카도가 좋다. 플로리다 아보카도도 허용된다.

아보카도 마요네즈 이 소스의 주성분은 전형적인 올리브오일(혹은 보통의 기성 마요네즈에 쓰이는 여러 가지 비허용 기름)이 아닌 아보카도오일이다. 프라이멀 키친Primal Kitchen은 좋은 아보카도 마요네즈를 만든다.

이눌린 저스트라이크슈거 참고.

저스트라이크슈거 치커리 뿌리나 아가베(감미료인 아가베시럽과 혼동하지 말라.)로 만들어진 천연감미료. 장내 미생물이 좋아하지만 당신은 대사작용을 시킬 수 없는 다당류를 함유하고 있다. 천연식품 매장이나 온라인에서 구입할 수 있다. 홀푸드에서 비브 아가베 오가닉 블루 아가베 이눌린Viv Agave Organic Blue Agave Inulin으로 판매된다.

탄산수 산펠레그리노를 비롯해 pH 농도가 높은 것이 좋다.

알루미늄-프리 베이킹파우더 전형적인 베이킹파우더는 기본적으로 나트륨알루미늄인산염이나 나트륨알루미늄황산염과 베이킹소다를 조합한다. 산과 소다가 만나면 이산화탄소 가스가 발생하고, 이것이 빵이나 과자를 부풀린다. 누구나 몸에 알루미늄을 두기를 원하지 않는다. 밥스 레드 밀Bob's Red Mill과 럼포드Rumford는 쉽게 볼 수 있는 알루미늄-프리 베이킹파우더 브랜드다.

유청 단백질파우더 치즈를 만들 때 생기는 부산물인 유청 단백질파우더는 향이 가미된 것과 그렇지 않은 것이 있다. 라벨을 주의 깊게 읽도록 한다. 많은 유청 파우더에는 설탕이나 인공감미료가 잔뜩 들어 있다. 유청 단백질에는 인슐린유사생장인자인 IGF가 들어있는데, 보디빌더들이 근육을 키우기 위해 유청 단백질을 먹는 이유가 여기에 있다. IGF는 암을 자극하고 노화를 앞당기므로 섭취에 주의해야 한다.

스테비아 설탕보다 약 300배 단 이 허브는 가루 형태나 액상 형태로 나온다. 가루로 된 다른 브랜드와 달리 스위트리프SweetLeaf는 말토덱스트린이나 기타 혼합물이 없고, 가루 형태에 가장 많은 성분은 장내 미생물의 친구인 이눌린이다.

아몬드버터 되도록이면 GMO가 아니라 생아몬드를 사용한 유기농, 무가당 제품을 찾는다. 트랜스 지방을 함유한 제품은 피한다.

아몬드가루 곱게 간 아몬드로, 천연식품 매장이나 온라인에서 구할 수 있다. 아몬드밀은 충분히 곱게 갈린 가루가 아니다. GMO가 아닌 아몬드를 사용한 제품이 이상적이다.

아몬드밀크 무가당, 유기농, 무가향 제품만을 사용한다. '라이트'나 '저지방'이란 말에 속지 말라. GMO가 아닌 아몬드를 사용한 제품이 이상적이다.

애로루트가루 애로루트 전분이라고도 부르는 이 가루는 애로루트 허브의 뿌리로 만들며, 글루텐을 비롯한 다른 렉틴이 함유되어 있지 않다. 제과나 와플, 팬케이크를 만들 때 다른 가루들과 섞을 수 있으며, 옥수수전분 대신 소스를 걸쭉하게 만들 때도 사용한다.

카사바가루 같은 뿌리로 만들어지지만, 카사바가루는 타피오카가루와는 다르다. 카사바가루는 글루텐이 함유되지 않은 제과·제빵에서 푹신한 느낌을 내는 비결이다. 아마존에서 문 래빗Moon Rabbit, 오토스 내추럴Otto's Natural 등의 카사바가루를 구입할 수 있다.

파프리카 카이엔페퍼 참고.

카이엔페퍼 모든 피망이나 칠리페퍼와 같이 카이엔페퍼의 껍질과 씨에는 렉틴이 함유되어 있다. 하지만 이 향신료는 껍질과 씨를 제거한 후에 빻기 때문에 렉틴 함량이 제한적이다. 파프리카가루를 만드는 데 사용되는 오색고추의 경우도 마찬가지다.

초콜릿 디저트를 만들 때는 카카오 함량이 72% 이상인 무가당 제품을 이용해야 한다. 트레이더조Trader Joe's, 린트Lindt, 발로나 Valrona 등이 카카오 함량 85~90%인 다크초콜릿을 만든다. 다고바 Dagoba와 릴리Lily's는 아주 좋은 초콜릿칩을 만든다.

코코아가루 감미료를 넣어 달게 만든 코코아 혼합가루와 혼동하면 안 된다. 천연(알칼리화되지 않은) 제품만을 사용한다. 콩에 든 쓴 맛의 폴리페놀을 중화하기 위해 브롬산칼륨이나 탄산칼륨을 사용하지 않은 것이어야 한다. 폴리페놀이 없으면 코코아는 건강에 거의 도움이 되지 않는다. 내가 가장 좋아하는 브랜드는 다고바와 샤르펜 베르거Scharffen Berger다.

코코넛크림 두꺼운 종이 포장에 든 음료와 혼동하지 말라. 코코넛 크림은 때때로 코코넛밀크라고 불리기도 하지만, 음료보다는 걸쭉하고 캔에 담겨 있다. '당이 첨가된 제품'이나 '저지방'이라는 라벨이 있는 제품은 피한다. 캔의 내벽이 BPA로 처리되지 않았는지 반드시 확인한다. 트레이더조는 아주 진한 코코넛크림을 만든다.

코코넛가루 대형 슈퍼마켓이나 천연식품 매장, 온라인에서 찾을 수 있다. 곡물 가루보다 훨씬 밀도가 높은데, 이는 액체를 더 많이 흡수한다는 의미다. 따라서 코코넛가루의 특성에 익숙해지기 전까지는 조리법을 잘 따르는 것이 좋다.

코코넛밀크 유제품이 아닌 이 음료는 슈퍼마켓의 냉장식품 코너에서 혹은 개봉할 때까지 실온에 보관할 수 있는 테트라팩에 포장되어 있다. 이것은 아몬드밀크나 헴프밀크보다 전지유에 가까운 농도다. 당이나 향이 더해진 제품은 피한다.

에리스리톨 스워브 참고.

스워브 장내 미생물이 사랑하는 올리고당(위의 이눌린 참고)과 에리스리톨(아스파라거스와 특정 식물성 식품은 물론 발표식품에서도 발견되는)로 만들어진다. 에리스리톨은 다른 당 알코올에 비해 급성위연동이상항진을 유발할 가능성이 낮다. 일부 설탕 대용품과 달리, 스워브는 제과·제빵에 이상적이다. 천연식품 매장이나 온라인에서 봉지나 패킷에 든 제품을 찾도록 하라.

아마씨가루 아마씨유와 같이 아마씨가루는 오메가3 지방산의 좋은 공급원이다. 간 아마씨를 산다면 그 제품은 분명 콜드밀 방식을 사용한 것으로, 이는 처리 과정에 열이 가해지지 않았다는 것을 의미한다(기름은 열에 의해 변질될 수 있다). 커피나 향신료를 가는 기구를 이용해서 아마씨를 직접 가는 방법도 있다. 가루를 낸 후에는 악취가 나는 것을 막기 위해 냉장보관해야 한다.

기버터 정제버터 혹은 기는 수백 년 동안 인도 요리의 필수 재료였다. 냉장시설이 흔해지기 오래 전부터 버터를 정제해 유고형분(단백질)을 제거함으로써 실온에서 안정적으로 보관할 수 있었다. 이는 기버터에 카제인 A-1이 함유되어 있지 않다는 의미이기도 하다. 단백질이 함유되지 않은 100% 지방이기 때문이다. 그럼에도 불구하고, 퓨어Pure나 퓨어 인디언 푸드Pure Indian Foods와 같은 브랜드를 선택해야 한다. 두 브랜드의 제품은 전형적으로 키운 동물이 아닌 목초를 먹인 소의 젖으로 만들어졌다.

산양유 유제품 액상 혹은 가루 형태의 산양유(메엔베르그 브랜드Meyenberg 등)는 대부분의 슈퍼마켓에서 쉽게 구할 수 있다. 부드러운 산양유치즈(세브레이chèvre라고도 알려져 있다.)도 마찬가지다.

헴프밀크 코코넛밀크와 마찬가지로 헴프밀크는 우유의 대체품으로 스무디나 제과·제빵에 사용할 수 있다. 퍼시픽 내추럴Pacific Natural과 리빙 하비스트Living Harvest 브랜드를 쉽게 볼 수 있다. 감미료나 향이 추가되지 않은 종류로 구입하도록 한다.

헴프 단백질파우더 스무디를 만들기에 적당한 이 파우더는 모든 필수 아미노산을 함유하고 있고, 심장 건강에 좋은 오메가3의 함량이 높으며, 유청 단백질파우더가 가지고 있는 모든 장점을 가지고 있으면서도 부정적인 면은 없다(대부분의 유청 파우더에는 설탕이나 인공감미료가 들어있다). 유청 제품을 피하고 싶은 비건들은 헴프단백질을 이용할 수 있다.

헴프두부 때로 헤푸hefu라고 불리는 이 발효식품은 두부와 같은 방식으로 만들어지지만, 대두가 아니라 헴프씨를 사용한다. GMO 가 아닌 리빙 하비스트 템프트 헴프두부를 홀푸드에서 구할 수 있다.

꿀 3단계에서만 하루 1큰술 이하의 현지산 생꿀이나 마누카꿀(뉴질랜드와 오스레일리아 토착 마누카 나무의 꽃에서 꿀을 따먹는 벌로부터 얻는)을 먹을 수 있다. 하지만 꿀은 '천연설탕'이 아니고 그냥 설탕일 뿐이라는 것을 기억하라.

마린콜라겐 생선으로 만들어지기는 하지만 이 콜라겐은 생선 맛이 나지 않는다. 사실 어떤 맛도 나지 않는다. 아마존에서 이 제품의 바이탈 프로틴Vital Protein 버전으로 판매한다.

수수 수수에는 렉틴이 함유되어 있지 않다. 대형 슈퍼마켓이라면 밥스 레드 밀 수수를 쉽게 구할 수 있다.

미라클라이스 곤약 뿌리로 만든 미라클라이스는 쌀의 좋은 대용품이다(같은 업체가 10년 전 미라클누들을 만들었다). 이 제품은 다른 곤약 뿌리 제품과 달리 냉장이 필요치 않다.

모차렐라 산양이나 물소 젖으로 만든 제품만을 사용한다. 야구공 크기의 공 안에 물과 함께 담겨서 나오는 물소 모차렐라는 대부분의 슈퍼마켓이나 이탈리아 식료품점에서 쉽게 구할 수 있다. 산양치즈 모차렐라는 아마존이나 온라으로 주문할 수 있다.

영양이스트 빵을 부풀게 하는 이스트와 혼동하지 마라. 영양이스트는 비타민B군의 훌륭한 공급원이며, 비건이나 채식주의자 조리법에서 고기, 달걀, 치즈 맛을 낼 수 있다. 천연식품 매장이나 온라인에서 플레이크나 가루 형태의 영양이스트를 찾을 수 있다.

파르미자노-레자노 이 숙성 가루치즈는 봄과 가을, 풀이 자라는 계절 동안만 집유한 우유로 만든다. 소들이 카제인 A-1 돌연변이가 없는 이탈리아산 제품만을 사용한다. 파르미자노-레자노는 치즈의 왕이라고 불린다. 파르메산 치즈와 혼동하지 말라.

페코리노-로마노 쉽게 구할 수 있는 투스카니 산의 가루치즈는 양젖으로 만들어진 것이기 때문에 플랜트 패러독스 프로그램에서 허용된다.

퀀 제품 이 식품은 퀀에서 마이코프로틴mycoprotein이라고 부르며, 양송이 '기둥'으로 만들지만 닭고기나 칠면조 고기의 질감과 부드러운 풍미를 가지고 있다. 허용 목록에 있는 허용된 버전만을 사용한다. 어떤 제품에는 소량의 달걀흰자가 들어있기 때문에 비건에게 적합하지 않다. 비건을 위한 제품에는 소량의 감자와 글루텐이 함유되어 있으므로 허용되지 않는다. 빵가루를 입힌 제품은 피한다. 어느 슈퍼마켓이든 채식주의자용 냉동식품 코너에 가면 구할 수 있다.

템페 템페는 고단백 발효 대두다. 천연식품 매장이나 대부분의 슈퍼마켓에서 냉장 혹은 냉동된 제품을 구할 수 있다. 단, 곡물 없이 만들어진 템페여야 한다.

바닐라 농축액 모조 바닐라 농축액에 속지 말라. 그런 제품들은 바닐라 콩 대신 화학 실험실에서 만든 혼합물로 향을 낸 것이다. 라벨을 자세히 보고 '퓨어pure'라는 말을 찾아야 한다. 되도록 유기농 버전을 이용한다.

비건에그 이 제품은 조리를 위해 달걀의 맛과 결착력을 모방하지만 해조가루, 해조단백질, 영양이스트 등 기타 식물성 재료로 만들어진다. 비건에그는 렉틴과 유제품, GMO가 함유되어 있지 않아 비건에게 적합하다. 아직은 유통이 제한적이지만 마켓, 아마존, 온라인에서 구할 수 있다. 자세한 사항은 www.followyourheart.com에서 알아볼 수 있다.

바스마티쌀 3단계에서 소량이 허용된다. 인도산(텍사스산이 아닌) 바스마티쌀은 어떤 쌀보다 렉틴 함량이 낮고 저항성전분이 많다.

요구르트 산양이나 양젖에서 나온 무가당, 무향, 유기농 요구르트만을 이용한다.

도구 목록

냄비와 프라이팬, 칼, 채소 껍질제거기가 있으면 주방에서 필요한 것은 대부분 갖춘 셈이다. 그릴 팬이나 그릴, 블렌더도 있으면 매우 유용하다. 다음 도구는 시간과 노력을 절약하게 해주는 것이지 반드시 필요한 것은 아니다.

블렌더 비타믹스Vitamix, 블렌드텍Blendtec, 닌자Ninja 같은 고속 블렌더는 스토브를 쓰지 않고도 수프를 만들 수 있게 해주며, 재료를 다지거나 섞는 수고로운 일을 줄여준다. 매직뷸렛Magic Bullet이나 뉴트리뷸렛Nutribullet과 같은 고출력 미니 블렌더도 있으면 조리에 도움이 된다(아래 참고). 일반 블렌더로도 대부분의 작업을 할 수 있지만, 시간이 오래 걸리고 여러 단계를 거쳐 작업해야 할 것이다(따뜻한 수프를 낼 수 없다).

푸드 프로세서 제과·제빵, 페스토 만들기, 기타 여러 재료를 다지고 저미는 데 좋다.

매직 뷸렛 블렌더나 푸드 프로세서에 비해 가격이 저렴하고 세척이 간편한 이 강력한 미니 블렌더는 푸드 프로세서가 하는 대부분의 다지기를 처리할 수 있다. 스무디 1인분을 만드는 데 주로 사용하고, 블렌더나 푸드 프로세서 용도로 이 기기 하나면 족하다.

전자레인지 조리대에 올려둘 수 있는 크기면 충분하다.

압력솥 3단계에서 콩과 식물, 쌀, 기타 곡물을 재도입하려면 렉틴을 파괴하는 압력솥 구매를 반드시 고려하자.

샐러드 스피너 녹색채소에 남아 있는 수분을 가능한 한 제거해 샐러드드레싱이 채소와 잘 어우러지게 한다.

스파이럴라이저 값비싼 고급 전기 스파이럴라이저를 살 필요는 없다. 만 원대 정도 가격의 수동 스파이럴라이저면 너끈하다. 당근, 무, 히카마 같은 뿌리채소를 면으로 변신시켜줄 것이다.

레시피 목록

1단계

그린 스무디 | 닭고기 루꼴라 샐러드 | 아보카도 치킨 샐러드 | 해초랩 | 과카몰리 상추말이 | 양배추 스테이크 | 아보카도 연어구이 | 콜리플라워 라이스와 채소구이

2단계

아침

코코넛 아몬드 머핀 | 크랜베리 오렌지 머핀 | 계피 아마씨 머핀 | 달걀 소시지 머핀 | 패러독스 스무디 | 바나나 팬케이크

간식과 음료

패러독스 크래커 | 닥터G 혼합 견과 | 방탄 카푸치노 | 스파클링 발사믹

주요리와 곁들임 요리

셀러리 수프 | 수수 샐러드 | 버섯죽 | 콜리플라워 시금치피자 | 치즈 포토벨로 버섯구이 | 버섯 아보카도 버거 | 치즈향이 나는 콜리플라워 | 칠면조와 콩 소테 | 기장 케이크 | 견과류를 곁들인 콜라비 샐러드 | 오크라 칩 | 채소 커리 | 카사바 와플 | 구운 아티초크 하트 |

콜리플라워 스테이크

디저트

미라클라이스 푸딩 | 민트 초콜칩 아이스크림 | 초콜릿 아몬드
버터케이크

1단계 레시피

그린 스무디

스무디가 진하면 물을 좀 더 넣는다. 3회분을 만들어서 뚜껑 있는 유
리용기에 3일간 냉장보관한다. • 1~3단계 • 1인분, 5분

다진 로메인상추 1컵	어린 시금치 1/2컵
줄기 있는 박하 싹 1개	아보카도 1/2개
레몬즙 4큰술	스테비아 농축액 3~6방울
물 1컵	얼음 조금

만들기

1. 모든 재료를 블렌더에 넣고 부드러워질 때까지 간다.

2. 원하면 얼음을 추가한다.

닭고기 루꼴라 샐러드

비네그레트 드레싱은 '아보카도 치킨 샐러드(323페이지)'에도 사용된다.

2회분을 만들어서 유리병에 저장했다가 다음 날 먹는다. • 1인분, 15분

닭고기

닭가슴살 110g   아보카도오일 1큰술

레몬즙 1큰술   천일염 1/4작은술

레몬제스트 약간(선택)

샐러드

루꼴라 1 1/2 컵   올리브오일 2큰술

레몬즙 1큰술   천일염 1/4작은술

닭고기 만들기

1. 작은 냄비에 아보카도오일을 두르고 센 불로 가열한다.

2. 달궈진 팬에 닭고기를 넣고 레몬즙, 천일염을 뿌린다.

3. 속이 완전히 익을 때까지 닭고기를 앞뒤로 굽는다.

4. 팬에서 꺼내 따로 담아둔다.

비네그레트 드레싱 만들기

1. 뚜껑 있는 유리병에 루꼴라를 제외한 모든 재료를 넣는다.

2. 뚜껑을 덮고 흔들어 섞는다.

차리기 루꼴라에 드레싱을 뿌리고 닭고기를 얹는다. 원한다면 레몬제스트를 추가한다.

- 매일 아침 그린 스무디를 먹는다. 3일분을 만들어서 3개로 나누어 냉장한다.

- 3일간의 점심으로 추천하는 것은 샐러드 2번과 해초랩이다. 롤은 샐러드보다 가지고 다니기 쉽기 때문에 원한다면 매일 랩을 먹어도 좋다. 이틀 중하루는 닭고기를 연어로 바꿔도 좋다.

- 월요일에 정화를 시작했다면 정화를 시작하기 전 주말에 모든 식사를 준비하고, 저녁에는 전자레인지에 1회분의 저녁을 데워 먹어도 좋다.

- 콜리플라워 라이스는 미리 준비했다가 별도의 접시에 담아 다시 데워 먹을수 있다(329페이지, 콜리플라워 라이스와 채소구이 참고).

- 점심용 샐러드에는 비네그레트 드레싱을 사용한다. 원한다면 2회분을 만들어서 나머지는 유리병에 담아 냉장고에 보관해도 좋다.

비건 버전 닭고기를 템페, 헴프두부, 콜리플라워 스테이크로 대체한다. 콜리플라워 스테이크는 2cm 두께로 저민 콜리플라워에 아보카도오일을 넣고 양면이 금갈색이 될 때까지 센 불에 재빨리 굽는다. 채식주의자는 비건 버전으로 하거나 허용되는 퀀 제품으로 대체한다.

아보카도 치킨 샐러드

실란트로 페스토를 미리 만들어두고 뚜껑 있는 유리용기에 냉장하면 3일까지 보관할 수 있다. 실란트로 대신 '바질'이나 '파슬리'를 사용할 수 있다. • 1~3단계 • 1인분, 15분

닭고기

닭가슴살 110g

아보카도오일 1큰술

레몬즙 1큰술

천일염 1/4작은술

실란트로 페스토

다진 실란트로 2컵

올리브오일 1/4컵

레몬즙 2큰술

천일염 1/4작은술

샐러드

로메인상추 1 1/2컵

다진 아보카도 1/2개

올리브오일 2큰술

레몬즙 2큰술

천일염 1/4작은술

닭고기 만들기

1. 작은 냄비에 아보카도오일을 두르고 센 불로 가열한다.

2. 달궈진 팬에 닭고기를 넣고 레몬즙, 천일염을 뿌린다.

3. 속이 완전히 익을 때까지 닭고기를 앞뒤로 굽는다.

4. 팬에서 꺼내 따로 담아둔다.

실란트로 페스토 만들기

1. 모든 재료를 블렌더에 넣고 부드워질 때까지 간다.

드레싱 만들기

1. 다진 아보카도에 레몬즙 1큰술을 넣고 한쪽에 놓아둔다.

2. 레몬즙 1큰술, 올리브오일, 천일염을 뚜껑 있는 유리병에 넣는다.

3. 뚜껑을 덮고 흔들어 섞는다.

차리기 로메인상추에 드레싱을 얹는다. 상추 위에 다진 아보카도와 닭고기를 얹은 후, 그 위에 페스토를 뿌린다.

비건 버전 닭고기를 템페, 헴프두부, 콜리플라워 스테이크로 대체한다. 채식주의자는 비건 버전으로 하거나 허용되는 퀸 제품으로 대체한다.

해초랩

김은 납작한 빵을 대체하기에 아주 좋다. 대나무 발을 이용하면 해초랩을 단단하게 말 수 있다. •1~3단계 •1인분, 15분

소

닭가슴살 110g	아보카도오일 1큰술
레몬즙 2큰술	천일염 1/4작은술
다진 아보카도 1/2개	루꼴라 1컵
김 1장	그린 올리브 4개

실란트로 디핑소스

다진 실란트로 2컵	올리브오일 1/4컵
레몬즙 2큰술	천일염 1/4작은술

소 만들기

1. 작은 냄비에 아보카도오일을 두르고 센 불로 가열한다.

2. 달궈진 팬에 닭고기를 넣고 레몬즙 1큰술, 천일염을 뿌린다.

3. 속이 완전히 익을 때까지 닭고기를 앞뒤로 굽는다.

4. 팬에서 꺼내 따로 담아둔다.

5. 레몬즙 1큰술에 아보카도를 넣고 소금 간한다.

실란트로 디핑소스 만들기

1. 모든 재료를 블렌더에 넣고 부드워질 때까지 간다.

차리기 김에 루꼴라를 올린다. 만들어둔 소와 다진 아보카도, 씨를 빼고 반으로 쪼갠 올리브를 얹는다. 천일염을 뿌린 후, 조심스럽게 말아 랩을 만든다. 끝 부분에 물을 약간 묻혀 마무리한다. 반으로 자르고 실란트로 디핑소스와 함께 낸다.

비건 버전 닭고기를 템페, 헴프두부, 콜리플라워 스테이크로 대체한다. 채식주의자는 비건 버전으로 하거나 허용되는 퀸 제품으로 대체한다.

과카몰리 상추말이

하스 아보카도를 추천한다. 하스 아보카도는 플로리다 아보카도보다 심장 건강에 좋은 단일불포화지방이 더 많이 함유되어 있다. • 1~3단계 • 1인분, 5분

다진 아보카도 1/2개   다진 적양파 1큰술

다진 실란트로 1큰술   로메인상춧잎 4장

레몬즙 1큰술   천일염 1/4작은술

만들기

1. 아보카도, 적양파, 실란트로, 레몬즙, 천일염을 볼에 넣는다.

2. 부드러워질 때까지 포크로 으깬다.

3. 상춧잎에 2를 1/4씩 넣고 감싼다.

양배추 스테이크

어린 케일이 아니라면 다지기 전에 줄기를 제거해야 한다. ・1~3단계

・1인분, 총 20분

저민 적양배추 1덩이	저민 적양파 1/2개
저민 방울양배추 1컵	다진 케일 1컵
레몬즙 1큰술	천일염 1/2작은술
아보카도오일 4큰술	올리브오일(선택)

만들기

1. 센 불로 달궈진 냄비에 아보카도오일 1큰술을 넣는다.

2. 중불로 줄인 후 2cm로 저민 적양배추가 황갈색이 될 때까지 3분간 굽는다. 양배추를 뒤집어 다른 면도 굽는다. 천일염 1/4작은술으로 간 하고 접시에 꺼내 뚜껑을 덮어 식지 않게 둔다.

3. 중불에 올린 냄비에 아보카도오일 2큰술을 넣어 달군다.

4. 적양파와 방울양배추를 넣고 부드러워질 때까지 3분간 볶는다. 아

보카도오일 1큰술, 케일, 레몬즙을 넣고 케일이 살짝 익을 때까지 3분간 볶는다. 천일염 1/4작은술로 간한다.

5. 볶은 채소에 2를 올리고, 원한다면 올리브오일을 추가한다.

아보카도 연어구이

연어는 알래스카산 연어를 사용한다. 다른 자연산 생선이나 조개 혹은 방목 닭고기로 대체할 수 있다. 양배추 대신 청경채나 배추를 이용해도 좋다. •1~3단계 •1인분, 20분

연어 85g	다진 아보카도 1/2개
다진 양배추 1 1/2컵	다진 적양파 1/2개
레몬즙 3큰술	천일염 1작은술
아보카도오일 3큰술	

만들기

1. 다진 아보카도에 레몬즙 1큰술을 넣고 천일염 1/4작은술로 간한 뒤 한쪽에 놓아둔다.

2. 중불로 달궈진 냄비에 아보카도오일 2큰술과 양배추, 적양파를 넣는다. 부드러워질 때까지 10분간 볶는다. 천일염 1/2작은술로 간한다. 접시에 따로 담아둔다.

3. 냄비에 아보카도오일 1큰술을 두르고 불을 강으로 올린 후 레몬즙

2큰술과 연어를 넣는다. 연어를 3분씩 앞뒤로 굽는다. 완전히 익힌 연어를 천일염 1/4작은술로 간한다.

4. 볶은 양배추와 양파 위에 연어와 아보카도를 올려 낸다.

비건 버전 연어를 템페, 헴프두부, 콜리플라워 스테이크로 대체한다. 채식주의자는 비건 버전으로 하거나 허용되는 퀸 제품으로 대체한다.

콜리플라워 라이스와 채소구이

콜리플라워 라이스를 만들기 위해서 콜리플라워를 갈아 쌀 형태의 조각으로 만든다. 치즈 그레이터나 푸드 프로세서에서 S날을 이용해 조각낼 수도 있다. 지나치게 다져지지 않도록 주의한다. 다른 요리에도 콜리플라워 라이스를 함께 낼 수 있다. • 1~3단계 • 1인분, 20분

콜리플라워 라이스

콜리플라워 1/2통	아보카도오일 1큰술
레몬즙 1큰술	천일염 1/4작은술
커리파우더 1/4작은술	

브로콜리

브로콜리 꽃 1 1/2개	아보카도오일 1큰술
천일염 1/4작은술	

커리 양파

아보카도오일 2큰술	저민 적양파 1/2개

천일염 1/4작은술

만들기

1. 오븐을 190°C로 예열한다.

2. 중간 크기의 냄비에 콜리플라워, 아보카도오일, 레몬즙, 커리파우더, 천일염을 넣고 콜리플라워가 부드러워질 때까지 3~5분간 볶는다. 지나치게 볶아서 곤죽같이 되지 않게 주의한다. 콜리플라워 라이스를 접시에 옮기고 따뜻하게 보관한다.

3. 잘게 자른 브로콜리 꽃에 아보카도오일을 넣어 오븐에서 15분간 굽는다. 부드러워질 때까지 2번 저어준다. 천일염으로 간한다.

4. 냄비를 중불에 올려 다시 가열한다. 냄비가 뜨거워지면 아보카도오일과 저민 적양파를 넣어 자주 섞어주면서 부드러워질 때까지 5분간 볶는다. 천일염으로 간한다.

5. 2를 접시에 올리고 브로콜리와 볶은 양파를 얹어 낸다.

2단계 레시피

아침

코코넛 아몬드 머핀

이 맛있는 아침 식사용 머핀을 준비하는 데 몇 분밖에 걸리지 않는다. 재료를 2배로 해서 2개를 만든 후, 남은 머핀을 다음 날 데워 먹으면 시간을 절약할 수 있다. 전자레인지나 프라이팬에 반죽을 넣고 팬케이크처럼 구워 낸다. • 2~3단계 • 1인분(머핀 1개), 5분

코코넛가루 1큰술	아몬드가루 1큰술
녹은 코코넛오일 1큰술	올리브오일 1큰술
베이킹파우더 1/2작은술	달걀 1개
스테비아 1패킷	천일염 1/4작은술
물 1큰술	

만들기

1. 전자레인지용 머그에 재료를 넣고 잘 섞는다. 몇 초간 휴지시킨다.

2. 전자레인지를 강으로 해서 1분 30초간 돌린다. 식힌 후 먹는다.

비건 버전 달걀을 비건에그로 대체한다.

크랜베리 오렌지 머핀

비타민C의 좋은 공급원인 크랜베리와 오렌지는 천연의 매력을 가지고 있다. 말린 크랜베리에는 대부분 설탕이나 콘시럽을 가미한다. 이들은 어떤 일이 있어도 피해야 한다. 요즘은 동결 건조된 무가당 크랜베리를 쉽게 구할 수 있다. 오렌지제스트를 직접 만들고 싶다면 4면이 있는 크레이터의 가장 가는 부분 혹은 미세 단계를 이용한다. 껍질 밑에 쓴 맛이 나는 흰 중과피가 들어가지 않게 주의한다. • 2~3단계 • 6인분(머핀 6개), 30분

코코넛가루 1/4컵	베이킹소다 1/4작은술
달걀 3개	크랜베리 1/2컵
녹은 코코넛오일 1/4컵	오렌지제스트 1큰술
저스트라이크슈거 1/4컵	천일염 1/4작은술

만들기

1. 오븐을 180°C로 예열한다. 6구 머핀 틀에 종이 라이너를 깐다.

2. 코코넛가루, 천일염, 베이킹소다를 S날로 맞추어진 푸드 프로세서에 넣은 뒤, 달걀, 코코넛오일, 저스트라이크슈거, 오렌지제스트를 추가한다. 프로세서를 돌린다.

3. 프로세서의 날을 꺼내고 크랜베리를 넣어 손으로 섞는다. 반죽을 머핀 틀의 가장자리에 조금 못 미치게 떠 넣어 20분간 굽는다.

4. 받침판에서 15분간 식힌 후 낸다.

비건 버전 달걀을 비건에그로 대체한다.

계피 아마씨 머핀

커피 그라인더로 신선한 아마씨를 갈거나 갈아놓은 아마씨를 냉장고에 보관한다. 신선한 아마씨는 그리 맛이 좋은 재료가 아니기 때문에 계피를 충분히 사용한다. 불쾌한 맛이 난다면 아마씨가 변질되었다는 의미이므로 버려야 한다. •2~3단계 •1인분(머핀 1개), 4분

간 아마씨 1/4컵	계피 1작은술
달걀 1개	녹은 코코넛오일 1큰술
베이킹파우더 1작은술	스테비아 1패킷

만들기

1. 전자레인지용 머그에 재료를 넣고 잘 섞는다. 몇 초간 휴지시킨다.
2. 전자레인지를 강으로 해서 1분간 돌린다. 머핀의 가운데가 젖은 상태인지 확인해보고, 그렇다면 5~15초간 더 돌린다. 식힌 후 먹는다.

비건 버전 달걀을 비건에그로 대체한다.

달걀 소시지 머핀

고급 식료품점에서 방목 칠면조로 만든 디스텔 팜Diestel Farms의 터키 이탈리안 소시지 혹은 터키 초리조를 사용한다. 남은 것은 유산지로 감싸 냉장보관한다. • 2~3단계 • 12인분(머핀 12개), 50분

소시지 혹은 초리조 450g   달걀 3개

시금치 1봉지   껍질 벗긴 마늘 2쪽

간 건양파 2큰술   이탈리안 시즈닝 2큰술

올리브오일 2큰술   천일염 1/2작은술

후추 1/2작은술

만들기

1. 오븐을 180°C로 예열한다. 12구 머핀 틀에 종이 라이너를 깐다.

2. 소시지 혹은 초리조를 작게 부수어서 테프론 코팅이 되어 있지 않은 프라이팬에 넣는다. 중불에서 자주 저어가면서 갈색이 될 때까지 8~10분간 볶아 접시에 따로 담아둔다.

3. 달걀, 시금치, 마늘, 건양파, 이탈리안 시즈닝, 올리브오일, 천일염, 후추를 블렌더에 넣고 완전히 섞일 때까지 간다. 큰 볼에 옮기고 2를 넣은 후 잘 섞일 때까지 젓는다.

4. 반죽을 머핀 틀의 가장자리에 조금 못 미치게 떠 넣는다. 윗부분이 갈색이 되기 시작할 때까지 30~35분간 굽는다. 식힌 후 먹는다.

비건 버전 달걀을 비건에그로 대체한다. 소시지는 크게 다진 1덩어리의

템페로 대체하고 회향씨 1작은술을 추가한다.

채식주의자 버전 소시지를 퀸 그라운드로 대체한다. 퀸 그라운드는 볶을 필요가 없다. 잠깐 녹인 후에 3에 넣고, 회향씨 1작은술을 추가한다.

패러독스 스무디

저항성전분인 그린 바나나를 이용한 조리법이다. •2~3단계 •1인분, 2분

석류파우더 1큰술   간 아마씨 2큰술

수정 시트러스 펙틴 1스쿱   저민 그린 바나나 1/2개

코코넛오일 1큰술   코코넛밀크 1/2컵

저스트라이크슈거 1큰술   물 1 1/2컵

얼음 3, 4개

만들기

1. 석류파우더, 아마씨, 수정 시트러스 펙틴을 블렌더에 넣는다.

2. 나머지 재료를 모두 넣고 부드러워질 때까지 간다.

바나나 팬케이크

요리용 바나나로 알려진 플렌테인은 바나나보다 훨씬 단맛이 강하다. 이는 장내 미생물이 잘 자라게 하는 저항성전분의 좋은 공급원이다. •2~3단계 •4인분(팬케이크 4개), 30분

그린 플렌테인 2개　　　　　달걀 4개

바닐라 농축액 2작은술　　　녹은 코코넛오일 4큰술

저스트라이크슈거 1/4컵　　천일염 1/8작은술

베이킹소다 1/2작은술

만들기

1. 껍질을 까고 조각 낸 플렌테인을 블렌더나 푸드 프로세서에 갈아 걸쭉한 퓌레 상태로 만든다. 약 2컵이 나올 것이다. 달걀을 넣고 부드러운 반죽이 될 때까지 간다.

2. 바닐라 농축액, 코코넛오일 3큰술, 저스트라이크슈거, 천일염, 베이킹소다를 추가한다. 부드러워질 때까지 2~3분간 더 돌린다.

3. 팬에 코코넛오일 1큰술을 두르고 중불로 가열한다. 기름이 가열되면 반죽 1/2컵을 팬에 붓는다. 이 과정을 반복해서 팬케이크를 3개 더 만든다.

4. 윗면에 수분이 거의 없어지고 기포가 약간 나타날 때까지 4~5분간 굽고, 뒤집어서 2분간 더 굽는다. 남은 반죽으로 앞의 조리법을 반복한다. 필요하면 코코넛오일을 추가한다.

비건 버전 달걀을 비건에그 4개로 대체한다.

간식

패러독스 크래커

아작아작 씹을 거리가 필요할 때 안성맞춤이다. 과카몰리에 찍어 먹거나 스크램블 에그, 수프, 샐러드에 곁들이거나 허용되는 치즈 조각과 먹으면 좋다. ·2~3단계 ·4인분(16~20개), 35분

아몬드가루 1컵   코코넛가루 1/2컵
달걀 2개   물 1작은술
천일염 1/2작은술   이탈리안 시즈닝 1작은술(선택)

만들기

1. 오븐을 180°C로 예열한다.

2. 달걀과 물을 볼에 넣고 잘 젓는다.

3. 아몬드가루, 코코넛가루, 천일염을 볼에 추가하고 섞는다. 원한다면 이탈리안 시스닝을 추가한다.

4. 작은 공 모양으로 16~20개를 만들어 쿠키판에 놓고 포크 뒷면으로 납작하게 누른다. 바삭해질 때까지 20분간 굽는다. 식힌 후 먹는다.

닥터G 혼합 견과

생마카다미아너트가 반으로 갈라져 있는 경우, 변질됐을 가능성이 크다. 대신 볶은 마카다미아너트를 사용한다. 피스타치오와 마카다미아너트를 볶을 때는 껍질을 벗기고 소금 간해 기름 없이 볶는다. ·2~3단계 ·40회

분(10컵), 5분

생호두 450g   생피스타치오 혹은 볶은 것 450g

생마카다미아너트 혹은 볶은 것 450g

만들기

1. 껍질을 벗긴 견과류를 볼에 넣고 잘 섞는다. 1컵씩 봉지에 넣어서

   냉장보관한다. 1회에 1/4컵 분량씩 먹는다.

음료

방탄 카푸치노

이 만족스러운 음료로 카페인을 섭취하자. 프랑스/이탈리아버터 대신

에 산양버터나 기버터를 넣어도 좋다. •2~3단계 •1인분, 1분

뜨거운 커피 1잔   MCT오일 1큰술

프랑스/이탈리아버터 1큰술   스테비아 1패킷(선택)

만들기

1. 모든 재료를 블렌더에 넣고 약 30초간 돌린다. 머그에 부어 낸다.

스파클링 발사믹

다이어크 콜라는 장내 미생물을 죽인다. 이 음료를 맛보면 콜라가 아
쉽지 않을 것이다. •2~3단계 •1인분, 1분

탄산수 250g	발사믹식초 1, 2큰술

만들기

1. 재료를 유리잔에 넣고 잘 섞은 후 마신다.

메인 요리와 곁들임 요리

셀러리 수프

셀러리악은 정말 못생긴 채소지만 맛으로 외형을 만회한다. 덩이줄기
식물이나 뿌리채소를 첨가하면 장내 미생물이 기뻐서 춤출 것이다. •2~3
단계 •4인분, 1시간

셀러리악 450g	셀러리 2대
다진 적양파 1/2개	다진 로즈마리잎 1큰술
채소 육수 3컵	올리브오일 3큰술
천일염 1/4작은술	후추 1/2작은술
레몬 1/2개	파슬리 3큰술

만들기

1. 셀러리악은 껍질을 깎고 2.5cm 두께의 주사위 모양으로 자른다. 셀러리 줄기는 2cm 두께로 자른다. 소스 팬에 올리브오일을 두르고 중불로 가열한다. 셀러리악과 줄기, 적양파, 로즈마리, 천일염, 후추를 넣고 셀러리가 약간 갈색으로 변할 때까지 5분간 조리한다.

2. 채소 육수와 레몬을 넣고 끓인다. 불을 줄이고, 뚜껑을 덮고, 30분 동안 뭉근하게 끓인다. 가끔 저어주고 셀러리악이 부드러워지면 불에서 내리고 레몬은 버린다.

3. 혼합물 절반을 블렌더에 옮기고 부드러운 크림 상태가 될 때까지 간다. 나머지 혼합물로 앞의 조리법을 반복하고 이렇게 간 혼합물 전부를 소스 팬에 5분간 다시 데운다.

4. 그릇에 붓고 고명으로 파슬리를 얹어 낸다. 원한다면, 그릇에 올리브오일 1큰술을 더 뿌린다.

수수 샐러드

수수를 익히는 데 1~2시간이 걸리므로 미리 만들어 냉장 혹은 냉동한다. 수수를 이탈리안 치커리인 라디치오와 함께 먹으면 장내 미생물은 무엇이든 할 수 있는 준비를 갖추게 된다. 올리브오일 대신 들기름, 마카다미아오일, 아보카도오일을 사용할 수 있다. •2~3단계 •4인분, 15분

수수

수수 1컵   채소 육수나 물 3컵

올리브오일 1큰술

드레싱

식초 3큰술   올리브오일 4큰술

케이퍼 3큰술   고수가루 1작은술

마늘 1쪽

샐러드

다진 호두 1/2컵   라디치오 1송이

파슬리 1/2컵

수수 조리

1. 중간 크기의 소스 팬에 수수, 물이나 채소 육수, 올리브오일을 넣고 끓인다. 불을 줄이고 뚜껑을 덮은 후 1~2시간 뭉근하게 끓인다. 15분마다 젓고 필요한 경우 물이나 육수를 더 넣는다. 포크로 저었을 때 수수가 가볍고 폭신하면 다 익은 것이다.

2. 사용하고 싶을 때 수수를 실온에 꺼내 해동한다. 수수가 따뜻할 때 요리할 생각이라면 얼리는 과정 없이 즉시 조리한다.

드레싱 만들기

1. 블렌더나 푸드 프로세서의 S날을 이용해서 식초, 올리브오일, 케이퍼, 고수가루, 마늘이 부드러워질 때까지 간다.

차리기 조리된 수수, 다진 호두, 라디치오, 파슬리를 볼에 섞은 후 드레

싱을 뿌려 접시에 담아 낸다.

버섯죽

장내 미생물들은 모든 버섯을 좋아한다. 표고버섯이나 곰보버섯 등 좋아하는 버섯을 선택해도 좋고, 여러 가지 버섯을 섞어서 사용해도 좋다. 트러플오일은 선택이지만 적극적으로 추천한다. •2~3단계 •2인분, 20분

버섯 1컵   생호두 1/2컵

타임 잎 혹은 건 타임 1/2큰술   다진 적양파 3큰술

물 1컵   천일염 1/2작은술

후추 1/4큰술   트러플오일 1큰술(선택)

만들기

1. 기둥까지 포함해 버섯 1/2컵을 다져 한쪽에 둔다.

2. 나머지 버섯, 호두, 타임, 적양파, 물, 천일염, 후추를 블렌더나 S날에 맞추어진 푸드 프로세서에 넣는다. 30초간 섞고 2분간 간다. 따뜻하되 뜨거우면 안 된다. 원한다면 온도가 더 높아질 때까지 고속으로 1분 이상 더 간다.

3. 볼에 붓거나 떠 넣을 때 걸쭉해야 한다. 1을 얹고, 원한다면 트러플 오일을 뿌린다.

콜리플라워 시금치피자

콜리플라워 라이스(329페이지)로 피자 크러스트를 만든다. 단, 콜리플라워를 균일하게 다지되 완전히 가루로 만들지 말아야 한다. 조리된 콜리플라워 라이스에서 가능한 한 물을 많이 빼줘야 피자 도우가 흐물흐물해지지 않는다. 렉틴이 없는 채소를 마음껏 올려서 먹는다. • 2~3단계 • 1인분, 1시간 5분

크러스트

콜리플라워 1송이	산양유 모차렐라가루 1/2컵
살짝 푼 달걀 1개	건 오레가노 1/2작은술
천일염 1/2작은술	후추 1/2작은술
팬에 두를 올리브오일 조금	

토핑

산양유 모차렐라가루 3/4컵	데친 시금치 1/2컵
간 페코리노-로마노치즈 1/4컵	천일염 1/4작은술

만들기

1. 콜리플라워 라이스를 만든다. 약 3컵이 나온다. 전자레인지용 접시에 옮겨 익을 때까지 강으로 8분간 돌린다. 식도록 놓아두고 가끔 저어준다.

2. 오븐 중앙에 받침대를 놓고 230°C로 예열한다. 오븐에 넣을 수 있는 프라이팬에 올리브오일을 두른다.

3. 식은 콜리플라워 라이스를 행주에 넣고 비틀어서 수분을 제거한다. 믹싱 볼에 옮겨 담는다. 모차렐라, 달걀, 오레가노, 천일염, 후추를 넣어

잘 섞는다. 이 혼합물을 프라이팬에 고르게 펴 담는다.

4. 중불에 올려 콜리플라워 껍질을 바삭하게 만든다. 오븐으로 옮겨 황금색이 될 때까지 15분간 굽는다. 5분간 식힌 후 토핑을 얹는다. 피자도우에 모차렐라를 고르게 뿌리고, 그 위에 시금치를 얹는다. 좋아하는 채소를 추가적으로 얹는다. 페코리노-로마노치즈를 뿌리고 천일염을 더한다. 치즈가 녹을 때까지 10분 더 굽는다.

비건 버건 달걀을 비건에그로 대체하고, 치즈 대신 카이트 힐Kite Hill 리코타 치즈를 사용한다.

치즈 포토벨로 버섯구이

여기서는 직접 페스토를 만들지만, 커클랜드의 냉장페스토 제품으로 대체해도 된다. 포토벨로 버섯 기둥을 냉동해두었다가 버섯죽에 사용할 수 있다. • 2~3단계 • 2인분, 50분

바질 페스토
파르미자노-레자노 2개	바질 잎 1/4컵
호두 1/4컵	올리브오일 1/4컵

버섯구이
포토벨로 버섯 머리 2개	이탈리아 프로슈토 2장
저민 버팔로 모차렐라 1덩이	올리브오일 조금
천일염 조금	후추 조금

바질 페스토 만들기

1. 파르미자노-레자노 치즈를 2.5cm 두께의 주사위 모양으로 자른다. 푸드 프로세서에 치즈, 바질, 호두, 올리브오일을 넣고 잘 섞일 때까지 간다.

버섯구이 만들기

1. 가스그릴의 버너를 강이나 중강으로 설정한다. 스토브에 팬을 올리고 배기송풍기를 켠다.

2. 포토벨로 버섯 머리에 올리브오일을 바르고 머리가 위로 향하게 팬에 놓는다. 머리가 약간 갈색이 될 때까지 약 5분 정도 익힌다. 뒤집어 머리가 밑으로 향하게 놓고 다시 5분간 익힌다. 버섯을 꺼낸다.

3. 버섯 속에 1을 3큰술을 떠넣고 프로슈토 1장을 얹은 후, 모차렐라 1/2덩이를 올린다. 다른 버섯에도 앞의 조리법을 반복한다.

4. 버섯을 그릴에 놓고 치즈가 녹기 시작할 때까지 약 5분간 굽는다. 팬에 조리할 경우, 팬을 스토브 위에 약 5분간 놓아둔다. 그릴 팬을 유리 재질의 캐서롤 뚜껑으로 덮고 약 5분간 찌는 방법도 있다.

5. 천일염과 후추로 간한다.

비건 버전 페스토를 만들 때 파르미자노-레자노 대신 영양이스트 1큰술을 넣는다. 모차렐라를 카이트 힐 리코타 치즈로 대체한다. 이 페스토를 구운 버섯에 얹고 페스토 위에 리코타를 1큰술 얹은 후, 앞의 마지막 굽기 과정을 따른다.

채식주의자 버전 프로슈토를 뺀다.

버섯 아보카도 버거

나는 육즙이 흐르는 버거를 만들기 위해 비트를 선택했다. 버섯은 어떤 종류든 상관없지만 포토벨로나 크레미니가 고기와 좀 더 비슷한 질감을 가지고 있다. 빵은 상춧잎이 대신한다. 완고한 육식주의자들을 위해서 진짜 고기 버전을 마련해두었다. • 2~3단계 • 4인분(버거 4개), 35분

조각 낸 호두 2컵　　　　　　다진 버섯 2컵

다진 비트 1컵　　　　　　　껍질 벗긴 마늘 2쪽

다진 적양파 1/2컵　　　　　파프리카 1작은술

건 파슬리 1큰술　　　　　　다진 바질 1/2컵

카사바가루 2큰술　　　　　상춧잎 8장

저민 아보카도 1개　　　　　올리브오일 조금

천일염 조금　　　　　　　　후추 조금

아보카도 마요네즈(선택)

만들기

1. 호두, 버섯, 비트, 마늘, 적양파 1/4컵, 파프리카, 파슬리, 천일염 1/4작은술, 후추 1/4작은술을 S날에 맞추어진 푸드 프로세서에 넣는다. 덩어리가 약간 남을 때까지 간다.

2. 1을 믹싱 볼에 옮기고 바질, 남은 적양파 1/4컵, 카사바가루를 섞는

다. 손에 올리브오일을 바르고 재료들이 완전히 섞이도록 치댄다. 유산지 1장에 패티 4개를 성형해놓는다. 패티 1장은 지름 10cm, 두께 2.5cm 크기로 만든다. 커피잔을 이용해서 패티를 만들어도 좋다.

3. 큰 냄비에 올리브오일 3큰술을 두르고 패티를 넣어 1면에 4~5분씩 보기 좋은 갈색이 될 때까지 중불로 굽는다.

4. 각각의 패티를 상춧잎에 놓고 원한다면 아보카도 마요네즈를 얹는다. 천일염과 후추로 간한 저민 아보카도를 얹고 다른 상춧잎을 덮는다.

고기 버전 패티를 만들기 전 목초를 먹인 간 소고기나 방목 닭고기, 칠면조 고기 230g을 추가한다.

치즈향이 나는 콜리플라워

이 요리는 생선과 잘 어울린다. • 2~3단계 • 4인분, 1시간 10분

콜리플라워 1송이   간 파르미자노-레자노 1컵
올리브오일 1/4컵   천일염 조금
후추 조금   버터 2큰술(선택)

만들기

1. 오븐을 200°C로 예열한다.

2. 속심을 파내고 조각 낸 콜리플라워를 큰 볼에 담는다. 올리브오일을

넣어 천일염과 후추로 간한다.

3. 알루미늄 호일을 크게 잘라 조리대에 반짝이는 면이 위로 향하게 놓는다. 콜리플라워를 호일 중앙으로 옮긴다. 호일 가장자리를 접어 올린 뒤 이음새를 막는다. 쿠키판 위에 놓고 오븐에 넣는다.

3. 콜리플라워가 아주 부드러워지고 약간 갈색을 띨 때까지 1시간 굽는다. 오븐에서 꺼내 즙이 새어나가지 않게 주머니를 조심스럽게 연 뒤 10분간 식힌다.

4. 콜리플라워 즙, 치즈를 푸드 프로세서로 옮겨 부드럽고 걸쭉해질 때까지 간다. 원한다면 버터를 첨가한다. 기호에 따라 천일염과 후추로 간한다. 접시에 담아 낸다.

칠면조와 콩 소테

압력솥을 사용하여 콩의 혜택을 누려보자. 칠면조는 뼈 있는 방목 칠면조를 사용하는 것이 좋다. 비건과 채식주의자는 2단계에서 압력솥으로 조리하고 콩과 식물을 먹을 수 있다. 육식주의자들은 3단계까지 시작하지 않도록 한다. • 3단계 • 4~6인분, 55분

칠면조 넓적다리살 340g	케일 1단
리마콩 450g	다진 적양파 1개
이탈리안 시즈닝 2큰술	간 마늘 2쪽
채소 육수 4컵	입상 겨자 2큰술

세이지가루 2큰술   올리브오일 6큰술

천일염 조금   후추 조금

물 3컵

만들기

1. 케일의 줄기와 잎을 굵게 다져 한쪽에 놓아둔다.

2. 압력솥에 소테 기능이 있다면 적양파와 마늘에 기름을 두르고 5분간 소테한다. 또는 테프론 코팅이 되어 있지 않은 팬에 굽는다.

3. 압력솥에 2와 채소 육수, 물을 넣는다. 리마콩, 이탈리안 시즈닝, 칠면조 넓적다리살을 넣는다. 고압에서 14분간 조리한 뒤 압력이 저절로 떨어지도록 둔다. 칠면조를 꺼내 1과 겨자, 세이지가루를 넣어 섞은 후 천일염과 후추로 간한다.

4. 칠면조 고기를 찢어 냄비에 다시 넣는다. 잘 섞이도록 젓고 4~6개 접시에 나누어 퍼 담는다. 각 접시에 올리브오일 1큰술을 뿌린다.

비건 버전 칠면조를 부순 템페 1덩어리로 대체한다.

채식주의자 버전 칠면조를 해동시킨 퀸 그라운드 1/2봉지로 대체한다.

기장 케이크

ApoE4는 알츠하이머 유전자라는 이름을 갖고 있다. 나이지리아는 이 유전자를 보유한 인구의 비율이 가장 높지만, 치매 발병률이 대단히 낮다. 주로 식물을 기반으로 한 식이에 원인이 있다고 여겨진다. 그들이 먹는 곡물은 기장이다. 알츠하이머 유전자를 가지고 있는 많은 사람을 위해 기장 케이크를 소개한다. •2~3단계 •4인분(미니 케이트 12개), 55분

기장 1/2컵   채소 육수나 물 2컵

다진 적양파 1/4컵   다진 당근 1/4컵

다진 바질 1/4컵   다진 버섯 1컵

다진 마늘 1쪽   이탈리안 시즈닝 1/2작은술

푼 달걀 1개   코코넛가루 1큰술

천일염 3/4작은술   올리브오일 조금

만들기

1. 큰 소스 팬을 중불에 올리고 기장을 자주 젓거나 흔들어가면서 금갈색이 나고 고소한 냄새가 날 때까지 5분간 볶는다. 채소 육수나 물, 천일염을 천천히 넣는다. 저으면서 끓인다. 불을 줄이고 뚜껑을 덮은 후, 물이 완전히 흡수될 때까지 15분간 끓인다. 불에서 팬을 내리고 뚜껑을 덮은 채 10분간 놓아둔다. 이후 포크로 저어준다.

2. 그사이 적양파, 당근, 바질, 버섯, 마늘, 이탈리안 시즈닝을 S날에 맞추어진 푸드 프로세서에 넣고 곱게 간다.

3. 큰 냄비를 중불에 올리고 올리브오일 1큰술을 넣은 후, 2를 더해 부드러워질 때까지 3~4분 볶는다. 큰 볼에 옮겨 1과 달걀, 코코넛가루를 넣고 섞어 걸쭉하게 만든다.

4. 올리브오일을 바른 손으로 이 혼합물을 지름 5cm의 공 모양으로 만든 뒤 손바닥으로 눌러 패티 12개를 만든다. 냄비에 올리브오일 1큰술을 두르고 패티를 넣은 후, 중불로 5분간 굽는다. 종이 타월을 깐 접시에서 물을 뺀다.

비건 버전 달걀은 비건에그 1개로 대체한다.

견과류를 곁들인 콜라비 샐러드

콜라비로 뭘 해야 할지 잘 모르는 것 같다. 걱정할 필요 없다. 이 샐러드를 한번 맛보면 바로 빠져들게 될 테니! · 2~3단계 · 4인분, 30분

헤이즐넛 1/2컵   피스타치오 1/2컵

호두 1/2컵   마카다미아너트 1/2컵

껍질 까서 채친 콜라비 2개   배 1개

간 파르미지아노-레지아노 60g   화이트 발사믹식초 1큰술

레몬제스트 1/2작은술   레몬즙 1큰술

찢은 민트 잎 1/2컵   코셔 소금

올리브오일 1큰술

만들기

1. 오븐을 180°C로 예열한다.

2. 구이판에 모든 견과류를 놓고 가끔씩 뒤적이며 금갈색이 될 때까지 10~12분간 굽는다. 식힌 후에 굵게 다진다. 작은 볼에 담아 올리브오일을 입힌다. 원한다면 소금 간하고 한쪽에 놓아둔다.

3. 콜라비, 배, 레몬제스트, 레몬즙, 발사믹식초를 다른 볼에 넣는다. 코셔 소금으로 간한다. 민트 잎을 넣고 섞는다.

4. 3을 4개 접시에 나누어 담고 2와 치즈, 민트를 추가로 얹는다.

오크라 칩

오크라는 그 어떤 식품보다 렉틴을 효과적으로 차단한다. 효과가 강력한 오크라 칩은 멈출 수가 없는 맛이다. •2~3단계 •4인분, 45분

신선한 혹은 냉동 오크라 450g 타임 2작은술

간 로즈마리 1/2작은술 마늘파우더 1/4작은술

올리브오일 2큰술 천일염 1/4작은술

후추 조금 카이엔페퍼 1/4작은술(선택)

만들기

1. 오븐을 230°C로 예열한다.

2. 오크라 줄기를 잘라낸 뒤 길게 반쪽으로 가른다. 큰 볼에 넣고 타임,

로즈마리, 마늘파우더, 올리브오일, 천일염을 넣는다. 후추와 카이엔페퍼로 간하고 오크라에 양념이 배도록 젓는다.

3. 구이판에 오크라를 겹치지 않게 놓고 오븐에서 15분간 굽는다. 팬을 흔들거나 주걱을 이용해서 오크라를 뒤적여준다. 오크라가 약간 갈색이 나고 부드러워질 때까지 10~15분간 더 굽는다.

4. 4개 접시에 나누어 담아 낸다.

채소 커리

강황을 섭취하는 방법으로 커리가 좋다. 커리는 보통 밥에 얹어 먹지만 적어도 3단계까지는 그렇게 할 수 없다. 그 대안으로 고구마를 누들로 만들었다. • 2~3단계 • 2인분, 35분

커리

채 썬 당근 1개	한 입 크기로 자른 브로콜리 1컵
다진 양파 1/3컵	생강 1작은술
커리파우더 1큰술	코코넛오일 1/2큰술
코코넛밀크 380g	천일염 1/4작은술

고구마누들

큰 고구마 1개	코코넛오일 1/2큰술
천일염 1/4작은술	다진 실란트로나 파슬리잎 4큰술

커리 만들기

1. 중강불에 코코넛오일을 데운다. 당근을 넣고 막 부드러워지기 시작할 때까지 3분간 조리한다.

2. 중불로 줄이고 브로콜리, 양파, 생강을 넣은 후 채소가 부드러워지면서 갈색이 되기 시작할 때까지 5분간 조리한다. 커리파우더를 넣고 1분간 더 볶는다. 코코넛밀크와 천일염을 넣고 잘 섞이도록 젓는다.

3. 중강불로 다시 올리고 끓인다. 중약불로 줄이고 가끔씩 저어주면서 소스가 걸쭉해지기 시작할 때까지 15분간 뭉근히 끓인다.

누들 만들기

1. 고구마는 껍질을 벗기고 3mm 날을 이용해 소용돌이 모양으로 만든다.

2. 냄비를 중불에 올리고 코코넛오일을 데운다. 고구마누들을 넣고 자주 저으면서 숨이 죽을 때까지 10분간 볶는다. 천일염으로 간한다.

차리기 누들에 커리를 얹는다. 파슬리를 뿌려 상에 낸다.

구운 아티초크 하트

아티초크는 지중해 연안이 원산지인 채소로, 꽃받기 부분을 아티초크 하트라고 부른다. 이는 이눌린의 뛰어난 공급원이다. 아몬드가루는 코코넛가루나 카사바가루로 대체할 수 있다. ・2~3단계 ・2인분, 45분

냉동 아티초크 하트 10개 　　올리브오일 4큰술

카이엔페퍼 1/8작은술 　　레몬 1/2개 즙

후추 1/4작은술 　　아몬드가루 1/4컵

천일염 조금 　　레몬웨지

만들기

1. 오븐을 200°C로 예열한다.

2. 올리브오일 3큰술, 레몬즙, 카이엔페퍼를 믹싱 볼에 넣고 거품기로
젓는다. 아티초크 하트를 해동시키고 종이타월로 가볍게 두드려 물기
를 없앤 뒤, 볼에 넣고 액체가 묻도록 저어준다.

3. 올리브오일 1큰술을 구이판에 골고루 펴 바른다. 아몬드가루, 천일
염 1/4작은술, 후추를 밀봉이 가능한 봉지에 넣는다. 2를 봉지에 넣고
흔들어서 가루를 얇게 입힌다.

4. 아티초크 하트를 구이판에 놓고 2, 3번 아티초크를 뒤집거나 팬을
흔들어주면서 아티초크가 금갈색으로 변하고 바삭해질 때까지 20~25
분 정도 굽는다.

5. 2개 접시에 나누어 담고, 원한다면 천일염을 뿌린다. 레몬웨지와 함
께 낸다.

카사바 와플

키타반 부족처럼 먹고 싶다면 카사바가루를 반드시 이용해야 한다.

• 2~3단계 • 4인분(와플 4~8개), 20분

달걀 4개   카사바가루 1/2컵

코코넛오일 1/4컵   베이킹소다 1/2작은술

저스트라이크슈거 3큰술   천일염 1/4작은술

냉동 자연산 블루베리 1/4컵(선택)   바이탈프로틴 마린콜라겐 1/4컵(선택)

만들기

1. 와플 팬을 예열한다.

2. 달걀, 카사바가루, 코코넛오일, 베이킹소다, 저스트라이크슈거, 천일염을 블렌더에 넣는다. 원한다면 마린콜라겐을 넣는다. 블렌더를 강에서 45초간 갈거나 약간 거품이 생길 정도로 간다.

2. 와플 팬에 반죽을 국자로 떠 넣는다. 빨리 익기 때문에 주기적으로 확인해준다.

3. 디저트로 내는 것이라면(3단계에서만) 와플 위에 저스트라이크슈거를 추가로 살짝 뿌리고 블루베리를 올린다. 하지만 단것은 피하는 것이 최선임을 항상 기억하라.

비건 버전 달걀을 비건에그 4개로 대체하고 콜라겐을 뺀다.

채식주의자 버전 콜라겐을 뺀다.

콜리플라워 스테이크

내가 좋아하는 이탈리안 레스토랑의 메인 요리 레시피를 약간 변형했다. 올리브오일은 아보카도오일, 들기름, 마카다미아오일로 대체할 수 있다. • 2~3단계 • 4인분, 30분

콜리플라워 2송이　　　　　간 양파 2작은술

마늘파우더 1/2작은술　　　이탈리안 시즈닝 2작은술

카이엔페퍼 1/4작은술　　　올리브오일 조금

천일염 조금　　　　　　　후추 조금

레몬 1개 즙

만들기

1. 양파, 마늘파우더, 이탈리안 시즈닝, 카이엔페퍼, 올리브오일 1/2컵을 중간 크기 볼에 담는다. 천일염, 후추, 레몬즙으로 간한다. 거품기로 잘 섞고 높이가 낮은 팬으로 옮긴다.

2. 콜리플라워 기둥을 잘라낸다. 줄기 쪽을 도마에 대고 콜리플라워를 반으로 가른다. 2cm 두께로 자른 후, 1에 넣어둔다.

3. 그릴을 중으로 맞추어 예열하거나, 그릴 팬을 중강불의 스토브 위에 얹는다.

4. 2를 그릴이나 그릴 팬에 놓고 1면에 5~8분간, 겉면은 갈색이 되고 안은 부드러워질 때까지 굽는다. 간을 맞추고 추가로 올리브오일과 함께 낸다.

디저트

미라클라이스 푸딩

미라클라이스는 밥의 좋은 대체품으로, 주성분이 저항성전분인 곤약 뿌리로 만들어진다. 초콜릿과 바닐라 버전 중 선택할 수 있다. 버터는 기버터 혹은 프랑스/이탈리아버터를 사용한다. •2~3단계 •4인분, 50분

미라클라이스 2봉지	애로루트파우더 5큰술
코코넛밀크나 크림 3 1/2컵	거품기로 저은 달걀 4개
바닐라 농축액 1작은술	코코아파우더 1/4컵
버터 조금	저스트라이크슈거 1컵

만들기

1. 오븐을 180°C로 예열한다.

2. 미라클라이스를 체에 밭쳐 흐르는 물 아래 1분간 두고 헹군다. 물이 빠지도록 한쪽에 놓아둔다. 애로루트파우더 4큰술과 코코넛밀크나 크림 1/2컵을 작은 볼에 넣고 저어서 녹인다.

3. 중간 크기의 소스 팬에 코코넛밀크나 크림 3컵, 버터 1작은술을 넣는다. 중불에 냄비를 올리고 자주 저으면서 끓인다. 우유가 데워지면 천천히 저으면서 한 번에 하나씩, 저스트라이크슈거, 바닐라 농축액, 달걀, 마지막으로 물기를 뺀 미라클라이스를 넣고 덩어리를 풀어준다.

4. 녹은 애로루트 혼합물 1큰술을 3에 추가하고 저어서 잘 섞는다. 원하는 농도가 될 때까지 한 번에 1큰술씩 넣는다. 농도가 짙어 보이면

코코넛밀크를 약간 더 넣는다.

5. 볼에 버터를 살짝 두른다. 접시에 4를 붓고 윗부분이 금갈색이 될 때까지 15~20분 정도 굽는다. 오븐에서 꺼낸 뒤 잠깐 식혀 내거나 냉장했다가 차갑게 낸다.

바닐라라이스 푸딩 코코아파우더 대신 계피 1작은술과 넛맥 1/2작은술을 넣는다.

비건 버전 버터를 코코넛오일 1작은술로 대체한다. 달걀을 빼거나 비건에그 1개로 대체한다.

민트 초코칩 아이스크림

식물을 아이스크림에 넣고 이눌린으로 달게 해보자. 이 디저트는 아이스크림과 초콜릿에 대한 갈망을 충족시켜줄 것이다. 코코넛밀크 캔의 내벽이 BPA로 처리되지 않았는지 반드시 확인하라. • 2~3단계 • 6인분, 2시간 20분

간 에스프레소 콩 1작은술   코코아파우더 2큰술

코코넛밀크나 크림 420g   저스트라이크슈거 3/4컵

껍질 까서 씨 뺀 아보카도 2개   바닐라 농축액 1작은술

카카오 함량 85% 초콜릿 다진 것 85g

카카오 함량 72% 초콜릿 칩 1/2컵

다진 민트 2큰술

만들기

1. 중간 크기의 소스 팬에 간 에스프레소 콩, 코코아파우더, 코코넛밀크, 저스트라이크슈거를 넣는다. 중불에서 설탕이 녹고 내용물이 섞일 때까지 젓는다. 간 에스프레소 콩은 인스턴트 커피파우더로 대체할 수 있다. 불을 끄고 다진 초콜릿을 넣은 뒤 녹을 때까지 젓는다.

2. 블렌더에 1을 넣는다. 아보카도, 바닐라 농축액, 민트를 추가로 넣고 부드러워질 때까지 간다. 볼에 붓고 뚜껑을 덮은 후, 시원해질 때까지 2시간 동안 냉장한다.

3. 초콜릿 칩을 넣어 고르게 섞이도록 젓는다.

4. 아이스크림 메이커*에 붓거나 떠 넣고 걸쭉하게 굳어질 때까지 돌린다. 부드러운 상태로 내는 아이스크림이 될 것이다. 금속이나 유리 용기에 옮기고 유산지를 덮은 후, 고무밴드로 고정하고 더 굳어질 때까지 얼려서 내도 좋다.

비건 버전 달걀을 빼고 비건에그로 대체한다.

*아이스크림 메이커가 없다면 금속 빵틀이나 유리, 세라믹 소재의 캐서롤 팬을 사용한다. 원하는 상태가 될 때까지 30분에 1번씩 저어서 얼음 결정을 부수어준다.

초콜릿 아몬드 버터케이크

특별한 간식이 필요할 때 미니 케이크를 직접 만들어보자. 크림은 100% 지방이기 때문에 A-1 돌연변이의 영향을 받는 우유와 달리 소의 종이 문제되지 않는다. ·2~3단계 ·1인분, 10분

코코아파우더 2큰술	베이킹파우더 1/4작은술
저스트라이크슈거 2큰술	달걀 1개
헤비크림 1큰술	바닐라 농축액 1/2작은술
버터 1작은술	아몬드버터 1큰술

만들기

1. 코코아파우더, 베이킹파우더, 저스트라이크슈거를 작은 크기의 믹싱 볼에 넣는다. 포크를 이용해서 내용물을 섞고 베이킹파우더 덩어리를 으깬다.

2. 달걀, 헤비크림, 바닐라 농축액을 다른 작은 볼에 넣고 잘 저어 섞는다. 물기가 있는 재료를 마른 재료에 붓고 모든 재료가 잘 섞일 때까지 섞는다.

3. 전자레인지용 그릇의 바닥과 옆면에 버터를 칠하고 2를 붓는다. 전자레인지에서 강으로 1분 20초 돌리고 꺼낸다. 아몬드버터를 부드럽게 해 케이크 위에 뿌려 낸다.

비건 버전 헤비크림을 코코넛밀크나 크림으로 대체한다. 버터를 코코넛오일 1큰술로 대체한다. 달걀을 비건에그 1개로 대체한다.

• 토마토의 공격 •

50세 레나트가 나를 찾아왔을 때, 그녀는 3가지 약을 먹고 있었고 천식 때문에 흡입기를 사용하고 있었다. 거기에 심각한 관절염, 고혈압, 고콜레스테롤이 있는 상태였다. 나의 지침대로 플랜트 패러독스 프로그램을 시작한 지 1달 만에 그녀는 고혈압 약을 비롯해 모든 약을 끊었고, 흡입기를 내던졌다. 이후 6개월 동안 14kg이 감량되었다. 프로그램을 시작하고 10개월 후에 그녀가 놀라운 이야기를 했다. 어느 날 밤 배가 몹시 고파서 냉장고 문을 열었는데, 남편이 남겨둔 방울토마토가 있었다. 레나트는 9개월 동안 토마토를 먹지 않았지만, '에라, 모르겠다. 조금만 먹자.' 하며 딱 3개를 먹었다. 15분 후 그녀는 천식이 재발해 호흡곤란에 시달렸다. 흡입기와 약을 치워버렸기 때문에 응급차를 불러야 했고, 그렇게 병원에서 하룻밤을 보냈다. 그 이후로 그녀는 식물에게 자신을 해칠 수 있는 능력이 있다고 굳게 믿게 되었다.

• 당뇨와의 이별 •

과달루페는 비만에 심각한 인슐린 내성, 당뇨병성 신장부전증을 가지고 있었다. 그리고 스텐트 이식과 투석이 예정되어 있었다. 그의 당뇨는 HbA1c가 12(정상은 5.6 이하)로 통제 범위를 벗어나 있었고, 신장 기능은 GFR 10(90이상이 안전하다.)에 가까웠다. 그녀의 혈액 속에 있는 독소는 엄청난 수준이었다. 즉시 케토 프로그램을 시작했다. 그것이 3년 전이었다. 과달루페는 지금까지 투석하지 않고 있다. 그녀의 HbA1c는 5.8까지 떨어졌지만, 보통은 인슐린 주사 없이 6.0정도를 유지한다. 체중은 13kg이나 감량되었다. 하지만 옥수수 토르티야와 콩, 과일로 이루어진 전통 식단의 유혹이 엄청난 모양이었다. 체중이 증가하거나 신장 기능이 떨어지기 시작하면, 그녀의 딸은 즉시 케토 프로그램을 도입해 어머니가 정상 궤도로 돌아오는 것을 돕는다.

• 암을 2번이나 이겨낸 남자 •

세 자녀를 둔 싱글 대디 얼은 53세에 HIV 양성이다. 그가 나를 처음 만나러온 것은 10년 전이었고, 이후 4년 동안 그를 보지 못했다. 그런 그가 나를 다시 찾아와 전립선암 진단을 받았다고 말했다. 나는 얼에게 케토 프로그램을 권했고, 2개월 후 훨씬 날씬해진 얼은 조직검사에서 전립선암이 보이지 않았다. 그는 나에게 감사 인사를 하고 난 뒤, 이전처럼 예약을 취소한 채 사라졌다.

3년 후, 그가 쑥스러운 표정을 지으며 다시 나를 찾았다. 그의 두피에는 큰 절개 자국이 있었다. 그는 뇌암 중에서 가장 무서운 형태의 다형성교아종을 제거하는 수술을 받은 상태였다. 불행히도, 종양 전부를 제거할 수 없는 곳에 종양이 자리 잡고 있었다. 치료를 받고 있었지만 전망이 좋지 않았다. 내가 그를 다시 도울 수 있을까? 다행히 그는 케토 프로그램에 익숙했기 때문에 바로 착수할 수 있었다. 나는 그의 비타민D 수치를 약 110ng/ml으로 높였고, 암의 진행을 막는 보충제를 추가했다. 식이와 검사 결과에 진전이 보이자 얼은 다음 약속을 잡았다. 하지만 그는 전처럼 또 사라졌다.

2년 반이 지난 어느 날, 그는 뇌 CT, MRI, PET 촬영 결과를 가지고 진료실을 찾았다. 종양은 없었고, 반흔 조직만 보였다. 그는 아이들과 여름 동안 유럽 각지를 도보로 여행할 예정이라고 전했다. 나는 아이들에게 아버지를 돌려준 셈이다. 그것도 2번이나 말이다.

• 글루텐-프리 식품의 역설 •

클래런스는 내가 권한 식이법으로 당뇨를 치료했다. 얼마 지나지 않아 나는 그에게 글루텐 민감성으로 생기는 셀리악병을 진단했다. 글루텐이 든 식품 섭취를 금지하고 병을 치료하던 중, 설상가상으로 당뇨가 재발했다. 알고 보니 그는 글루텐-프리 빵과 쿠키를 먹고 있었던 것이다. 그 안에는 엄청난 설탕이 들어있다! 그에게 즉시 빵과 쿠키를 끊게 하고 병의 진행을 막을 수 있었다. 하지만 이야기는 여기서 끝나지 않는다. 당뇨 때문에 테스토스테론 수치가 매우 낮았던 그는 아내에게 이제 생식력이 없기 때문에 귀찮게 피임하지 않아도 된다고 말했다. 하지만 설탕과 동물성 단백질의 섭취를 줄여서 당뇨를 고친 이후, 그의 테스토스테론 수치는 올라갔고 아내는 뜻밖에도 임신했다. 자녀가 대학 진학을 앞두고 있는 이 부부는 늘어난 가족과 함께 행복한 생활을 누리기로 했다.

• 치매 진행을 늦추다 •

조지는 85세에 심각한 알츠하이머병을 진단받았다. 그의 아들은 조지와 아내를 팜스프링스로 이주시켰다. 치매 환자가 익숙한 환경에서 멀어지면 병은 악화되기 마련이다. 조지는 밤이면 밖을 헤매 다니기 시작했다. 이 가족은 살림이 빠듯한 처지였기 때문에 24시간 치료 시설을 이용할 형편이 아니었다. 아들이 조지를 내게 데려온 후 시행한 검사에서 흔히 알츠하이머 유전자라고 불리는 Apoe4 유전자형의 존재가 확인됐다. 인슐린 수치와 혈당 수치도 높았다. 알츠하이머 환자들에게서 전형적으로 나타나는 증세였다.

가족 전체가 케토 프로그램을 진행했고, 조지에게는 뇌 기능을 강화하는 보충제를 추가로 처방했다. 3달 후 밤에 돌아다니는 증세가 사라졌다. 몇 개월이 더 지나자 그는 가족과 농담도 하게 되었다. 나는 3개월마다 그를 만나 혈액검사를 실시했다. 첫 진료로부터 약 1년이 흐른 후, 내가 조지의 혈액을 뽑을 때였다. 언제나 그와 함께 다니던 아들이 그날따라 보이지 않았다. 아드님은 어디에 있냐고 묻자 집에 있다고 말하며 스스로 운전해서 왔다고 대답했다. 충격 받은 내 표정에 그가 놀란 모양이었다. 그는 내 어깨에 손을 올리더니 말했다. "1년 동안 몇 개월마다 여길 왔잖아요. 아직도 길을 모른다고 생각하시는 거예요?" 그의 이 질문은 '음식의 힘'에 대한 나의 믿음에 확신을 주었다.

• 비건 식단의 불완전함 •

비건 요리책을 전문으로 쓰는 여성의 이야기다. 그녀의 식이에서 주가 되는 것은 곡물과 콩이었다. 그녀는 심하게 마른 몸에 손에는 관절염이 있었다. 검사를 통해 그녀는 루푸스와 셀리악 지표가 심각한 상태라는 것이 밝혀졌다. 렉틴이 장 내벽으로 침투했다는 것을 보여주는 전형적인 징후였다. 나는 그녀에게 플랜트 패러독스 프로그램을 처방했고, 루푸스와 셀리악병이 곧 사라졌다. 건강을 되찾은 그녀는 비건 식이라고 부르는 곡물과 콩 위주의 식사를 다시 시도하기로 결정했다. 그에 대한 반응으로 루푸스 지표는 10배 상승했고, 신장 기능이 저하되었으며, 울혈성 심부전이 악화되었다. 마침내 전형적 비건 식이에 문제가 있다는 것을 받아들인 그녀는 다시 프로그램을 시작했고, 증세가 모두 사라지는 행복한 결과를 맞았다.

• 위험한 빵 이야기 •

23세의 리디아는 밭은 기침을 했고 늘 목이 아팠다. 그녀를 치료한 의사는 다양한 항생제를 돌아가며 처방했다. 발진이 생기자 의사는 '약물 발진'이라고 했다. 발진이 없어지지 않자, 의사는 그녀를 류마티스 전문의에게 보냈다. 그녀는 루푸스라는 진단과 고용량의 스테로이드를 처방받았다. 발진은 사라졌지만 그로 인한 여드름, 체중 증가, 기분의 두드러진 변화(모두가 스테로이드를 사용한 결과)가 생기 넘치던 젊은 여성을 뚱뚱하고 비참한 사람으로 만들었다. 그녀의 장내 미생물은 폭격을 받았고, 깡패가 점령한 것이었다. 그녀의 면역체계는 스스로 공격하기 시작했다.

나는 그녀가 복용하는 스테로이드 양을 급격히 줄이고 플랜트 패러독스 프로그램을 도입했다. 3개월 후 리디아는 스테로이드를 완전히 끊었고, 여드름이 사라졌으며, 얼굴과 팔의 발진이 없어지고, 살이 빠졌다. 우울한 기분에서도 빠져나왔다. 모든 것이 좋아졌다.

몇 개월이 지난 어느 날 아침, 리디아가 허둥지둥 병원으로 뛰어들어왔다. 그녀의 머리끝부터 발끝까지 붉은 반점이 뒤덮여 있었다. 루푸스의 전형적인 자가면역 반응인 다형 홍반이었다. 그녀는 멋쩍어하며 전날 밤 빵을 1조각 먹었다고 말했다. 다행히도 베나드릴[알레르기 약]과 케르세틴으로 증상을 없앨 수 있었다. 이 일로 그녀는 잊을 수 없는 교훈을 얻었다.

• 캡틴 아메리카의 탄생 •

빼빼 마른 13살의 마이클은 부모의 손에 이끌려 나를 찾아왔다. 마이클의 아버지는 레슬링 코치였지만, 그의 아들은 뼈와 가죽만 남은 것처럼 보였고 확실히 도움이 필요했다. 마이클은 만성 편도선염을 치료하기 위해 항생제를 복용하다가 크론병을 얻게 되었다. 면역억제제를 복용해도 효과가 없었고, 설사와 혈변은 마이클을 나날이 마르게 만들었다.

소년은 어떤 시도든 할 준비가 되어 있었다. 10대들이 좋아하는 음식을 포기하는 것도 말이다. 우리는 마이클의 치료에 몰두했다. 일단 식단에서 렉틴을 제거하고, 고용량 비타민D_3와 프리바이오틱스, 프로바이오틱스로 그의 장 내벽을 재건했다. 3개월 만에 혈변과 위경련이 사라졌다. 체중이 점차 늘어났고 마이클은 아버지와 운동을 시작하게 되었다.

어린아이가 프로그램을 지속하는 것은 어려운 일이다. 하지만 프로그램에 어긋나는 것을 먹을 때마다 그는 바로 장에서 이상을 느꼈기 때문에 프로그램을 지속할 수 있었다. 또 좋은 컨디션을 느끼는 것이 더할 수 없이 기쁘다고 이야기하곤 했다. 나를 찾을 때마다 그가 먹는 면역억제제들이 줄어갔고, 마침내 약을 복용하지 않게 되었다. 그런 그는 고등학교에 입학해서 레슬링 팀에 들어가 챔피언십에서 우승을 거머쥐었다.

• 막힌 혈관이 뚫리다 •

67세의 연극 제작자인 빈센트는 운동하다가 가슴 통증을 느꼈다. 혈관 조영술을 통해 그의 오른쪽 관상동맥에 작은 병변이 발견되었다. 과거 이런 질환은 스텐트를 혈관에 주입해 치료했다. 그를 진찰한 심장병 전문의는 다른 동맥성 장애에 대한 식이 치료를 위해 그를 내게 보냈다. 그의 동맥은 60%가 막혀 있었고 스텐트 주입이 불가능했다. 10개월 동안 플랜트 패러독스 프로그램을 따른 후, 빈센트는 다시 한 번 혈관을 촬영했다. 혈관의 모든 폐색이 사라진 것으로 나타났고, 수술이나 스텐트 주입은 불필요했다. 6년이 지난 후에도 빈센트는 약물을 복용하지 않고 주기적인 스트레스 검사를 무리 없이 통과하고 있다. 그는 새 삶을 얻은 것이나 다름없다고 말하며 끊임없이 새로운 작품으로 관객을 만나고 있다.

• 조각칼을 들지 못하는 예술가 •

77세의 일본인 예술가는 여동생의 손에 이끌려 나를 찾았다. 그는 허리가 굽은 채로 눈에 띄게 다리를 절면서 걸어와 울퉁불퉁한 손을 내밀었다. 나는 황폐해질 대로 황폐해진 그의 몸에 충격받았다. 그의 여동생은 나무 조각으로 유명한 이 조각가가 더는 작품을 만들지 못한다고 말했다. 망치와 끌, 조각칼을 잡을 수 없었던 그는 정형외과 의사의 조언으로 모트린, 애드빌, 알리브를 사탕처럼 먹고 있었다. 또 골반에 이어 무릎에 인공관절 수술을 받을 예정이었다. 그는 수술을 위한 심장검사를 위해 나를 만나러 왔다. 나는 플랜트 패러독스 프로그램을 권했고, 그는 수술하지 않을 수 있다는 말에 동의했다. 즉시 소염제 복용부터 중단했다.

프로그램을 진행하고 4개월 후 조각가가 다시 나를 찾아왔다. 이번에는 다리를 절지 않았다. 그는 내 손을 덥석 잡더니 힘차게 흔들었다. 그 뒤 조각칼을 잡은 시늉을 하면서 보이지 않는 조각상을 향해 마구 휘둘렀다. 그는 말 그대로 진료실을 뛰어다녔다. 나는 물었다. "무릎 수술은 어떻게 되었습니까?" 그가 대답했다. "무릎은 좋아요. 수술 안 할 겁니다." 얼마 후 한 지역 신문에서 그의 전시회를 표지 기사로 다루었다. 그의 가장 크고 좋은 작품들은 대부분 지난 2년 동안 만들어졌다고 했다. 그는 이제 고통받지 않으면서 재능을 세상에 드러내는 즐거움을 맛보고 있다.

감사의 글

빅 에드와의 만남은 내 인생의 진로를 바꾸어놓았다. 그와의 만남을 통해 나의 첫 번째 책과 당신이 지금 손에 쥐고 있는 이 책에 이르는 길이 시작되었다. 책이 출간된 이래 수만 명의 환자가 나를 만나러 왔다. 수십만 명의 사람이 내게 편지를 보내 프로그램의 성공 후기를 알려왔다. 수년간 3개월마다 혈액검사를 시행할 수 있게 허락해준 그들의 너그러움이 아니었다면, 이 책은 절대 결실을 맺지 못했을 것이다.

나의 아내 페니는 이 책을 쓰는 데 모든 정신과 관심이 쏠려 있는 나를 견뎌주었을 뿐 아니라 전 세계의 청중들에게 내 연구 결과를 발표하기 위해 곁에 있어주지 못한 수많은 낮과 밤을 인내해주었다. 그녀는 내 원고의 초기 버전과 보충할 내용에 대한 새로운 아이디어들에 최고의 비평가가 되어주었다. 그녀의 인내와 사랑에 다시한 번 감사를 전한다. "당신의 사랑을 저금해두었다가 반드시 이자와 함께 갚아줄게요."

올리비아 벨 뷸의 지칠 줄 모르는 노력은 이 책이 세상의 빛을 보도록 도왔다. 그녀는 나의 장황한 원고에 그녀가 가진 언어의 연금술을 더해 읽기 쉽고 유용한 책을 만들어냈다. 우리 병원은 나의 오른팔, 즉 사무장이자 비서인 수전 로켄의 지휘로 운영된다. 그녀 덕분에 나는 있어야 할 곳에 있고, 환자들은 그들이 필요로 하는 것을 얻을 수 있으며, 7개월을 기다려야 하는 대기 목록을 무시하고 '다음 날' 나를 만나게 해달라는 요청이 끊이지 않는 환경에서도 질서가 유지될 수 있었다. 그녀가 없다면 이 책에서 보는 사례들은 존재할 수 없었을 것이다.

깊은 감사의 마음을 전해야 할 또 한 사람은 애다 해리스. 그녀는 플랜트 패러독스 프로그램을 통해 먼저 자신의 건강 문제에 반전을 불러왔고, 현재는 환자들이 가진 모든 문제에 진심어린 관심을 보여준다. 환자를 돌보고 교육하는 일들을 눈부시게 해내고 있는 그녀에게 힘내라고 말하고 싶다.

임상 간호사로 일했던 진 엡스타인의 활약은 정말 놀랍다. 그녀는 내 연구 논문에 도움을 주었고, 우리 환자들에게 기쁨과 안정을 가져다주었다. 내 둘째 딸 멜리사 퍼코 이야기도 뺄 수 없다. 그녀는 매년 여름 4개월 동안 내 병원에 와서 혼돈 상태에 질서를 부여한다. 아빠에게 이래라 저래라 지시하는 일이 얼마나 부담스러울지 안다. 그래도 내 곁에 그녀가 있다는 것이 얼마나 큰 행복인지!

나의 친구이자 지지자인 뛰어난 셰프 이리나 스코에리스가 아니었다면, 플랜트 패러독스 프로그램은 출발할 수 없었다. 그녀의 열의와 쉼 없는 헌신 덕분에 모두에게 생기 넘치는 건강한 삶이 현실이 될 수 있었다. 영양이 풍부하고 맛있는 음식으로 까다로운 환자들을 치유한 그녀의 기술을 목격한 나는 1단계의 3일 정화 레시피를 그녀에게 부탁해서 완성할 수 있었다. "고마워요, 이리나!"

팜스프링스의 셀리아 해밀턴에게도 감사의 마음을 전한다. 그녀는 나의 원리를 가르쳐 많은 환자를 절망의 언저리로부터 벗어나 건강한 삶으로 향하게 이끌었다. 우리 병원을 방문하는 모든 사람은 나의 환상적인 '흡혈' 팀을 만나게 된다. 이들은 환자들에게 매달 십여 병의 혈액을 내주는 것이 의미 있는 일이라는 확신을 심어준다. 내가 여기에 쓴 것 중에 로리 애큐나와 그녀의 팀 없이 가능한 것은 없었다. "모두 감사합니다!"

듀프리-밀러의 대표이자 나의 에이전트인 섀넌 마르벤과 그녀의 뛰어난 비서 다브니 라이스에게도 큰 신세를 졌다. 그녀는 나를 하퍼 웨이브와 연결시켜주었고, 이후 지속적으로 그리고 묵묵히 모든 일이 순조롭게 진행되도록 관리해주었다.

하퍼 웨이브의 편집자 줄리 윌, 사라 머피는 물론 출판인 카렌 리날디에게도 감사드린다. 그들은 너무나 광범위한 내 아이디어를 받아들여 건강에 이르는 이 지침서를 만들어냈다. 하퍼 웨이브의 훌륭한 지원팀인 한나 로빈슨, 엘리자베스 프레스케, 카피라이터 트렌트 더피, 제작 편집인 니키 발도우프, 마케팅을 맡은 브라이언 페린, 홍보 담당인 빅토리아 코멜라와 닉 데이비스, 감사합니다.

여러분은 골든히포미디어 팀이 아니었다면 나에 대해서, 그리고 나의 작품에 대해서 알지 못했을 것이다. 이들은 최고의 건강 정보 포털인 나의 웹사이트를 만들었고 건드리박사의 보충제와 피부 미용 제품을 생산, 마케팅하는 일도 맡아주었다. 450명의 팀원 여러분, 한 분 한 분께 정말 감사드린다.

프롤로그. 의사인 나도 렉틴에 당했다!

1. Gundry, S.R. 2015. Abstract 309: Twelve year followup for managing coronary artery diease using a nutrigenomics based diet and supplement program with quarterly assessment of biomarkers. Arteriosclerosis, Thrombosis, and Vascular Biology 35: A309.
   Gundry, S.R., and Epstein, J. 2013. Abstract 137: Reversal of endothelial dysfunction using polyphenol rich foods and supplements coupled with avoidance of major dietary lectins. Arteriosclerosis, Thrombosis, and Vascular Biology 33: A137.

1장 식물과 동물의 전쟁

1. Childs et al. 1990. Effects of shellfish consumption on lipoproteins in normolipidemic men. The American Journal of Clinical Nutrition 51(6): 1020–1027.
2. Wellman et al. 2003. Fragments of the earliest land plants. Nature 425(6955): 282–285.
3. Monahan, P. 2016. Plants defend themselves with armor made of sand. http://www.sciencemag.org/news/2016/03/plants-defend-themselves-armor-made-sand. Accessed 12/10/2016.
4. Nelson, H.E. 2016. Why can't many carnivores and herbivores see color? https://www.quora.com/Why-cant-many-carnivores-and-herbivores-see-color. Accessed 11/26/2016.
   Schaefer et al. 2007. Are fruit colors adapted to consumer vision and birds equally efficient in detecting colorful signals? The American Naturalist 169(Suppl. 1): S159-S69.
5. Bennett, C. 2014. Chewing vibrations prompt plant to react with chemical releases. http://www.agweb.com/article/plants-can-hear-pests-attack/. Accessed 11/26/2016.
6. Gagliano et al. 2014. Experience teaches plants to learn faster and forget slower in environments where it matters. Oecologia 175(1): 63–72.
7. Meireles-Filho, A.C.A., and Kyriacou, C.P. 2013. Circadian rhythms in insect disease vectors. Memórias do Instituto Oswaldo Cruz 108(Suppl. I): 48–58.
8. Boevé et al. 2013. Invertebrate and avian predators as drivers of chemical defensive strategies in tenthredinid sawflies. BMC Evolutionary Biology 13: 198.
9. Chatterjee et al. 2007. A BELL1-like gene of potato is light activated and wound

inducible. Plant Physiology 145(4): 1435–1443.

10. Pierini, C. 2009. Lectin lock: Natural defense against a hidden cause of digestive concerns and weight gain. http://www.vrp.co.za/Public/ViewArticle.aspx?Article ID=102. Accessed 11/26/2016.

11. The Beef Site. 2009. Ground limestone in beef cattle diets. http://www.thebeefsite. com/articles/1936/ground-limestone-in-beef-cattle-diets/. Accessed 12/10/2016.

12. Barański et al. 2014. Higher antioxidant and lower cadmium concentrations and lower incidence of pesticide residues in organically grown crops: A systematic literature review and meta-analyses. British Journal of Nutrition 112(5): 794–811.

Faller, A.L.K., and Fialho, E. 2010. Polyphenol content and antioxidant capacity in organic and conventional plant foods. Journal of Food Composition and Analysis 23(6): 561–568.

13. Leiber et al. 2005. A study on the causes for the elevated n-3 fatty acids in cows' milk of alpine origin. Lipids 40(2): 191–202.

14. Goodman, R. 2012. Ask a farmer: Does feeding corn harm cattle? https://agricul tureproud.com/2012/09/27/ask-a-farmer-does-feeding-corn-harm-cattle/. Accessed 11/26/2016.

15. Sanz, Y. 2010. Effects of a gluten-free diet on gut microbiota and immune function in healthy adult humans. Gut Microbes 1(3): 135–137.

16. Children's Hospital of Pittsburgh of UPMC. 2016. About the small and large intestines. http://www.chp.edu/our-services/transplant/intestine/education/about-small -large-intestines. Accessed 11/27/2016.

Diep, F. 2014. Human gut has the surface area of a studio apartment. Revising an old biology analogy. http://www.popsci.com/article/science/human-gut-has-surface-area-studio-apartment. Accessed 11/27/2016.

Magsanide, S. 2016. Digestive 6. https://quizlet.com/11845442/digestive-6-flash-cards/. Accessed 11/27/2016.

17. Patel et al. 2002. Potato glycoalkaloids adversely affect intestinal permeability and aggravate inflammatory bowel disease. Inflammatory Bowel Diseases 8(5): 340–346.

18. Mogensen, T.H. 2009. Pathogen recognition and inflammatory signaling in innate immune defenses. Clinical Microbiology Reviews 22(2): 240–273.

19. Fälth-Magnusson, K., and Magnusson, K.E. 1995. Elevated levels of serum antibodies to the lectin wheat germ agglutinin in celiac children lend support to the gluten-lectin theory of celiac disease. Pediatric Allergy and Immunology 6(2): 98–102.

Hollander et al. 1986. Increased intestinal permeability in patients with Crohn's disease and their relatives. A possible etiologic factor. Annals of Internal Medicine 105(6): 883–885.

Livingston, J.N., and Purvis, B.J. 1980. Effects of wheat germ agglutinin on insulin binding and insulin sensitivity of fat cells. The American Journal of Physiology 238(3): E267-E275.

2장 인류의 생존을 위협하는 적, 렉틴

1. Azvolinsky, A. 2016. Primates, gut microbes evolved together. Symbiotic gut bacteria evolved and diverged along with ape and human lineages, researchers find. http:// mobile.the-scientist.com/article/46603/primates-gut-microbes-evolved-together.

Accessed 11/27/2016.

2. Elsevier. 2016. Uterine microbiota play a key role in implantation and pregnancy success in in vitro fertilization. https://www.sciencedaily.com/releases/2016/12/161206124717.htm. Accessed 12/10/2016.

3. Eades, M.R. 2007. Obesity in ancient Egypt. https://proteinpower.com/drmike/2007/07/01/obesity-in-ancient-egypt/#more-782. Accessed 11/27/2016.

4. Mellanby, M., and Pattison, C.L. 1932. Remarks on the influence of a cereal-free diet rich in vitamin D and calcium on dental caries in children. The British Medical Journal 1(3715): 507–510.

5. Pal et al. 2015. Milk intolerance, beta-casein and lactose. Nutrients 7(9): 7285–7297.

6. Woodford, K. 2009. Devil in the Milk: Illness, Health and the Politics of A1 and A2 Milk. White River Junction, VT: Chelsea Green Publishing.

7. Gross et al. 2004. Increased consumption of refined carbohydrates and the epidemic of type 2 diabetes in the United States: an ecologic assessment. The American Journal of Clinical Nutrition 79(5): 774–779.

8. United States Department of Agriculture Economic Research Service. 2016. Food—away—from—home. https://www.ers.usda.gov/topics/food-choices-health/food-consumption-demand/food-away-from-home.aspx. Accessed 11/28/2016.

9. Scientific American. 2016. Dirt poor: Have fruits and vegetables become less nutritious? https://www.scientificamerican.com/article/soil-depletion-and-nutrition-loss/. Accessed 11/28/2016.

10. Gundry, S.R. 2016. Curing/remission of multiple autoimmune diseases is possible by manipulation of the human gut microbiome: The effect of a lectin limited, polyphenol enriched, prebiotic/probiotic regimen in 78 patients. Journal of International Society of Microbiota 3(1).

11. Müller et al. 2001. Fasting followed by vegetarian diet in patients with rheumatoid arthritis: A systematic review. Scandinavian Journal of Rheumatology 30(1): 1–10.

12. Lanzini et al. 2009. Complete recovery of intestinal mucosa occurs very rarely in adult coeliac patients despite adherence to gluten-free diet. Alimentary Pharmacology & Therapeutics 29(12): 1299–1308.

13. Sanz, Y. 2010. Effects of a gluten-free diet on gut microbiota and immune function in healthy adult humans. Gut Microbes 1(3): 135–137.

14. Centers for Disease Control and Prevention. 2016. Obesity and overweight. http://www.cdc.gov/nchs/fastats/obesity-overweight.htm. Accessed 11/28/2016.

15. Engel et al. 1997. Lectin staining of renal tubules in normal kidney. Acta Pathologica, Microbiologica et Immunologica Scandinavica 105(1): 31–34.

16. Campbell, T.C., and Campbell, T.M. 2006. The China Study: The Most Comprehensive Study of Nutrition Ever Conducted and the Startling Implications for Diet, Weight Loss and Long-Term Health. Dallas, TX: BenBella Books.

17. Bebee, B. 2008. The Hundred-Year DIET: Guidelines and Recipes for a Long and Vigorous Life. Bloomington, IN: iUniverse.

18. Blum, D. 2010. Early puberty in girls. https://truthjunkie.wordpress.com/2010/06/06/early-puberty-in-girls/. Accessed 12/10/2016.

Hood, E. 2005. Are EDCs blurring issues of gender? Environmental Health Perspectives 113(10): A670-A677.

3장 모든 것은 장에서 시작되었다!

1. Goldman, B. 2016. Low-fiber diet may cause irreversible depletion of gut bacteria over generations. https://med.stanford.edu/news/all-news/2016/01/low-fiber-diet -may-cause-irreversible-depletion-of-gut-bacteria.html. Accessed 11/28/2016.
2. Sampson et al. 2016. Gut microbiota regulate motor deficits and neuroinflammation in a model of Parkinson's disease. Cell 167(6): 1469–1480.
3. Matsui et al. 2011. The pathophysiology of non-steroidal anti-inflammatory drug(NSAID)-induced mucosal injuries in stomach and small intestine. Journal of Clinical Biochemistry and Nutrition 48(2): 107–111.
4. Tillisch, K. 2014. The effects of gut microbiota on CNS function in humans. Gut Microbes 5(3): 404–410.
5. Sonnenburg, J., and Sonnenburg, E. 2015. The Good Gut: Taking Control of Your Weight, Your Mood, and Your Long-Term Health. New York, NY: Penguin Books.
6. Zheng et al. 2016. Dietary plant lectins appear to be transported from the gut to gain access to and alter dopaminergic neurons of Caenorhabditis elegans, a potential etiology of Parkinson's disease. Frontiers in Nutrition 3: 7.

4장 무심결에 삼킨 침묵의 암살자들

1. Whiteman, H. 2014. CDC: Life expectancy in the US reaches record high. http://www.medicalnewstoday.com/articles/283625.php. Accessed 11/28/2016.
2. Centers for Disease Control and Prevention. 2016. Infant mortality. http://www.cdc.gov/reproductivehealth/MaternalInfantHealth/InfantMortality.htm. Accessed 11/28/2016.
3. Kaplan, K. 2014. Premature births a big factor in high U.S. infant mortality rate. http://www.latimes.com/science/sciencenow/la-sci-sn-infant-mortality-us -ranks-26th-20140924-story.html. Accessed 11/28/2016.
4. Duke Health. 2016. Physical declines begin earlier than expected among U.S. adults. https://www.sciencedaily.com/releases/2016/07/160721144805.htm. Accessed 11/28/2016.
5. Kane, J. 2012. Health costs: How the U.S. compares with other countries. http://www.pbs.org/newshour/rundown/health-costs-how-the-us-compares-with-other-countries/. Accessed 11/28/2016.
6. Blaser, M.J. 2014. Missing Microbes: How the Overuse of Antibiotics Is Fueling Our Modern Plagues. New York, NY: Henry Holt and Company.
7. Reyes-Herrera, I., and Donoghue, D.J. 2008. Antibiotic residues distribute uniformly in broiler chicken breast muscle tissue. 71(1): 223–225.
8. Tajima, A. 2014. Non-steroidal anti-inflammatory drug (NSAID)-induced small intestinal injury. Pharmaceutica Analytica Acta 5(1): 282.
9. Gomm et al. 2016. Association of proton pump inhibitors with risk of dementia: A pharmacoepidemiological claims data analysis. JAMA Neurology 73(4): 410–416.
10. Morrison et al. 2011. Risk factors associated with complications and mortality in patients with clostridium difficile infection. Clinical Infectious Diseases 53(12): 1173–1178.
11. Laheij et al. 2004. Risk of community-acquired pneumonia and use of gastric acid-suppressive drugs. JAMA 292(16): 1955–1960.

12. Abou-Donia et al. 2008. Splenda alters gut microflora and increases intestinal p-glycoprotein and cytochrome p-450 in male rats. Journal of Toxicology and Environmental Health 71(21): 1415–1429.

13. Axe, J. 2016. How endocrine disruptors destroy your body + the dirty dozen to avoid. https://draxe.com/endocrine-disruptors-how-to-avoid-excess-estrogen/?utm_source=promotional&utm_medium=email&utm_campaign=20161102_newsletter_curated_bbp+healingprotein. Accessed 11/28/2016.

14. Gore et al. 2015. EDC-2: The Endocrine Society's second scientific statement on endocrine-disrupting chemicals. Endocrine Reviews 36(6): E1-E150.

15. American Chemical Society. 2016. Baby teethers soothe, but many contain low levels of BPA. https://www.sciencedaily.com/releases/2016/12/161207092920.htm. Accessed 12/10/2016.

16. News-Medical.Net. 2016. Food additive tBHQ may be linked to increase in food allergies. http://www.news-medical.net/news/20160711/Food-additive-tBHQ-may-be-linked-to-increase-in-food-allergies.aspx. Accessed 11/28/2016.

17. Kapil et al. 2013. Physiological role for nitrate-reducing oral bacteria in blood pressure control. Free Radical Biology & Medicine 55: 93–100.

18. Hanley, D.A., and Davison, K.S. 2005. Vitamin D insufficiency in North America. The Journal of Nutrition 135(2): 332–337.

19. Janesick, A., and Blumberg, B. 2011. Endocrine disrupting chemicals and the developmental programming of adipogenesis and obesity. Birth Defects Research Part C: Embryo Today: Reviews 93(1): 34–50.

20. Foster et al. 2000. Effects of di-n-butyl phthalate (DBP) on male reproductive development in the rat: implications for human risk assessment. Food and Chemical Toxicology 38(1 Suppl.): S97-S99.

21. Duty et al. 2003. The relationship between environmental exposures to phthalates and DNA damage in human sperm using the neutral comet assay. Environmental Health Perspectives 111(9): 1164–1169.

22. Colón et al. 2000. Identification of phthalate esters in the serum of young Puerto Rican girls with premature breast development. Environmental Health Perspectives 108(9): 895–900.

23. Latini et al. 2003. In utero exposure to di-(2-ethylhexyl) phthalate and duration of human pregnancy. Environmental Health Perspectives 111(14): 1783–1785.

24. Schecter et al. 2013. Phthalate concentrations and dietary exposure from food purchased in New York State. Environmental Health Perspectives 121(4): 473–479.

25. Greger, M. 2011. Chicken consumption & the feminization of male genitalia. http://nutritionfacts.org/video/chicken-consumption-and-the-feminization-of-male-genitalia/. Accessed 11/29/2016.

26. Swan et al. 2010. Prenatal phthalate exposure and reduced masculine play in boys. International Journal of Andrology 33(2): 259–269.

27. Maranghi et al. 2009. Effects of the food contaminant semicarbazide following oral administration in juvenile Sprague-Dawley rats. Food and Chemical Toxicology 47(2): 472–479.

Maranghi et al. 2010. The food contaminant semicarbazide acts as an endocrine disrupter: Evidence from an integrated in vivo/in vitro approach. Chemico-Biological Interactions 183(1): 40–48.

28. European Food Safety Authority. 2005. EFSA publishes further evaluation on semicarbazide in food. https://www.efsa.europa.eu/en/press/news/afc050701.

Accessed 11/29/2016.

29. Landau, E. 2004. Subway to remove 'dough conditioner' chemical from bread. http://www.cnn.com/2014/02/06/health/subway-bread-chemical/. Accessed 1/15/2017.

30. Kim et al. 2004. Occupational asthma due to azodicarbonamide. Yonsei Medical Journal 45(2): 325–329.

Cary et al. 1999. Azodicarbonamide. http://apps.who.int/iris/bitstream/10665/42200 /1/9241530162.pdf. Accessed 11/29/2016.

31. Tassignon et al. 2001. Azodicarbonamide as a new T cell immunosuppressant: Synergy with cyclosporin A. Clinical Immunology 100(1): 24–30.

32. Chen et al. 2016. Exposure to the BPA-Substitute Bisphenol S causes unique alterations of germline function. PLoS Genetics 12(7): e1006223.

33. Gammon, C. 2009. Weed-whacking herbicide proves deadly to human cells. https://www.scientificamerican.com/article/weed-whacking-herbicide-p/. Accessed 11/29/2016.

34. Food Democracy Now. 2016. Glysophosphate: Unsafe on any plate. Food testing results and scientific reasons for concern. https://s3.amazonaws.com/media.fooddemocracynow.org/images/FDN_Glyphosate_FoodTesting_Report_p2016.pdf. Accessed 11/29/2016.

35. Samsel, A., and Seneff, S. 2013. Glyphosate, pathways to modern diseases II: Celiac sprue and gluten intolerance. Interdisciplinary Toxicology 6(4): 159–184.

36. Cantorna et al. 2014. Vitamin D, immune regulation, the microbiota, and inflammatory bowel disease. Experimental Biology & Medicine 239(11): 1524–1530.

37. Van Hoesen, S. 2015. World Health Organization labels glyphosate probable carcinogen. http://www.ewg.org/release/world-health-organization-labels-glyphosate-probable-carcinogen. Accessed 11/29/2016.

38. Gillam, C. 2016. FDA to start testing for glyphosate in food. http://civileats.com/2016/02/17/fda-to-start-testing-for-glyphosate-in-food. Accessed 2/15/17.

39. Reid et al. 2014. Timing and intensity of light correlate with body weight in adults, PLoS One 9(4): e92251.

5장 쉬어도 피곤하고 안 먹어도 살찌는 이유

1. National Institute of Diabetes and Digestive and Kidney Diseases. 2012. Overweight and obesity statistics. https://www.niddk.nih.gov/health-information/health-statistics/Pages/overweight-obesity-statistics.aspx. Accessed 11/29/2016.

2. Wing, R.R., and Phelan, S. 2005. Long-term weight loss maintenance. The American Journal of Clinical Nutrition 82(1 Suppl.): 222S-225S.

3. Zheng et al. 2016. Dietary plant lectins appear to be transported from the gut to gain access to and alter dopaminergic neurons of Caenorhabditis Elegans, a potential etiology of Parkinson's disease. Frontiers in Nutrition 3: 7.

4. Svensson et al. 2015. Vagotomy and subsequent risk of Parkinson's disease. Annals of Neurology 78(4): 522–529.

5. Aslanabadi et al. 2014. Epicardial and pericardial fat volume correlate with the severity of coronary artery stenosis. Journal of Cardiovascular and Thoracic Research 6(4): 235–239.

6. Aune et al. 2016. Nut consumption and risk of cardiovascular disease, total cancer,

all-cause and cause-specific mortality: a systematic review and dose-response meta-analysis of prospective studies. BMC Medicine 14(1): 207.

7. Lindeberg, Staffan. Food and Western Disease. John Wiley and Sons, 2010.

8. Martinez et al. 2010. Resistant starches types 2 and 4 have differential effects on the composition of the fecal microbiota in human subjects. PLoS One 5: e15046.

9. University of Michigan Health System. 2016. High-fiber diet keeps gut microbes from eating the colon's lining, protects against infection, animal study shows. https://www.sciencedaily.com/releases/2016/11/161117134626.htm. Accessed 11/20/2016.

10. Aust et al. 2001. Estimation of available energy of dietary fibres by indirect calorimetry in rats. European Journal of Nutrition 40(1): 23–29.

Anderson et al. 2010. Relation between estimates of cornstarch digestibility by the Englyst in vitro method and glycemic response, subjective appetite, and short-term food intake in young men. The American Journal of Clinical Nutrition 91(4): 932–939.

11. Bodinham et al. 2010. Acute ingestion of resistant starch reduces food intake in healthy adults. British Journal of Nutrition 103(6): 917–922.

Willis et al. 2009. Greater satiety response with resistant starch and corn bran in human subjects. Nutrition Research 29(2): 100–105.

Nilsson et al. 2008. Including indigestible carbohydrates in the evening meal of healthy subjects improves glucose tolerance, lowers inflammatory markers, and increases satiety after a subsequent standardized breakfast. Journal of Nutrition 138(4): 732–739.

12. Higgins et al. 2004. Resistant starch consumption promotes lipid oxidation. Nutrition & Metabolism 1(1): 8.

Robertson et al. 2012. Insulin-sensitizing effects on muscle and adipose tissue after dietary fiber intake in men and women with metabolic syndrome. The Journal of Clinical Endocrinology & Metabolism 97(9): 3326–3332.

13. Gittner, L.S. 2009. From farm to fat kids: The intersection of agricultural and health policy (Doctoral dissertation). Retrieved from https://etd.ohiolink.edu/ap/10?0:: NO:10:P10_ACCESSION_NUM:akron1254251814#abstract-files. Accessed 11/30/2016.

6장 렉틴에서 멀어지는 생활습관

1. Cheng et al. 2014. Prolonged fasting reduces IGF-1/PKA to promote hematopoieticstem-cell-based regeneration and reverse immunosuppression. Cell Stem Cell 14(6): 810–823.

2. Gersch et al. 2007. Fructose, but not dextrose, accelerates the progression of chronic kidney disease. American Journal of Physiology. Renal Physiology 293(4): F1256–1261.

3. Jahren, A.H., and Kraft, R.A. 2008. Carbon and nitrogen stable isotopes in fast food: signatures of corn and confinement. Proceedings of the National Academy of Sciences of the United States of America 105(46): 17855–17860.

Biello, D. 2008. That burger you're eating is mostly corn. http://www.scien tific american.com/article/that-burger-youre-eating-is-mostly-corn/. Accessed 09 /01/2016.

4. Bellows, S. 2008. The hair detective. http://uvamagazine.org/articles/the_hair_de

tective. Accessed 09/01/2016.

5. Gupta, S. 2007. If we are what we eat, Americans are corn and soy. http://www.cnn. com/2007/HEALTH/diet.fitness/09/22/kd.gupta.column/. Accessed 09/01/2016.

6. Brickett et al. 2007. The impact of nutrient density, feed form, and photoperiod on the walking ability and skeletal quality of broiler chickens. Poultry Science 86(10): 2117–2125.

7. Jakobsen et al. 2012. Is Escherichia coli urinary tract infection a zoonosis? Proof of direct link with production animals and meat. European Journal of Clinical Microbiology & Infectious Diseases 31(6): 1121–1129.

8. Gutleb et al. 2015. Detection of multiple mycotoxin occurrences in soy animal feed by traditional mycological identification combined with molecular species identification. Toxicology Reports 2: 275–279.

9. Piotrowska et al. 2013. Mycotoxins in cereal and soybean-based food and feed. In H.A. El-Shemy (Ed.), Soybean-Pest Resistance. Rijeka, Croatia: InTech.

10. Viggiano et al. 2016. Effects of an high-fat diet enriched in lard or in fish oil on the hypothalamic amp-activated protein kinase and inflammatory mediators. Frontiers in Cellular Neuroscience 10: 150.

11. Aune et al. 2016. Nut consumption and risk of cardiovascular disease, total cancer, all-cause and cause-specific mortality: a systematic review and dose-response meta-analysis of prospective studies. BMC Medicine 14(1): 207.

12. Fontana et al. 2008. Long-term effects of calorie or protein restriction on serum IGF-1 and IGFBP-3 concentration in humans. Aging Cell 7(5): 681–687.

Conn, C.S., and Qian, S.B. 2011. mTOR signaling in protein homeostasis: Less is more? Cell Cycle 10(12): 1940–1947.

13. Ananieva, E. 2015. Targeting amino acid metabolism in cancer growth and antitumor immune response. World Journal of Biological Chemistry 6(4): 281–289.

14. The Low Histamine Chef. 2015. Interview: Fasting mimicking diets for mast cell activation & allergies. http://thelowhistaminechef.com/interview-fasting-mimicking-diets-for-mast-cell-activation-allergies/. Accessed 09/01/2016.

7장 [1단계] 3일 만에 끝내는 내 몸 정화

1. Thompson, L. 2016. What does a three-day dietary cleanse do to your gut microbiome? http://americangut.org/what-does-a-three-day-dietary-cleanse-do-to-your-gut-microbiome/. Accessed 09/03/2016.

2. Angelakis et al. 2015. A Metagenomic investigation of the duodenal microbiota reveals links with obesity. PLos One 10(9): e0137784.

Collins, F. 2013. New take on how gastric bypass cures diabetes. https://directors blog. nih.gov/2013/07/30/new-take-on-how-gastric-bypass-cures-diabetes/. Accessed 09/03/2016.

8장 [2단계] 망가진 몸 되살리기

1. University of California–Berkeley. 2016. Biologists home in on paleo gut for clues to our evolutionary history: Evolution of gut bacteria in humans and hominids parallels ape evolution. www.sciencedaily.com/releases/2016/07/160721151457. htm. Accessed 09/03/2016.

2. Walderhaug, M. 2012. Bad bug book, foodborne pathogenic microorganisms and natural toxins. Second Edition. K.A. Lampel (Ed.). Silver Spring, MD: U.S. Food and Drug Administration.

3. Centers for Disease Control and Prevention. 2012. Pathogens causing US foodborne illnesses, hospitalizations, and deaths, 2000–2008. http://www.cdc.gov/foodborneburden/pdfs/pathogens-complete-list-04–12.pdf. Accessed 09/04/2016.

4. Bae, S., and Hong, Y.C. 2015. Exposure to bisphenol A from drinking canned beverages increases blood pressure: randomized crossover trial. Hypertension 65(2): 313–319.

5. Kannan et al. 2003. Expression of peanut agglutinin-binding mucin-type glycoprotein in human esophageal squamous cell carcinoma as a marker. Molecular Cancer 2: 38.

6. Wang et al. 1998. Identification of intact peanut lectin in peripheral venous blood. Lancet 352(9143): 1831–1832.

7. Singh et al. 2006. Peanut lectin stimulates proliferation of colon cancer cells by interaction with glycosylated CD44v6 isoforms and consequential activation of c-Met and MAPK: functional implications for disease-associated glycosylation changes. Glycobiology 16(7): 594–601.

Gabius, H-J., and Gabius, S. (Eds.) 1996. Glycosciences: Status & perspectives. Weinheim, Germany: Wiley-VCH.

8. Centers for Disease Control and Prevention. 1983. Dermatitis associated with cashew nut consumption—Pennsylvania. http://www.cdc.gov/mmwr/preview/mmwrhtml/00001269.htm. Accessed 09/04/2016.

9. Lebowitz, N. 2015. Nightshades & toxicity: Are "healthy" vegetables poisoning you? http://www.drnoahlebowitz.com/2015/01/02/nightshades/. Accessed 09/04/2016.

10. Parker et al. 1992. A new enzyme-linked lectin/mucin antibody sandwich assay(CAM 17.1/WGA) assessed in combination with CA 19–9 and peanut lectin binding assay for the diagnosis of pancreatic cancer. Cancer 70(5): 1062–1068.

Patel et al. 2002. Potato glycoalkaloids adversely affect intestinal permeability and aggravate inflammatory bowel disease. Inflammatory Bowel Diseases 8(5): 340–346.

11. Cordain, L. 2013. Are chia seeds permitted on the paleo diet? http://thepaleodiet.com/paleo-diet-special-report-chia-seeds/. Accessed 1/15/17.

12. Goodman, R. 2012. Ask a farmer: Does feeding corn harm cattle? https://agricultureproud.com/2012/09/27/ask-a-farmer-does-feeding-corn-harm-cattle/. Accessed 09/04/2016.

13. Rizzello et al. 2007. Highly efficient gluten degradation by lactobacilli and fungal proteases during food processing: New perspectives for celiac disease. Applied and Environmental Microbiology 73(14): 4499–4507.

14. Cuadrado et al. 2002. Effect of natural fermentation on the lectin of lentils measured by immunological methods. Food and Agricultural Immunology 14(1): 41–44.

15. Fontes, M. 2010. Are sprouted legumes paleo? http://thepaleodiet.com/paleo-diet-q-a-sprouted-legumes/#.VmNKHF876nM. Accessed 09/04/2016.

16. Buchmann et al. 2007. Dihydroxy-7-methoxy-1,4-benzoxazin-3-one (DIMBOA) and 2,4-dihydroxy-1,4-benzoxazin-3-one (DIBOA), two naturally occurring benzoxazinones contained in sprouts of Gramineae are potent aneugens in humanderived liver cells (HepG2). Cancer Letters 246(1–2): 290–299.

17. Fonteles et al. 2016. Rosemarinic acid prevents against memory deficits in ischemic mice. Behavioural Brain Research 297: 91–103.

18. Kim et al. 2016. Effects of linolenic acid supplementation in perilla oil on collagen-epinephrine closure time, activated partial thromboplastin time and Lp-PLA2 activity in non-diabetic and hypercholesterolaemic subjects. Journal of Functional Foods 23: 95–104.

19. de Lorgeril, M., and Salen, P. 2005. Dietary prevention of coronary heart disease: The Lyon diet heart study and after. World Review of Nutrition and Dietetics 95: 103–114.

20. Fahs et al. 2010. The effect of acute fish-oil supplementation on endothelial function and arterial stiffness following a high-fat meal. Applied Physiology, Nutrition, and Metabolism 35(3): 294–302.

21. Joelving, F. 2009. Lard lesson: Why fat lubricates your appetite. https://www.scientificamerican.com/article/lard-lesson-why-fat-lubri/#. Accessed 12/11/2016.

University of Michigan Health System. 2016. High-fiber diet keeps gut microbes from eating the colon's lining, protects against infection, animal study shows. https://www.sciencedaily.com/releases/2016/11/161117134626.htm. Accessed 12/11/2016.

22. Viggiano et al. 2016. Effects of an high-fat diet enriched in lard or in fish oil on the hypothalamic amp-activated protein kinase and inflammatory mediators. Frontiers in Cellular Neuroscience 10: 150.

23. Bao et al. 2013. Association of nut consumption with total and cause-specific mortality. The New England Journal of Medicine 369: 2001–2011.

Aune et al. 2016. Nut consumption and risk of cardiovascular disease, total cancer, all-cause and cause-specific mortality: a systematic review and dose-response meta-analysis of prospective studies. BMC Medicine 14(1): 207.

24. Chen et al. 2016. Resveratrol attenuates trimethylamine-N-oxide (TMAO)-induced atherosclerosis by regulating TMAO synthesis and bile acid metabolism via remodeling of the gut microbiota. mBio 7(2): e02210-e02215.

25. Pottala et al. 2014. Higher RBC EPA + DHA corresponds with larger total brain and hippocampal volumes: WHIMS-MRI study. Neurology 82(5): 435–442.

26. Hanley, D.A., and Davison, K.S. 2005. Vitamin D insufficiency in North America. The Journal of Nutrition 135(2): 332–337. 26.

Cantorna et al. 2014. Vitamin D, immune regulation, the microbiota, and inflammatory bowel disease. Experimental Biology & Medicine 239(11): 1524–1530. 27.

9장 [3단계] 최적의 건강 유지하기

1. Nichols, H. 2016. Worldwide obesity: Meat protein has as much effect as sugar. http://www.medicalnewstoday.com/articles/312080.php. Accessed 09/06/2016.

You, W., and Henneberg, M. 2016. Meat consumption providing a surplus energy in modern diet contributes to obesity prevalence: an ecological analysis. BMC Nutrition 2: 22.

You, W., and Henneberg, M. 2016. Meat in modern diet, just as bad as sugar, correlates with worldwide obesity: an ecological analysis. Journal of Nutrition & Food Sciences 6: 517.

Vernaud et al. 2010. Meat consumption and prospective weight change in participants of the EPIC-PANACEA study. The American Journal of Clinical Nutrition 92(2): 398-407.

2. Zamora-Ros et. al. "Mediterranean Diet and Non Enzymatic Antioxidant Capacity

in the PREDIMED Study." National Center for Biotechnology Information. U.S. National Library of Medicine, 2013. Web. 16 Feb. 2017.

3. Martínez-González et al. 2011. "Mediterranean diet and the incidence of cardiovascular disease: a Spanish cohort." Nutrition, Metabolism, and Cardiovascular Diseases 21(4): 237–244.

Martínez-González et al. 2011. "Low consumption of fruit and vegetables and risk of chronic disease." Public Health Nutrition 14(12A): 2309-15.

4. Schünke et al. 1985. Lectin-binding in normal and fibrillated articular cartilage of human patellae. Virchows Archiv A Pathological Anatomy and Histopathology 407(2): 221–31.

5. National Institute on Aging. 2012. NIH study finds calorie restriction does not affect survival. https://www.nia.nih.gov/newsroom/2012/08/nih-study-finds-calorie-restriction-does-not-affect-survival. Accessed 09/06/2016.

6. Colman et al. 2014. Caloric restriction reduces age-related and all-cause mortality in rhesus monkeys. Nature Communications 5: 3557.

7. Vitale et al. 2012. Low circulating IGF-I bioactivity is associated with human longevity: findings in centenarians' offspring. Aging 4(9): 580–589.

8. Conn, C.S., and Qian, S.B. 2011. mTOR signaling in protein homeostasis: less is more? Cell Cycle 10(12): 1940–1947.

9. Fontana et al. 2008. Long-term effects of calorie or protein restriction on serum IGF-1 and IGFBP-3 concentration in humans. Aging Cell 7(5): 681–687.

10. Orlich et al. 2013. Vegetarian dietary patterns and mortality in Adventist health study 2. JAMA International Medicine 173(13): 1230–1238.

11. Grant, W.B. 2016. Using multicountry ecological and observational studies to determine dietary risk factors for Alzheimer's disease. Journal of the American College of Nutrition 35(5): 476–489.

12. Drenick et al. 1972. Resistance to symptomatic insulin reactions after fasting. The Journal of Clinical Investigation 51(10): 2757–2762.

13. Owen, O.E. 2005. Ketone bodies as fuel for the brain during starvation. Biochemistry and Molecular Biology Education 33(4): 246–251.

Cahill, G.F., Jr. 2006. Fuel metabolism in starvation. Annual Review of Nutrition 26: 1–22.

14. McClure et al. 2007. Abstract 3642: Fasting, a novel indicator of religiosity, may reduce the risk of coronary artery disease. Circulation 116: II_826-II_827.

15. Choi et al. A diet mimicking fasting promotes regeneration and reduces autoimmunity and Multiple Sclerosis symptoms. Cell Reports 5(10): 2136–2146.

16. Bhammar et al. 2012. Effects of fractionized and continuous exercise on 24-h ambulatory blood pressure. Medicine and Science in Sports and Exercise 44(12): 2270–2276.

17. Obesity Society. 2016. Eating dinner early, or skipping it, may be effective in fighting body fat. https://www.sciencedaily.com/releases/2016/11/161103091229.htm.Accessed 12/01/2016.

10장 질병에서 탈출하는 케토 프로그램

1. Nichols, H. 2016. Worldwide obesity: Meat protein has as much effect as sugar. http://www.medicalnewstoday.com/articles/312080.php. Accessed 09/06/2016.

You, W., and Henneberg, M. 2016. Meat consumption providing a surplus energy in modern diet contributes to obesity prevalence: an ecological analysis. BMC Nutrition 2: 22.

You, W., and Henneberg, M. 2016. Meat in modern diet, just as bad as sugar, correlates with worldwide obesity: an ecological analysis. Journal of Nutrition & Food Sciences 6: 517.

2. Vander Heiden et al. 2009. Understanding the Warburg effect: the metabolic requirements of cell proliferation. Science 324(5930): 1029–1033.

3. Fox, M. 2010. Cancer cells slurp up fructose, US study finds. http://mobile.reuters.com/article/idAFN0210830520100802?irpc=932. Accessed 09/06/2016.

4. Maalouf et al. 2009. The neuroprotective properties of calorie restriction, the ketogenic diet, and ketone bodies. Brain Research Reviews 59(2): 293–315.

5. Drenick et al. 1972. Resistance to symptomatic insulin reactions after fasting. Journal of Clinical Investigation 51(10): 2757–2762.

6. Gersch et al. 2007. Fructose, but not dextrose, accelerates the progression of chronic kidney disease. American Journal of Physiology. Renal Physiology 293(4): F1256-F1261.

7. Johnson et al. 2010. The effect of fructose on renal biology and disease. Journal of the American Society of Nephrology 21(12): 2036–2039.

8. Ananieva, E. 2015. Targeting amino acid metabolism in cancer growth and anti-tumor response. World Journal of Biological Chemistry 6(4): 281-289.

9. Mercola, J. 2014. Seven benefits of walnuts. http://articles.mercola.com/sites/articles/archive/2014/05/19/7-walnuts-benefits.aspx. Accessed 1/15/2017.

11장 보충제는 무엇을 먹어야 하는가

1. American Heart Association. 2013. A diet low in grains, beans and certain vegetables—combined with "anti-aging" supplements—improved blood vessel function, in a new study. https://www.sciencedaily.com/releases/2013/05/130501193127.htm. Accessed 09/08/2016.

2. United States Government. 1936. Senate document #264. http://www.betterhealththruresearch.com/document264.htm. Accessed 09/08/2016.

3. Thomas, D. 2003. A study on the mineral depletion of the foods available to us as a nation over the period 1940 to 1991. Nutrition and Health 17(2): 85–115.

4. Cantorna et al. 2014. Vitamin D, immune regulation, the microbiota, and inflammatory bowel disease. Experimental Biology & Medicine 239(11): 1524–1530.

5. Stenblom et al. 2015. Consumption of thylakoid-rich spinach extract reduces hunger, increases satiety and reduces cravings for palatable food in overweight women. Appetite 91: 209–219.

6. Pottala et al. 2014. Higher RBC EPA + DHA corresponds with larger total brain and hippocampal volumes: WHIMS-MRI study. Neurology 82(5): 435–442.

지은이 스티븐 R. 건드리

스티븐 R. 건드리 박사는 예일대학교를 졸업, 미시간대학교에서 일반외과와 흉부
외과의 레지던트 과정을 마친 뒤, 미국 국립보건원에서 임상 부교수로 재직했다.
메릴랜드 의과대학에서 교수로 2년을 재직한 후, 로마 린다 의과대학 흉부외과
학과장이자 교수로 임용되었다. 린다에 재직하는 동안 건드리 박사는 여러 의료기
기의 대한 특허를 받았으며, 이식 면역학과 이종기관이식 분야를 개척했다. 또한
상호심사저널에 외과학, 면역학, 유전학, 영양학 및 지질脂質 연구에 관한 300개
이상의 글을 기고하며, 30개국 이상에서 수많은 심장이식 수술을 했다.

2002년 건드리 박사는 수술이 불가능한 한 환자가 식이 변화와 기능성 보충제만
으로 관상동맥 질환을 회복한 데서 영감을 받고 돌연 진로를 바꾸었다. 그는 진
화론과 장내 미생물, 환경의 상호작용을 바탕으로 한 플랜트 패러독스 프로그램
을 고안했다. 이 프로그램으로 그는 자신이 가지고 있던 여러 건강상의 문제를 해
결할 수 있었다. 별다른 노력 없이 32kg을 감량했고, 17년 동안 체중을 유지하고
있다. 이 일에 매진하기 위해 캘리포니아 팜스프링스와 산타바바라에 국제심장폐
연구소, 산하 복원의학센터를 설립했다. 그는 당뇨, 자가면역 질환, 암, 관절염, 신
장 질환, 치매나 알츠하이머병 등 각종 질병을 치료하여 수많은 환자의 건강 수명
을 극대화시키는 성과를 얻었다.

건드리 박사는 의사평가 회사인 캐슬 코널리가 뽑은 미국 최고 전문의로 20년 연
속, 〈팜스프링스 라이프〉가 선정한 최고의 의사에 15년 연속, 〈로스앤젤레스 매거
진〉이 뽑은 최고의 의사에 지난 6년간 이름을 올렸다. 그는 스탠퍼드와 MIT 브레
인 서밋 회의에서 두뇌 건강과 악화에 장이 미치는 영향에 대해 강연했다.

《플랜트 패러독스》는 그의 연구 결과를 총망라한 두 번째 책으로, 출간 즉시 아
마존 베스트셀러 1위(분야), 5주간 〈뉴욕타임스〉 베스트셀러에 올랐다. 북미에 렉
틴-프리 열풍을 불러일으킨 이 책은 독일, 중국, 브라질 등 20개 국가에 판권이
계약되면서 전 세계의 집중 조명을 받고 있다.

감수자 양준상

가정의학과 전문의, 식이요법 전문가

'음식으로부터의 치유'를 지지하며 직접 요리해서 만든 식단을 SNS에 올린다. 진료실에서 만난 수많은 환자가 "어떤 음식을 먹고, 어떤 음식을 삼가야 하는가?"를 자주 묻는 데서 고민이 시작되었다. 그는 식이요법만으로 건강 문제가 해결되는 경험을 하고 나서 5년째 식단 조절을 하고 있다. 현재 1만여 명이 활동하는 온라인 모임 '저탄고지 라이프스타일, 건강한 식사로 가꾸는 건강한 인생'을 운영하고 외부 강연을 하면서 사람들과 활발히 소통하고 계속해서 배워나가고 있다.

연세대학교 의과대학을 졸업하고 가정의학과 전문의로 활동하고 있다. 만성질환의 원인 치료에 중점을 두고 있으며 음식과 생활습관 교정의 중요성, 올바른 영양 정보를 알리고자 노력하고 있다. 옮긴 책으로는《지방의 역설》,《지방의 진실 케톤의 발견》등이 있다. (인스타그램 drislandguy)

옮긴이 이영래

이화여자대학교 법학과를 졸업하고 리츠칼튼 서울에서 리셉셔니스트로, 이수그룹 비서 팀에서 비서로 근무했으며, 현재 번역에이전시 엔터스코리아에서 전문 번역가로 활동하고 있다. 주요 역서로는《당신의 의사도 모르는 11가지 약의 비밀》,《칼 사이먼튼의 마음 의술》,《당신 몸이 바로 바벨》등이 있다.

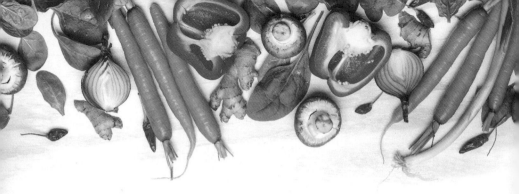

'허용' 식품

기름

올리브오일, 코코넛오일, MCT오일, 들기름, 참기름

견과류와 씨앗류

마카다미아, 호두, 피스타치오, 코코넛, 코코넛밀크/크림, 헤이즐넛, 밤

유제품

산양유요구르트, 산양유치즈

생선

알래스카 연어, 새우, 게, 가리비, 오징어, 조개, 굴, 홍합

과일

아보카도, 그린 플렌테인, 그린 바나나, 그린 망고, 그린 파파야

채소

브로콜리, 방울양배추, 콜리플라워, 청경채, 양배추, 배추, 루꼴라, 콜라비, 김치, 양파, 파, 쪽파, 버섯, 상추, 시금치, 해초

저항성전분

고구마, 셀러리악, 타로 뿌리, 타이거너트

올리브, 식초, 된장

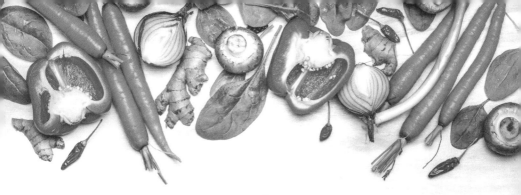

'금지' 식품

정제, 전분식품

파스타, 감자, 빵, 토르티야, 곡물 가루, 설탕

기름

콩기름, 포도씨유, 옥수수기름, 땅콩기름, 해바라기씨유, 카놀라유

견과류와 씨앗류

호박, 해바라기, 치아

유제품

요구르트, 그릭요구르트, 프로즌요구르트, 리코타

과일

오이, 애호박, 늙은호박, 호박, 멜론, 가지, 토마토, 피망

채소

땅콩, 캐슈너트, 완두콩, 강낭콩, 병아리콩, 대두, 두부, 청대콩, 렌틸콩

발아 곡물, 유사 곡물, 싹

밀, 귀리, 퀴노아, 호밀, 현미, 보리, 메밀, 옥수수

※ 더 많은 '허용' 식품과 '금지' 식품, 섭취량이 알고 싶다면 책의 194~205페이지를 참고하라.

플랜트 패러독스

2018년 6월 21일 초판 1쇄 | 2024년 2월 13일 31쇄 발행

지은이 스티븐 R. 건드리　**옮긴이** 이영래
펴낸이 박시형, 최세현

책임편집 김유경
마케팅 양근모, 권금숙, 양봉호　**온라인홍보팀** 신하은, 현나래, 최혜빈
디지털콘텐츠 김명래, 최은정, 김혜정　**해외기획** 우정민, 배혜림
경영지원 홍성택, 강신우, 이윤재　**제작** 이진영
펴낸곳 (주)쌤앤파커스　**출판신고** 2006년 9월 25일 제406-2006-000210호
주소 서울시 마포구 월드컵북로 396 누리꿈스퀘어 비즈니스타워 18층
전화 02-6712-9800　**팩스** 02-6712-9810　**이메일** info@smpk.kr

쌤앤파커스(Sam&Parkers)는 독자 여러분의 책에 관한 아이디어와 원고 투고를 설레는 마음으로 기다리고 있습니다. 책으로 엮기를 원하는 아이디어가 있으신 분은 이메일 book@smpk.kr로 간단한 개요와 취지, 연락처 등을 보내주세요. 머뭇거리지 말고 문을 두드리세요. 길이 열립니다.